SOLUÇÕES PARA NOITES SEM CHORO

para crianças de 1 a 6 anos

Soluções para Noites sem Choro para Crianças de 1 a 6 Anos acabará imediatamente com alguns problemas de sono, apenas com uma definição melhor sobre o que é normal. Este livro ajudará na identificação daqueles poucos problemas de sono que podem exigir a atenção médica ou profissional. Naturalmente, a maioria das questões e dúvidas está em algum ponto entre esses extremos e, para essas, Pantley oferece uma coleção extensa de ferramentas gentis e carinhosas, a partir da qual os pais poderão criar planos de sono individualizados, que levem em consideração as necessidades de toda a família.

– *Norma Jane Bumgarner,*
autora de Mothering Your Nursing Toddler.

Em *Soluções para Noites sem Choro para Crianças de 1 a 6 Anos*, Elizabeth Pantley vai além do clamor das filosofias sobre cuidados infantis, com soluções sensatas que oferecem aos pais um mapa virtual para percorrerem o labirinto de problemas relacionados ao sono. Pantley realiza aquilo que parecia impossível: unir o desejo por repouso dos pais exaustos com a necessidade natural dos pequeninos por conforto e proximidade. Sua abordagem verdadeiramente centrada na família equilibra as demandas de pais e filhos com respeito, flexibilidade e humor. Suas estratégias inclusivas oferecem alternativas para todos os tipos de famílias e todos os estilos de cuidados oferecidos pelos pais. Você não poderia encontrar uma abordagem mais realista e prática para a solução de problemas com o sono.

– *Lisa Poisso,*
Editora-chefe, revista Natural Family Online (naturalfamilyonline.com).

Soluções para Noites sem Choro para Crianças de 1a 6 Anos é uma alternativa bem-vinda para o conselho "deixe chorar até cansar". Se a criança chora é porque precisa de algo, e deixá-la sozinha, chorando até pegar no sono, não é uma resposta à sua necessidade e nem resolve qualquer problema com o sono. A abordagem de Pantley faz sentido e tem em mente a criança e sua família, ao lidar com os problemas do sono – algo que há muito buscamos.

– *Jack Newman,* M.D.,
FRCPC, *autor de* The Ultimate Breastfeeding Book of Answers.

Elizabeth Pantley oferece aos pais um conjunto de ferramentas bem pensado, sensível e criativo para uma variedade de problemas do sono. Seu tom acolhedor respeita diferentes estilos de vida e de educação dos filhos – convidando os pais a encontrarem soluções que funcionem melhor para suas necessidades específicas. Sinto-me contente por recomendar *Soluções para Noites sem Choro para Crianças de 1 a 6 Anos* para os pais insones de todo o mundo!

– *Nancy Massotto, Ph.D.*,
Diretora Executiva, Rede Holística de Mães (holisticmoms.org).

Como médica e mãe, não há obra que eu recomende tanto ou com tanta frequência quanto os livros de Pantley. *Soluções para Noites sem Choro para Crianças de 1 a 6 Anos* oferece aos pais as ferramentas necessárias para levarem seus filhos (e a eles mesmos) a uma boa noite de sono, com sensibilidade e bom senso. Elizabeth Pantley repetiu sua façanha.

– *Marianne Pinkston, M.D.*,
Médica (cujos filhos já tiveram dificuldade para dormir), San Antonio, Texas.

Soluções para Noites sem Choro para Crianças de 1 a 6 Anos é prático e bem fundamentado. Elizabeth Pantley tem uma capacidade singular para inspirar pais exaustos e ajudá-los a transformar um momento difícil em uma oportunidade para a formação de um vínculo especial. Suas técnicas tornam o processo de melhorar o sono uma experiência suave, carinhosa, criativa e até mesmo divertida, para pais e filhos.

– *Daryl Grant, Ph. D.*,
do site sleep-baby.com., de Bribane, Austrália.

Um dos aspectos frustrantes de ser pediatra é a dificuldade frequente de oferecer conselhos detalhados aos pais com problemas em uma curta consulta. Elizabeth Pantley proporcionou-me novamente uma solução rápida e útil, portanto indico a leitura de *Soluções para Noites sem Choro para Criança de 1 a 6 Anos*.

– *Dr. Vincent Iannelli, pediatra, presidente da* keepkidshealthy.com,
Autor de The Everything Father's Frist Year Book, *e pai de três crianças, incluindo bebês gêmeos.*

SOLUÇÕES PARA NOITES SEM CHORO
para crianças de 1 a 6 anos

Maneiras Tranquilas para Acabar com
os Problemas na Hora de Dormir
e Melhorar o Sono de Seu Filho

Elizabeth Pantley

M.BOOKS

M.Books do Brasil Editora Ltda.

Rua Jorge Americano, 61 - Alto da Lapa
05083-130 - São Paulo - SP - Telefones: (11) 3645-0409/(11) 3645-0410
Fax: (11) 3832-0335 - e-mail: vendas@mbooks.com.br
www.mbooks.com.br

Dados de Catalogação na Publicação

Pantley, Elizabeth.
Soluções para Noites sem Choro para Crianças de 1 a 6 Anos.
Maneiras tranquilas para acabar com os problemas na hora de dormir e melhorar o sono de seu filho/ Elizabeth Pantley.
2010 – São Paulo – M.Books do Brasil Editora Ltda.

1. Psicologia 2. Saúde 3. Pais e Filhos

ISBN: 978-85-7680-075-0

Do original: The no-cry sleep solution for toddlers and preschoolers: gentle ways to stop bedtime battles and improve your child's sleep.

Editor: Milton Mira de Assumpção Filho

Tradução: Dayse Batista
Produção Editorial: Lucimara Leal
Coordenação Gráfica: Silas Camargo
Editoração e Capa: Crontec

2010

Para o meu marido, Robert,
porque
você é a minha vida,
o meu amor,
meu cavaleiro de armadura brilhante,
minha alma gêmea,
meu herói
meu tudo
e porque
a vida é maravilhosa
ao seu lado.

Sumário

Prefácio

Eu adoro bebês e pré-escolares. Eles são curiosos, divertidos e encantadores, além de terem um entusiasmo contagioso e incontido pela vida. Essas pessoinhas têm abundância de energia e nunca parecem desacelerar, mesmo quando é hora de dormir – seja na hora da soneca ou de dormir à noite.

Em meu trabalho com famílias há quase trinta anos, aprendi que problemas com o sono, muitas vezes, dominam os primeiros anos da vida de uma criança, provavelmente porque quando uma criança não dorme bem, seus pais também têm uma noite péssima. Além disso, quando o sono de uma criança é perturbado, toda a sua personalidade é afetada. A falta de sono leva a um aumento nos problemas de saúde e comportamentos negativos, como choramingos e ataques de raiva.

Tudo o que os pais querem é ver seus filhos bem e felizes, e querem ter prazer na educação dos pequenos. Para muitos pais insones, porém, os resmungos e choros intermináveis que ocorrem na hora de dormir e no meio da noite provocam um grande estresse. Os pais não sabem como resolver esses problemas, de modo que o ciclo de exaustão e frustração continua, noite após noite. Embora todos saibam que uma boa noite de sono é importante para as crianças, e embora desejemos que nossos filhos durmam bem, saber o que fazer para que isso aconteça não é algo instintivo.

Chegou finalmente a esperança para todos os pais confusos e cansados de crianças insones – *Soluções para Noites sem Choro para Crianças de 1 a 6 Anos*. Neste livro bem organizado e fácil de entender, Elizabeth Pantley dá dicas sensatas e sábias sobre as causas dos problemas de sono nas crianças. Além disso, ela oferece uma rica coleção de soluções práticas e carinhosas para ajudá-lo a melhorar o sono do seu filho.

Como é típico na abordagem didática dessa mãe de quatro filhos, Pantley também inclui muitas palavras de conforto e incentivo, de modo que seus leitores nunca se sentirão sozinhos enquanto tentam estabelecer um plano e o colocar em prática.

Aderindo aos métodos prescritos em *Soluções para Noites sem Choro para Crianças de 1 a 6 Anos*, seu filho dormirá melhor, e vocês também. Toda a sua família colherá os benefícios de uma boa noite de sono – paz, saúde e felicidade.

– Dr. Harvey Karp

O Dr. Harvey Karp é um pediatra renomado nos Estados Unidos, especialista em desenvolvimento infantil. Ele é professor assistente de pediatria na Faculdade de Medicina da UCLA (Universidade da Califórnia, em Los Angeles) e tem consultório em Santa Mônica, sendo também autor de dois livros e DVDs best-sellers para pais: The *Happiest Baby on the Block e The Happiest Toddler on the Block.*

O Dr. Karp já participou diversas vezes dos programas de televisão Good Morning America, Dr. Phil, ABC World News Tonight, nas redes de TV CNN, Lifetime e de numerosos programas de rádio, e seu trabalho já foi apresentado em artigos das revistas Time, Newsweek e People.

Agradecimentos

Sou muito grata pelo apoio das várias pessoas que tornaram este livro possível, e gostaria de expressar minha sincera apreciação a:

Judith McCarthy, da editora McGraw-Hill – obrigada por seu apoio e liderança, mas principalmente por sua crença inabalável em meu trabalho.

Meredith Bernstein, da Agência Literária Meredith Bernstein, em Nova York – sou grata por sua paixão, dedicação e orientação inesgotáveis.

Aisha Houghton, minha assistente de pesquisas – obrigada por me ajudar a reunir e organizar um volume tão grande de informações sobre o sono das famílias.

Minha família: Robert, Mãe, Angela, Vanessa, David, Coleton, Michelle, Loren, Sarah, Nicholas, Renee, Tom, Amber e Matthew – minha gratidão pelo apoio constante, pelo amor e por seu entusiasmo dedicado.

Meu grupo fantástico de "mães-cobaias" – sou grata por seus muitos comentários, questões e ideias que dividiram comigo. Envio um abraço a cada uma de vocês e aos seus filhos. Obrigada, minhas amigas Alayne, Anne, Amy, Angela, Angelique, Candice, Christine, Denita, Diana, Donna, Emma, Erin, Esther, Frances, Gulie, Heidi, Honor, Jane, Janet, Jennifer, Jenny, Julie, Jolene, Kate, Kim, Kristin, Laura, Leona, Lisa R, Lisa R., Liz, Mary, Melanie, Michelle, Nichole, Samantha, Sara, Sharon, Shelia, Susan, Tiane, Tina, Tricia e Vickie.

Desejo expressar minha sincera gratidão às seguintes mães, pais e crianças, por participarem de minhas pesquisas ao responderem aos questionários e oferecerem informações sobre as situações ligadas ao sono em suas famílias: Aaron, Abbey, Abby, Abigail, Ace, Adam, Adrian, Adriana, Adriane, Adrianna, Aidan, AJ, Alan, Alayne, AlecZander, Alexa, Alexander, Alexandera, Alexandra, Alice, Allison, Alnoor, Alyssa, Amada, Amanda, Amber, Ambika, Amelia, Amy, Andrea, Andy, Angela, Angelique, Angie, Anika, Ann, Anna, Annabelle, AnnaLena, Anne, Annette, Annika, Anthony, Antoinette, Aria, Arlin, Arthur, Ashley, Astrid, Audrey, Austin, Avery, Azaryah, Barbara, Barrielle, Beatrix, Bella, Ben, Benjamin, Benny, Bentley, Bert, Betty, Bill, Blake, Bobbey, Bonnie,

Bradley, Bradon, Brandon, Braydon, Brian, Brianna, Bridget, Brigit, Brooke, Caitlin, Caleb, Cali, Callen, Calvin, Cameron, Camille, Candice, Carla, Carlene, Carli, Carmel, Carol, Caroline, Carolyn, Caspar, Catherine, Chad, Charlie, Charmaine, Chase, Cherie, Chester, Chris, Chrissy, Christabelle, Christi, Christian, Christina, Christine, Christy, Cielo, Cindy, Claire, Clare, Claudette, Cole, Collin, Cooper, Courtney, Curtis, Cynthia, Danette, Daniel, Danielle, Daphne, David, Dawn, Dean, Deborah, Deirdre, Del, Delaney, Delilah, Denise, Denita, Denny, Devan, Diane, Diana, Donna, Dylan, Edward, Eleanor, Elena, Elise, Elisha, Elizabeth, Ella, Ellen, Elliot, Elliott-Rose, Ellis, Elyse, Emiko, Emily, Emma, Eric, Erik, Erin, Ernesto, Esther, Ethan, Eve, Evelyn, Everett, Evyn, Ewan, Florian, Florina, Fran, Frances, Gabriel, Gabrielle, Garrett, Garrison, Gigi, Gina, Ginger, Ginnie, Gino, Gracia, Gracie, Gregory, Gulie, Hamid, Hannah, Harel, Hayden, Heather, Heidi, Helena, Holly, Honor, lan, Isaac, Isabel, Isobel, Issac, Jack, Jackie, Jacob, Jade, Jake, James, Jamie, Jane, Janet, Jasmine, Jason, Jay, Jayda, JD, Jeff, Jenean, Jenn, Jennifer, Jenny, Jeremy, Jesse, Jessica, Jill, Jim, Joanna, Joanne, Joe, Joel, John, Jolene, Jori, Josh, Joshua, Julia, Julianne, Julie, Jun, Justin, Kaia, Kaitlin, Kaliska, Karen, Karin, Kate, Katherine, Kathy, Katie, Kaylee, Kazumi, Keaton, Kelsy, Ken, Kendyll, Kenny, Kim, Kimberly, Krissy, Kristin, Kyle, Kyler, Kylie, Kyra, Laura, Lauren, Leah, Leesa, Leeza, Lena, Leona, Licia, Lily, Ling, Linn, Lisa, Liu, Liz, Lo, Lorelei, Lorna, Louisa, Louise, Lucinda, Lukas, Mackenzie, Macy, Madeline, Madelyn, Madison, Madoka, Maezi, Malcolm, Manishi, Marcie, Margaret, Margie, Maria, Mark, Marty, Mary, Matthew, Max, Maxwell, Maya, Mayajun, Megan, Melanie, Mia, Michael, Michele, Michelle, Michon, Miguel, Miller, Miranda, Molly, Mona, Monica, Morgan, Nancy, Naomi, Natalie, Nathan, Nathaniel, Nicholas, Nichole, Nicky, Nicole, Nikki, Nikole, Nissa, Noah, Oliver, Olivia, Omeed, Owen, Pam, Patrícia, Patrick, Paul, Penny, Peta, Peter, Phillippa, Pia, Rachel, Radiah, Raina, Raymond, Rebecca, Rene, Rhonda, Ricardo, Richard, Riley, Robby, Robert, Roberto, Robin, Robyn, Ronan, Rory, Rosa, Rose, Rowan, Ruby, Ryan, Ryder, Rylan, Sachi, Sally, Sam, Samantha, Samuel, Sara, Sarah, Satoshi, Savannah, Scott, Scout, Sean, Sebastian, Seneca, Shahin, Shannon, Sharon, Shaunna, Shayla, Shelia, Shelly, Sheridan, Sherri, Sinead, Smita, Sonal, Sonja, Sophia, Spencer, Stacey, Stacy, Stephen, Steve, Sue, Summer, Susan, Suzanne, Sydney, Tallulah, Tamara, Tamsin, Tasha, Tasman, Taylor, Terri, Theresa, Thomas, Tiane, Tiffany, Tina, Trevor, Tricia, Tucker, Ty, Tyler, Valleri, Vicki, Vickie, Victoria, Vincent, Violet, Wade, Warren, Wendy, Wesley, William, Willow, Wilson, Wyatt, Xavier, Xiu-Mei, Yasmin, Yonathan, Zachary, Zander, Zion, Ziva e Zoey.

Introdução

No dia em que me tornei mãe pela primeira vez, coloquei em ação uma jornada transformadora ao longo da trilha mais extraordinária de espanto, alegria, desafios e satisfação – a jornada da maternidade. Dividir minha vida com meus quatro filhos traz-me uma felicidade quase indescritível. Como autora de livros para pais, tenho o prazer de escrever sobre o meu tópico favorito e a alegria de conversar com as pessoas sobre os seus filhos, todos os dias, e ainda chamar isso de trabalho. Eu tenho três adolescentes em casa agora. Minhas filhas são mocinhas adoráveis: Angela tem dezessete anos e Vanessa tem quinze. Meu filho, David, é um meninão querido, de treze anos. O bebê da casa, Coleton, já nem é mais tão bebê, do alto dos seus cinco anos. Ainda assim, algumas recordações perduram para sempre – e algumas experiências são comuns a quase todos os pais com quem falo. Talvez o assunto mais comum durante os primeiros anos da infância seja o sono – ou, mais precisamente, algo como não dorme, não dorme um sono só e não me deixa dormir.

Conheci, recentemente, a filhinha de seis anos de idade da minha vizinha. Minha visita a essa nova pessoinha meiga e pequenina e aos seus orgulhosos pais fez-me pensar em como esperamos, como pais, que nossos filhos tenham problemas de sono, quando são recém-nascidos. Mesmo quando "brigamos" com o sono, isso às vezes parece normal, e na alegria emocionada de conhecermos nosso novo bebê, esperamos e aceitamos que o processo envolva menos sono para todos. Contudo, quando semanas de pouco sono se transformam em meses e, depois, em anos de noites mal dormidas, as frustrações acumulam-se. Antes de percebermos, nosso bebê nem é mais bebê, e uma criancinha ou pré-escolar curioso tomou o seu lugar. Entretanto, ainda somos pais cansados e agora imaginamos o que fizemos de errado, durante esse tempo todo. Confusos com a rapidez das mudanças, sentimo-nos como as únicas pessoas no mundo que ainda enfrentam problemas com o sono.

Estou aqui para lhes dizer: vocês não estão sozinhos. Uma em cada três crianças com menos de cinco anos apresenta alguma perturbação do sono, e uma porcentagem ainda maior não tira cochilos (embora precise muito disso), e aposto que a vasta maioria das crianças de um a três anos e dos pré-escolares do mundo inteiro enfrenta com seus pais uma batalha diária, na hora de dormir. Até mesmo as crianças que dormiam bem quando bebês não estão livres disso, já que toda uma gama de novos problemas com o sono pode aparecer enquanto elas crescem. Portanto, quando você ouvir sobre criancinhas e pré-escolares que vão para cama de boa-vontade, ficam lá a noite inteira e despertam em um horário razoável todas as manhãs – e, ainda por cima, felizes e descansadas –, saiba que elas fazem parte de uma minoria incomum, impressionante (e quase "esquisita"). (Pode ser, porém, que quem lhe conta essa história sinta-se embaraçado demais para admitir que seu filho de quatro anos fica acordado até às onze da noite assistindo à TV e desperta duas vezes durante a noite, precisando da companhia do pai ou da mãe até cair no sono novamente.)

O Dr. William C. Dementa, da Universidade de Stanford, que com frequência é considerado a maior autoridade mundial em questões de sono, diz em seu livro *The Promete of Sleep* (Dell, 2000): "Com crianças pequenas, problemas com o sono podem ser regra, em vez de exceção. Problemas com o sono, nesses primeiros anos, são tão comuns, de fato, que as pessoas tendem a pensar neles não como distúrbios do sono, mas como manifestações normais da infância".

O que torna a questão muito mais complicada é que se os nossos filhos não dormem, nós, pais, também não dormimos. De acordo com a Fundação Nacional (norte-americana) para o Sono, os problemas adultos com o sono são mais comuns em lares com filhos com menos de dezoito anos, e as mães estão particularmente propensas a apresentar perturbações do sono (por que será que isso não nos causa surpresa?). O Dr. William explica: "A diferença entre problemas de sono em crianças pequenas e em adultos é que com crianças, não é ela quem se queixa, mas os pais. Pais insones de crianças insones chegam rapidamente a um ápice de frustração, enquanto lutam com as dificuldades dos filhos."

Se você é um pai de olhos vermelhos e vive bocejando, já sabe quanto dano a falta de sono adequado causa em seu dia. Pense por um momento, então, no que a escassez de sono faz com uma criança que, por sua natureza normal e adequada, não possui seu controle emocional e flexibilidade! Se você está cansado e aborrecido, seu filho também pode estar. A irritação e os problemas de disciplina durante o dia com frequência têm raízes nas horas que compreendem a noite. O sono saudável traz em si propriedades mágicas para seu filho e apoia a saúde, a atitude, a inteligência e o crescimento infantil.

Minha intenção é ajudá-lo a entender o que seu filho ganha com uma boa noite de sono e quantas horas de sono realmente compreendem uma "boa" noite. Eu o ajudarei a identificar o que você pode e não pode alterar no sono do seu filho. As soluções eficazes e realistas que ofereço darão ao seu filho – e também a você – condições de dormir melhor, muito em breve. Meu objetivo é ajudar seu filho a colher o máximo de benefícios do sono de cada noite e lhe permitir unir-se àquela minoria bem disposta e descansada de pais cujos filhos dormem tranquilamente à noite toda.

Por Que "Sem Choro"?

Existe um mito estranho e inquietante de que temos apenas duas opções, no que se refere a resolver os problemas de sono de nossos filhos: o método lento e gentil ou a solução rápida de colocar a criança na cama e deixar que ela chore até ser vencida pelo cansaço. A verdade é que, em alguns casos, qualquer dos métodos pode trazer resultados rápidos. Na maioria dos casos, porém, os dois enfoques – com choro ou sem choro – consomem semanas ou meses, antes que a criança vá dormir com tranquilidade e permaneça adormecida a noite inteira.

Se você já caiu na armadilha de pensar que deixar uma criança chorar é uma solução rápida, converse com alguns pais que já tentaram fazer isso, ou visite qualquer grupo de discussão da internet para pais que usam o método de "deixar chorar", como um "treinamento para o sono". Você verá mensagens cheias de angústia, de pais que precisam escutar o choro dos filhos durante muito tempo, noite após noite, às vezes por muitos meses. E exatamente quando parece que está "funcionando", chegam as férias, a criança tem um resfriado forte, otite ou surge um novo dentinho para perturbar o padrão e levar a família de volta ao começo, tendo de reiniciar todo o processo de "deixar chorar" novamente. Esses métodos rígidos de extinção de um comportamento não apenas tomam tanto tempo quanto os enfoques mais gentis, sem choro, mas podem ter efeitos de longa duração sobre a forma como a criança vê o sono, ficar sozinha ou a capacidade e o desejo dos pais para atender às suas necessidades.

O fundamental a entender é que existe uma ampla variedade de abordagens eficazes para ajudar uma criança a dormir melhor. Se você pode evitar o choro interminável de seu filho para poder dormir melhor, então, por que deixá-lo chorar?

Famílias Analisadas e Mamães-Cobaias

Para este livro, 245 famílias tiveram a gentileza e a motivação suficientes para completarem levantamentos extensos sobre problemas de sono de seus filhos, por minha solicitação.

Quarenta e quatro famílias apresentaram-se como voluntárias para participarem de testes. Elas leram o manuscrito deste livro e aplicaram o que aprenderam, e as mães ofereceram-me relatos regulares. Elas esclareceram suas dúvidas, ofereceram-me dicas úteis e permitiram que eu observasse suas rotinas, problemas e sucessos na hora do cochilo e do sono noturno. As "mães-cobaias", como eu as chamei com carinho, formam um grupo variado e interessante, como você verá.

Informações sobre as Famílias Testadas

Localização

- Dezessete dos Estados Unidos (estados da Califórnia, Colorado, Iowa, Michigan, Novo México, Ohio, Pensilvânia, Texas, Virginia, Washington e Wisconsin).
- Oito do Canadá (Alberta, Colúmbia Britânica e Ontário)
- Oito da Nova Zelândia (Auckland, Cambridge, Christchurch, Costa do Hibisco, Lower Hutt e Whangarei)
- Seis da Grã-Bretanha (Abingdon, Hampshire, Manchester, Oxon e Surrey)
- Duas da Austrália (New South Wales)
- Uma da África do Sul
- Uma de Israel
- Uma do Japão

Crianças

- Vinte e oito meninos
- Vinte e cinco meninas
- Dois pares de gêmeos
- Trinta e duas crianças de um a três anos de idade
- Vinte e um pré-escolares (três aos seis anos de idade)

As configurações das famílias de teste eram bastante variadas. Casais casados, pais e mães sem parceiros e pais ou mães com parceiros foram bastante representativos. O histórico educacional dos pais variava desde o ensino médio completo até o ensino superior completo. Alguns dos pais têm empregos em tempo integral, alguns trabalham em um só turno e outros trabalham em turno integral em casa, como profissionais liberais.

Essas 245 famílias tão úteis ofereceram opiniões e ideias que estão espalhadas por todo este livro, bem como fotos de seus filhos maravilhosos para a apreciação dos leitores.

Histórias de Sucesso das Mães-Cobaias

Para dar-lhe um pouco mais de confiança em sua própria jornada para um sono melhor, deixe-me compartilhar alguns excertos de cartas que eu recebi das mães, enquanto testavam as minhas sugestões.

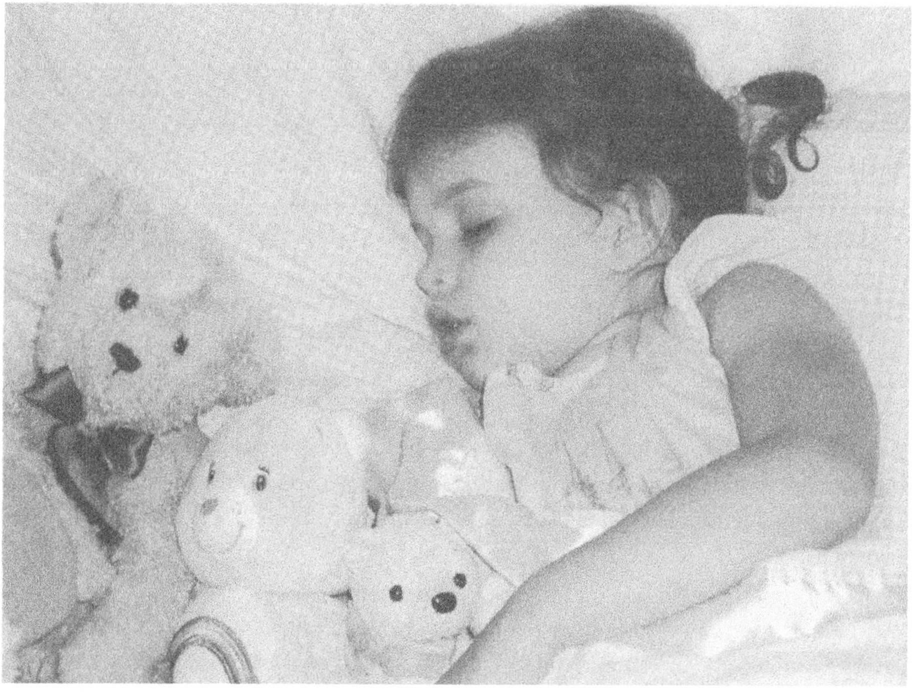

Kendyll, três anos de idade

Lisa disse-me, ao escrever-me pela primeira vez:

Minha filha Kendyll tem quase três anos e ainda desperta até quatro vezes, todas as noites. Ela dormia conosco até cinco meses atrás, pois não gosta de dormir sozinha. Agora que seu novo irmão dorme conosco, está ficando mais difícil afastá-la de nossa cama.

Depois de apenas dois meses, Lisa escreveu-me novamente:

Quero contar-lhe que Kendyll agora dorme a noite inteira em sua própria cama sem me chamar! Meu marido encarregou-se de colocá-la na cama (que milagre!) e ela apenas me dá um beijinho de boa-noite. Ele lê livrinhos para ela, ajeita as cobertas, levanta a proteção da cama e sai do quatro, deixando-a adormecer sozinha. E funciona!

Jenn começou sua jornada assim:

Minha filha de dezesseis meses, Abby, adormece sem problemas, mas levanta-se no meio da noite e fica acordada por até quatro horas. Além disso, ela desperta antes das cinco da manhã. Sente-se cansada, mas não volta a dormir.

Sete semanas depois, Jenn contou-me:

Abby agora dorme a noite inteira – onze horas seguidas!

Em sua primeira carta para mim, Frances escreveu:

Tenho um menino com um ano e oito meses que não consegue dormir mais de duas horas seguidas. Consigo fazê-lo dormir novamente, mas tem de ser eu, não meu marido, e ele precisa mamar antes de sequer tentar adormecer novamente. Não acredito em deixá-lo "chorar até dormir", pois considero tal tratamento cruel. Assim, qualquer ajuda que você possa dar-me será preciosa, já que todos estamos cansados por aqui.

Um mês depois, Frances disse-me:

Samuel agora dorme sem ajuda. Hoje, quando eu disse que era hora de ir dormir, ele pegou um livrinho, foi para a cama, enfiou-se debaixo das cobertas e disse: "Historinha". Nós lemos e então eu lhe disse que era hora de dormir. Cinco minutos depois, estava ferrado no sono. Ele dorme das 18h30 às 5h30, e desperta apenas uma vez. Mesmo quando desperta às cinco e meia da manhã, mama rapidamente e volta a dormir. Nada mal, para um menino que acordava a cada duas horas!

Em sua primeira mensagem para mim, Janet contava:

Precisamos desesperadamente de ajuda. Nosso filho, Wesley, tem um ano e sete meses e está viciado em mamar durante a noite em nossa cama. Ontem à noite, preenchi uma planilha do sono e percebi que ele acordava praticamente a cada hora! Eu só o amamento durante a noite por necessidade, e quero muito parar de fazer isso.

Dois meses depois, Janet disse-me:

Wesley agora consegue dormir a noite inteira sem mamar (que progresso!).

Solução para Noites Sem Choro para Crianças de 1 a 6 Anos

Meu livro anterior sobre o sono de crianças chamava-se Soluções para Noites Sem Choro: Maneiras Tranquilas de Ajudar o Bebê a Dormir a Noite Toda. Ele oferece respostas para um sono melhor, para pais de crianças desde o primeiro dia de vida até um ano de idade. Meu filho mais novo, Coleton, era um bebê que despertava frequentemente à noite e queria mamar sempre que isso acontecia. Minha experiência de aprender como ajudá-lo a dormir a noite inteira foi o incentivo para escrever meu primeiro livro sobre sono sem choro. Desde então, correspondi-me com milhares de pais e expandi minhas pesquisas para os anos pré-escolares, para trazer-lhe este novo livro, *Soluções para Noites Sem Choro para Crianças de 1 a 6 Anos*.

Uma vez que a magia das crianças é que todas são muito diferentes umas das outras, e que são únicas em suas transições de um para outro estágio do crescimento, esta edição de *Soluções para Noites Sem Choro* vai além daquele primeiro livro, em termos do estágio intermediário de bebê para a criancinha que já dá os primeiros passos. Depois, porém, ele avança para o período anterior à escolarização, e para muitas crianças, também para as primeiras séries.

Espero guiá-lo, agora, por uma jornada suave e pacífica para o bom sono de todos da família.

Venha comigo, então.

Parte I

Fundamentos para um Sono Melhor

Aprenda sobre Crianças Pequenas, Pré-escolares e Sono

Como mãe de quatro filhos, sei que não preciso convencer nenhum pai ou mãe de que sua vida seria mais fácil se os seus filhos fossem para a cama com facilidade e dormissem a noite inteira – *todas* as noites –, despertando em um horário razoável de manhã, descansados e contentes. Entendo como é frustrante terminar o dia com brigas para ir dormir, e conheço a dor de ser despertada do sono profundo todas as noites por uma criança parada junto à minha cama. Entretanto, também conheço o prazer de meus quatro filhos dormirem a noite inteira enquanto eu também durmo com toda a tranquilidade.

Problemas para ir dormir e ligados ao sono são bem mais difíceis de enfrentar que muitos outros aspectos de ser pai ou mãe, porque nós, pais, somos diretamente afetados pela falta de sono dos nossos filhos, já que, quando eles não dormem, nós também não conseguimos pregar o olho. Simplesmente não conseguimos funcionar direito como pais – ou, por falar nisso, como pessoas – quando nosso próprio sono é continuamente perturbado.

Acho que você ficará surpreso ao saber que, além dos problemas óbvios que precisamos enfrentar como pais e dos problemas diretos associados com a hora de dormir e com o sono, os hábitos de sono de seu filho podem afetar cada momento de vigília de cada dia. A qualidade do sono (ou a falta de qualidade) tem um papel em *tudo*, da lentidão nas tarefas, irritação e hiperatividade ao crescimento, saúde, aprender a amarrar o cadarço dos calçados, recitar o alfabeto... *Tudo*.

Provavelmente, você está lendo este livro para aprender como dar um fim às suas batalhas com os seus filhos na hora de dormir. Obviamente, esse é o objetivo deste livro, e dividirei com você muitas dicas para ter sucesso. Acima de tudo, porém, você aprenderá o suficiente sobre o sono para convencer-se de que embora a solicitação por "mais um golinho de água" acabe por desaparecer de sua memória, os efeitos de um sono bom e saudável podem influenciar a saúde e o bem-estar de seu filho não apenas hoje, mas para o resto da vida dele.

Fatos Importantes Que se Deve Saber sobre o Sono

Quando pensam no sono de seus filhos, os pais visualizam uma criança tranquila em repouso. De fato, o sono é uma atividade dinâmica, uma série complexa de fases, cada uma das quais contribui com aspectos importantes para a saúde e o bem-estar. A Tabela 1.1 a seguir apresenta seus vários estágios e descreve o que ocorre em cada um deles.

Cada um dos quatro primeiros estágios do sono dura de 5 a 15 minutos, e um ciclo completo dos cinco estágios consome entre 90 e 110 minutos. Os estágios 2 e 3 repetem-se antes de entrarmos no estágio dos sonhos, de modo que o ciclo do sono parece-se, na verdade, com algo como: sonolência, estágio 1, estágio 2, estágio 3, estágio 4, estágio 3, estágio 2, REM (sonhos), continuando durante a noite inteira, com alternância entre sono REM e não-REM em um padrão cíclico. Uma noite de sono completa e saudável, que traga os maiores benefícios de descanso e rejuvenescimento, permite um número adequado desses ciclos, geralmente entre quatro e seis.

O Fluxo Normal dos Estágios do Sono

As crianças (e também os pais) percorrem esses ciclos do sono a cada noite, subindo e descendo neles como se fossem ondas. Uma criança que adormece facilmente e dorme bem a noite inteira flui tranquilamente por esses estágios durante a noite inteira.

Agora que você entende o conceito desses estágios do sono e como funcionam, também pode identificar e entender parte dos problemas comuns de sono que ocorrem com as crianças:

- Deve haver um "prefácio" para o sono – um momento para a criança baixar seu nível de energia e relaxar. Não é possível sair da brincadeira de luta-livre com o pai no chão da sala e dos sacolejos escadas acima montada em suas costas diretamente para o estágio 1 do sono. Nesse caso, o mais provável é despertar totalmente, se a criança já começava a sentir sono.
- Crianças nos estágios iniciais do sono despertam facilmente. Assim, se o seu filho luta contra o sono, talvez mesmo sonolento ele volte a despertar totalmente pouco antes de adormecer de vez, mesmo quando cansado. Sons e atividades normais da casa também podem despertá-lo facilmente.

Tabela 1.1 Estágios do Sono

Estágio do sono	Descrição	Profundidade do sono	Processos físicos e mentais
Pré-Sono	Sonolência	Dependendo das condições, pode avançar para o estágio 1 ou voltar à vigília, tornando-se alerta e totalmente desperto	Relaxado
Estágio 1	Flutuando pelo sono, que é muito leve	Adormecendo. Pode ser despertado com facilidade	Sensação de flutuar, músculos relaxados, taxa cardíaca e respiração lentas; o corpo pode apresentar movimentos espasmódicos súbitos e os olhos podem rolar levemente
Estágio 2	Sono de leve a moderado	Facilmente despertado	Respiração regular e tranquila; preparando-se para entrar em sono profundo
Estágio 3	Sono profundo	Difícil de despertar	Respiração regular e tranquila; enurese; terror noturno; sonambulismo ou fala durante o sono podem ocorrer
Estágio 4	Sono mais profundo	Muito difícil de despertar; tonto ou desorientado, ao ser despertado	Respiração lenta e regular, sem movimento dos olhos ou atividade muscular, enurese, terror noturno, sonambulismo ou fala durante o sono podem ocorrer
Estágio do sono REM	Sonhos	Pode ser fácil ou difícil despertar	Músculos imóveis, frequência cardíaca e respiratória irregular, olhos tremulam e giram rapidamente (movimento rápido dos olhos, ou REM)
Inércia do sono	Despertar	Transição entre o sono e a vigília total; pode-se voltar a dormir ou despertar totalmente	Pode-se agir de forma sonolenta, desorientada, confusa ou lenta; tempo de reação e desempenho abaixo dos níveis normais

- As crianças adormecem em uma progressão lógica. Se você está lendo uma historinha para uma criança tranquila que está entrando no estágio 1, talvez até mesmo no estágio 2, mas a faz levantar para ir ao banheiro ou para a cama, ela provavelmente acordará de vez. Ao chamá-la, você interrompeu o fluxo normal dos estágios do sono e o processo deve ser iniciado novamente (ah, que maravilha...).
- Se o seu filho precisa de certas condições para adormecer – como a sua presença –, ele despertará facilmente, se sentir que perderá o que mais precisa para sentir-se seguro, antes de cair em um sono mais profundo.
- O sono dos estágios 3 e 4 é chamado de delta, considerado o momento mais restaurador do sono. Se não tem sono delta suficiente, a criança estará sonolenta no dia seguinte, não importando quanto sono dos estágios 1 e 2 tenha tido. Uma criança que desperta totalmente e muitas vezes durante a noite pode não estar tendo sono delta suficiente.
- As crianças passam substancialmente mais tempo que os adultos no sono do estágio 4. É nesse estágio que os hormônios do crescimento são liberados. Assim, o sono profundo é muito importante para o desenvolvimento físico de seu filho.
- Embora os cientistas ainda debatam as razões e os objetivos exatos dos sonhos, parece que este é um mecanismo pelo qual o cérebro classifica os eventos do dia, processa novas informações, explora problemas que o preocupam, armazena recordações e "faz uma faxina geral". Estudos demonstram que o sono REM é crucial em todas as idades, para o funcionamento adequado do cérebro e da psique. A duração dos períodos de sono REM aumenta durante a noite, de modo que quanto mais uma criança dorme, mais tempo de sono REM ela tem. Uma quantidade adequada de sono REM permite que a criança desperte sentindo-se descansada, contente e cheia de energia.
- O sono normal segue um padrão cíclico durante a noite inteira, mas períodos de sono profundo (estágios 3 e 4) são mais longos no começo da noite. Isso explica por que muitas crianças têm um período de sono longo seguido por despertares mais frequentes durante a segunda metade da noite.
- A inércia do sono, que é o processo gradual de despertar que ocorre quando uma criança começa a sair do sono pela primeira vez, pode ser afetada pela quantidade e qualidade do sono da criança. A confusão e a sonolência deste estado podem durar mais tempo e ser mais intensas

se a criança não dormiu o bastante. Estudiosos ainda tentam confirmar uma correlação direta, mas se o seu filho continua sonolento e confuso por mais que alguns minutos após despertar, isso pode ser um sinal de que não está dormindo o suficiente.

Despertares Breves entre os Estágios do Sono

Todos os seres humanos tornam-se mais alertas cinco ou mais vezes a cada noite, particularmente quando fazem a transição de um para outro estágio do sono. Para as pessoas que dormem bem, tais despertares são imperceptíveis ou não são recordados. Talvez você afofe o travesseiro, ajeite o cobertor ou confira o filho que dorme ao seu lado, voltando a dormir imediatamente depois.

Esses despertares breves têm consequências diferentes em bebês e crianças. Enquanto uma pessoa que dorme bem pode encontrar uma posição confortável e voltar a dormir, outras podem despertar totalmente, em busca daquilo que precisam para voltar a dormir. Portanto, a série de estágios do sono pode recomeçar novamente, desde o início.

Uma criança pode fazer uma associação muito forte com o sono, na qual certas coisas estarão ligadas com adormecer, e acreditará que *precisa* disso para poder dormir. Quando começa a pegar no sono ou chega à fase mais superficial e desperta brevemente entre os estágios do sono, ela pode impedir o recomeço do processo até localizar o que precisa para ingressar novamente com conforto nessas ondas de estágios do sono.

Lembre-se de que, embora todos os seres humanos despertem periodicamente durante a noite, esse processo de associação é uma das razões principais para os bebês e as crianças pequenas chamarem os pais no meio da noite, já que a presença do pai ou da mãe ao seu lado é necessária para que se sintam seguros e confortáveis e possam adormecer novamente.

O Relógio Biológico

Os seres humanos têm um relógio interno, chamado de ritmo circadiano, que regula a vigília e o sono. Quando funciona corretamente, as pessoas sentem-se despertas e alertas durante o dia e sonolentas à hora de dormir. O relógio interno real executa um ciclo de vinte e cinco horas, mas reajusta-se facilmente a cada dia, com base em nossos hábitos de sono, horário das refeições e exposição à luz e à escuridão.

Algumas crianças têm relógios internos que se ajustam facilmente; em outras, ele pode ser perturbado por qualquer espécie de sinalização externa – luzes que se acendem depois que ela adormeceu, o som de pratos sendo lavados na cozinha ou o alarme do relógio dos pais, de manhã cedo. Horários aleatórios para cochilar ou dormir à noite ou horários irregulares para fazer as refeições, demasiada luz ou atividade próximo da hora de dormir, ou ausência de luz suficiente pela manhã podem perturbar este estado de equilíbrio bioquímico, causando incapacidade para adormecer, sono de má qualidade ou despertar antes da hora.

O relógio biológico humano precisa ser reajustado todos os dias, e os componentes de uma rotina saudável para dormir, como discutiremos no próximo capítulo, ajudarão a ajustar corretamente o relógio biológico de seu filho.

Como a Falta de Sono Adequado e Repousante Pode Afetar a Criança

Quando comecei a pesquisar sobre o sono das crianças, uma ideia começou a formar-se em minha mente. A cada informação nova que eu lia, tal ideia tornava-se mais clara, até que finalmente cheguei àquela exclamação de descoberta do tipo "Ahá!". Tornou-se claro, para mim, que para muitas crianças a principal razão para ataques de raiva, choramingos, irritabilidade, lentidão e teimosia é a *falta de sono adequado e repousante.*

Um problema ainda maior talvez se deva ao fato de que o sono de má qualidade coloca os pais na mesma bruma confusa, quando uma criança não dorme e não lhes permite repor suas reservas de energia. Isso cria fadiga crônica nos pais – por colocarem-se ao lado da criança sempre que desperta e por terem de lidar com outros problemas ligados ao sono mês após mês, ano após ano –, o que pode reduzir seriamente sua capacidade para manejar com eficiência os assuntos do quotidiano. O resultado disso é uma criança resmungona e não cooperativa. Em resumo, todos sofrem.

Estudos recentes e fascinantes, mas ainda assim assustadores, demonstram que crianças que não têm sono de boa qualidade podem apresentar diversos problemas, incluindo os seguintes:

Humor e comportamento
- Irritabilidade
- Depressão
- Emoções exageradas
- Aumento do comportamento agressivo
- Hiperatividade

Saúde Física
- Redução do desempenho na execução de tarefas que exigem habilidades motoras finas e grossas
- Demora na recuperação de doenças
- Perturbação do crescimento e do desenvolvimento normal

Aprendizagem
- Prejuízo na coordenação mão-olho
- Lapsos de memória
- Falta de concentração
- Prejuízo da memória
- Comprometimento nos processos de tomada de decisões

Sono
- Sono inquieto
- Incapacidade para tirar sonecas
- Aumento dos pesadelos e do terror noturno
- Aumento do sonambulismo e da fala durante o sono

O Dr. James Mass, especialista em sono pela Universidade Cornell, nos diz, em seu livro *Power Sleep* (HaperCollins, 1998): "O sono exerce um importante papel na preparação do corpo e do cérebro para uma manhã alerta, produtiva e saudável, em termos psicológicos e fisiológicos". Ele resume, dizendo: "Se não dormimos o bastante, colocamos em risco a qualidade de nossa vida, se não a vida em si mesma".

Como o Sono Afeta... o Sono

É um ciclo vicioso: a ausência consistente de sono adequado e repousante cria um estado de privação crônica. A privação do sono leva à fadiga, mas esse can-

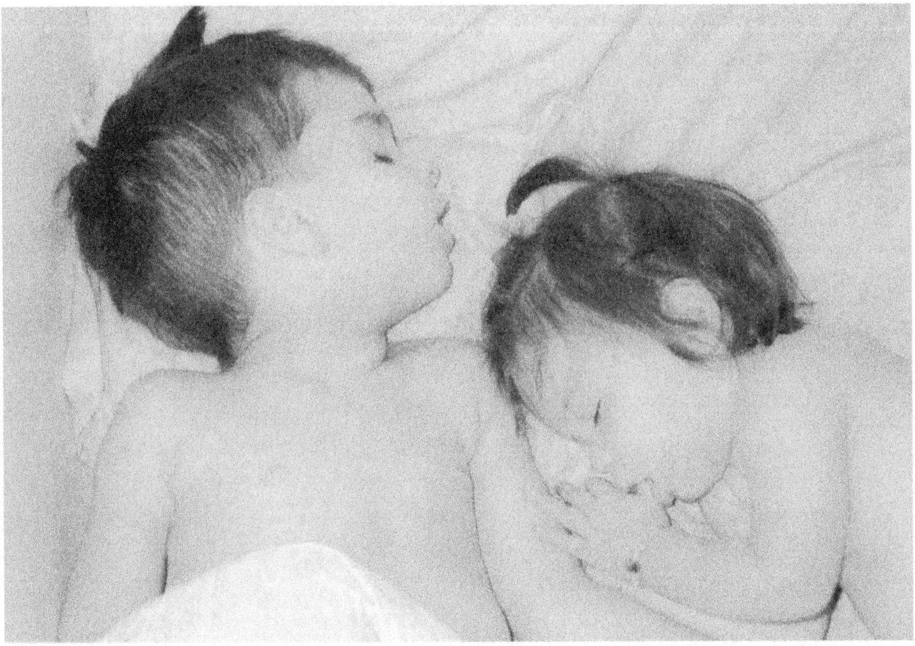

Gabriel, três anos, e Daphne, um ano

saço está associado com a incapacidade crônica para adormecer e continuar dormindo. A qualidade do sono é comprometida com surtos frequentes de pesadelos, terror noturno, sonambulismo e fala durante o sono. Além disso, em muitos lares a tensão causada pelos problemas de sono das crianças cria privação de sono nos adultos, e esse estresse é sentido pela criança. Assim, a preocupação e a tensão somam-se às razões para a má qualidade do sono de toda a família.

De quanto sono seu filho precisa? O número real de horas que uma criança precisa dormir é um fator incrivelmente importante para sua saúde e bem-estar. Um estudo realizado pelo Dr. Avi Sadeh, da Universidade de Tel Aviv, demonstra que até mesmo *uma hora a menos* de sono apropriado compromete o nível de alerta e o funcionamento cerebral da criança e aumenta o cansaço nas primeiras horas da noite. Esse é um dado incrível, e exige que os pais observem atentamente o número total de horas que seus filhos dormem.

A tabela a seguir é um guia importante para as horas de sono do seu filho. Todas as crianças são diferentes, e algumas realmente podem dormir menos (ou mais) do que é mostrado aqui, mas a maioria das crianças tem necessidades de sono que estão dentro da faixa mostrada na Tabela 1.2.

Tabela 1.2 Média de Horas de Sono Durante o Dia e à Noite

Idade	Número de cochilos	Duração total das horas de cochilos	Horas de sono noturno*	Total de sono noturno e de cochilos**
12 meses	1–2	2 –3	11½–12	13½–14
18 meses	1–2	2 –3	11¼–12	13–14
2 anos	1	1–2½	11–12	13–13½
2½ anos	1	1½ –2	11–11½	13–13½
3 anos	1	1–1½	11–11½	12–13
4 anos	0–1	0–1	11–11½	11–12½
5 anos	0–1	0–1	11	11–12

* Esses números referem-se a médias e não representam necessariamente períodos ininterruptos de sono, já que breves despertares entre os ciclos de sono fazem parte do processo normal.

** As horas mostradas nem sempre podem alcançar este número, porque quando tiram cochilos mais longos as crianças podem dormir menos horas à noite e vice-versa.

Se o seu filho não está dormindo regulamente *nem perto* da quantidade de sono apresentada na tabela, ele pode estar cronicamente fatigado. Isso afeta a qualidade e a duração do sono tanto noturno quanto da sesta (cochilo), o que afetará diretamente seu comportamento diurno, aprendizagem e crescimento.

Seu filho pode não *parecer* cansado, porque crianças exaustas nem sempre demonstram ou aparentam isso – pelo menos não como os pais esperariam. Não importando onde seu filho esteja nesta tabela (uma vez que as necessidades de cada criança são individuais), os sinais a seguir podem indicar que ele não está dormindo o suficiente. Será que algum desses sinais aplica-se ao seu filho?

- Tende a choramingar, mostra-se inquieto ou carente por atenção.
- Chupa o dedo, o polegar ou a chupeta em momentos outros que não na hora de dormir.
- Carrega um cobertor, animal de película ou outro objeto de afeição consigo durante o dia.
- É hiperativo, especialmente em momentos em que você acha que ele deveria estar cansado.
- É excessivamente teimoso.

- Tem ataques regulares de birra, se zanga ou chateia com facilidade.
- Tem dificuldade para adormecer, quando colocado na cama.
- Adormece frequentemente quando está em um automóvel ou ônibus.
- Adormece na frente da televisão.
- Às vezes, adormece no sofá ou no chão, antes da hora de dormir.
- Dorme até mais tarde, de manhã, em dias em que a casa está quieta.
- Leva muito tempo para despertar e tornar-se alerta pela manhã.
- Não parece muito descansado e cheio de energia.
- Não parece feliz.

Crianças que parecem cronicamente cansadas com frequência resistem ao sono, por não entenderem que isso é o que realmente precisam. Você deve ajudar seu pequeno a ter o sono de que precisa.

Os especialistas ensinam que os hábitos de sono formados na infância podem afetar a saúde, o humor, a aprendizagem e o desempenho – tanto agora quanto no futuro. Vem daí a importância de ajudar seus filhos a estabelecerem bons hábitos de sono agora, para poderem colher os benefícios para sempre.

Seu Filho Tem Problemas de Sono Que Precisam Ser Resolvidos?

Pode parecer estranho ver essa pergunta no primeiro capítulo de um livro sobre o sono infantil. Entretanto, antes de ir adiante você precisa examinar sua situação para garantir que está tendo uma visão clara das coisas. Eu descobri que, nos primeiros anos da vida infantil, todos parecem ter opiniões sobre como devemos criar nossos filhos, e as opiniões dos outros podem turvar a percepção que temos da realidade. Assim, respire fundo, limpe todas as teias de aranha que os outros colocaram em seu caminho e repasse, antes, o que *não* é um problema.

A Situação Que Não Precisa ser Resolvida

Seu filho dorme bastante e vocês também, e todos em sua casa estão contentes com a situação atual. O problema é que os seus sogros, amigos ou seu vizinho lhe diz que vocês estão fazendo algo errado e precisam mudar. Talvez seu filho

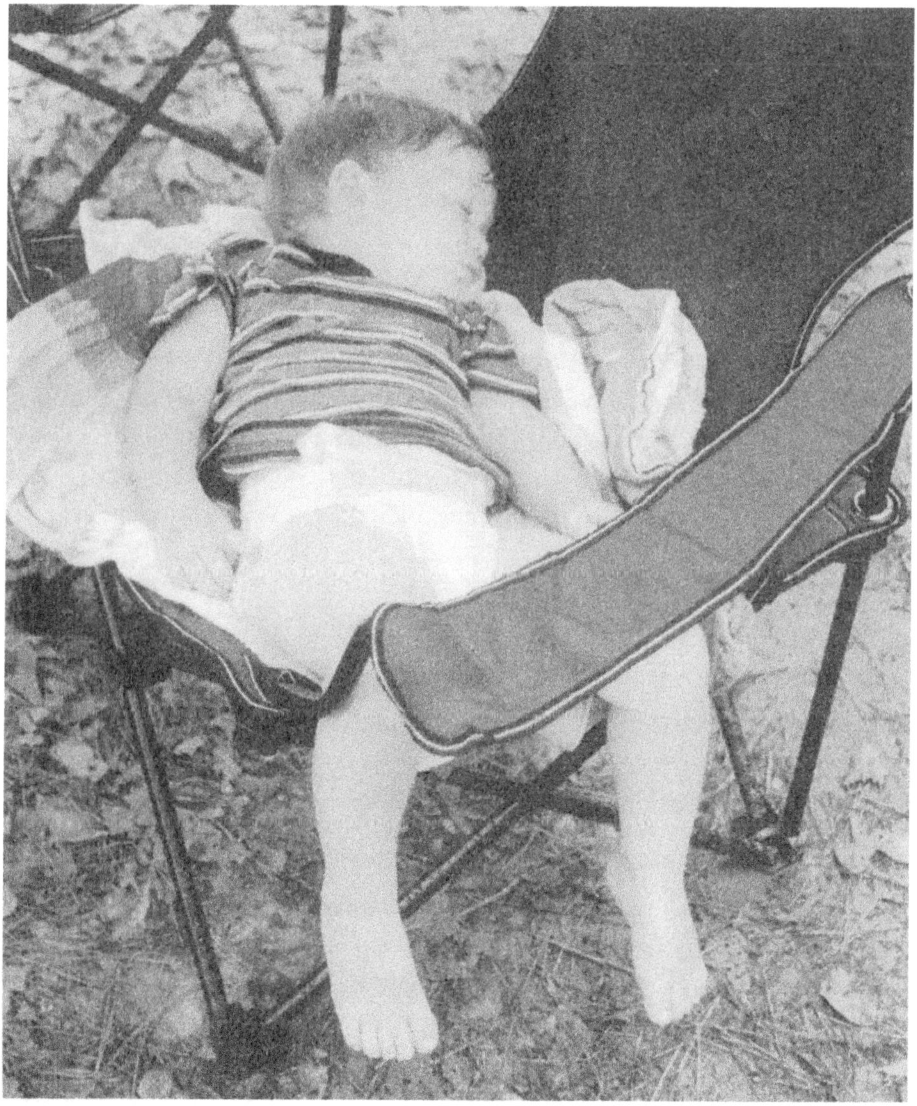

lhes faça companhia até a meia-noite e durma até a hora do almoço, no dia seguinte. Talvez todos durmam na cama de casal e o berço sirva apenas para armazenar incontáveis bichinhos de pelúcia. Talvez a mamãe durma na cama do bebê, o pai durma no sofá ou seu pré-escolar durma no chão, no quarto dos pais. Talvez toda a família troque de cama todas as noites e nunca se saiba onde cada um dormirá. Ou, ainda, a sua rotina para dormir consuma duas horas e inclua desde leituras e cantorias até massagens nas costas. Talvez sua filha de dois anos ainda mame antes de dormir à noite ou no meio da tarde ou seu filho de três anos durma acompanhado de cinco chupetas e do cachorro da família.

O importante é que, se a criança dorme o suficiente, todos estão dormindo bem e as pessoas que vivem em sua casa estão satisfeitas com a situação atual, então *não há nada a ser consertado,* não importando o que qualquer outra pessoa diga sobre o assunto.

Se este é o seu caso, então a única coisa que precisa mudar é a sua resposta a conselhos indesejados sobre como administrar a sua própria casa. Uma opção é mudar de assunto quando surgir o tópico do sono, ou estudar o assunto para apoiar suas escolhas com mais confiança.

Não há nada de errado em ler este livro e aprender mais sobre o sono saudável. Provavelmente, toda a sua família se beneficiará de algumas dicas sobre sono saudável. Contudo, não se sinta compelido a mudar qualquer coisa uma vez que esteja bem para você e funcione perfeitamente em sua família.

Situações Que Precisam Ser Mudadas

Agora, olhe o outro lado da moeda. Talvez as coisas não estejam bem em sua casa, no que se refere a dormir. O que antes funcionava já não funciona mais. Ou as coisas nunca pareceram certas, mas vocês nunca souberam como mudar. Talvez seu filho não tenha sono de qualidade e esteja apresentando os sinais de cansaço excessivo mencionados anteriormente. Talvez o sono *dele* seja perfeito, mas o *seu* sono seja interrompido por tempo demais por ter de levantar-se para atendê-lo no meio da noite e você realmente anseie por noites de sono ininterrupto. Em qualquer dessas situações, toda a família terá a ganhar se reservar um mês ou algo em torno disso para criar e manter um plano de sono mais consciente para o seu filho.

Nesse caso, as recompensas por melhorar o sono dele são impressionantes – uma criança mais feliz, mais saudável, mais forte e com maior capacidade para aprender e desfrutar a vida. E, talvez tão importante quanto os benefícios citados acima, outra recompensa será poder realmente acompanhar o processo diário de se educar uma criança feliz e revigorada.

Assim, respire fundo e faça uma pausa para absorver o que já aprendeu sobre a importância do sono e sobre atender às necessidades de sua família. Daqui a pouquinho você aprenderá os fundamentos do bom sono e encontrará soluções específicas para os problemas que impedem uma boa noite para *todos* em sua família.

Crie Planilhas de Sono

Eu sugiro que, ao começar a trabalhar para melhorar o sono de seu filho, você escolha um dia e uma noite típicas e crie planilhas para registrar os padrões atuais de sono dele. Essas planilhas podem ajudá-lo a analisar como seu filho dorme agora, além de ajudarem a determinar as melhores ideias para colocar em prática. Outra vantagem de preencher as planilhas é que você terá um ponto de partida para julgar a eficácia de seu plano. Completando um novo conjunto de planilhas a cada duas a quatro semanas, você poderá ver como as rotinas de sono de seu pequeno estão mudando e, assim, estará mais preparado para fazer ajustes, se necessário.

A finalidade das planilhas é ajudá-lo a completar o processo e dar-lhe uma sensação de controle sobre o que agora lhe parece uma situação fora de controle. Elas são uma boa ferramenta para guiá-lo pelo processo de mudança.

Contudo, se você tem fobia a preencher planilhas ou se tem calafrios somente de ver uma em sua frente, por favor, salte essa etapa e vá diretamente para a criação de seu plano. A última coisa que desejo é estressá-lo. Muitos pais descobrem, porém, que fazer planilhas para cada dia, por um período de duas a quatro semanas é útil para entenderem melhor como seus filhos estão dormindo, o que leva a decisões mais claras sobre o que precisam mudar e até que ponto as mudanças implementadas estão funcionando. Não se veja tentado a registrar com uma frequência maior que a cada duas semanas, já que isso pode criar uma tensão desnecessária sobre o assunto "dormir" para todos.

A seguir, você verá três planilhas: da sesta, da rotina para dormir e dos despertares noturnos. Cada uma delas apresenta um exemplo de registro. Depois, você verá listas de questões para ajudá-lo a avaliar os padrões de sono de seu filho e uma planilha para ajudá-lo a estabelecer um plano.

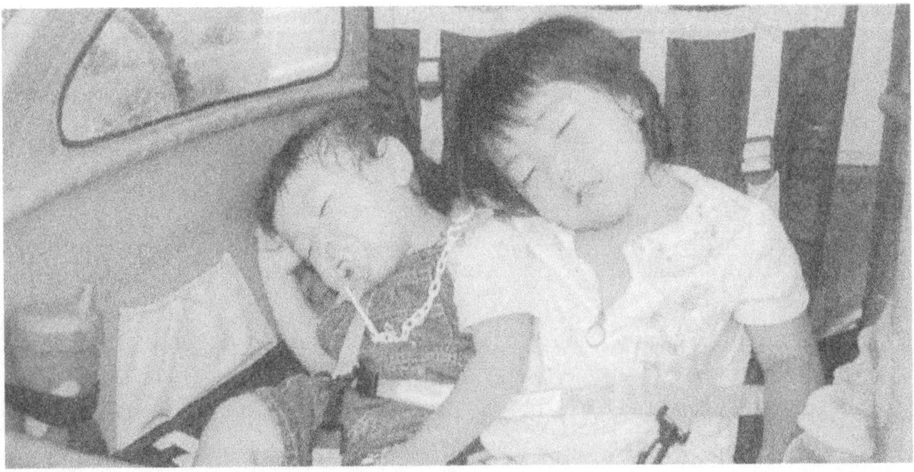

Satoshi, um ano e Elise, dois anos

A planilha da sesta é importante não apenas porque se relaciona aos cochilos diurnos, mas também porque o sono diurno tem um efeito muito poderoso sobre o sono da noite. A planilha mostrará o tempo que seu filho leva para adormecer, onde e como ele adormece, e quando e por quanto tempo ele cochila – a análise de tudo isso será preciosa, enquanto você monta o plano.

A planilha de rotina antes da hora de dormir lhe permitirá ver como as atividades da noite ajudam seu filho relaxar para dormir ou impedem sua capacidade para aquietar-se e dormir a noite inteira. Para essa planilha, simplesmente registre as atividades nas quais seu filho envolve-se e o ambiente que cerca a atividade por aproximadamente duas horas antes da hora de dormir, até o momento em que ele realmente adormece na cama.

A planilha de despertares noturnos exibirá quantas vezes seu filho desperta, o que você faz quando ele desperta, por quanto tempo permanece acordado e quanto tempo dorme entre os despertares (é mais fácil colocar um papel e uma caneta perto de sua cama e anotar as informações durante a noite, depois transferi-las para o formulário pela manhã).

Todas essas planilhas o levarão rumo às melhores soluções e o ajudarão a monitorar o seu progresso.

Planilha da Sesta

Nome: ______________________________

Idade: ______________________________

Data: ______________________________

Horário em que a criança adormeceu	Como a criança adormeceu	Em que lugar a criança adormeceu	Onde a criança dormiu	Por quanto tempo
1:15	Na frente da TV	No sofá	Em sua cama	1 hora e 20 minutos

Planilha da Rotina Antes de Dormir

Nome: ______________________________

Idade: ______________________________

Data: ______________________________

Atividade: ativo, moderado ou calmo
Ruído: alto, moderado ou baixo
Luz: muito clara, suave ou no escuro

Se o seu filho levantar-se depois de colocado na cama, inclua esses detalhes nesta planilha.

Horário	O que fizemos	Nível de atividade	Nível de ruído	Nível de luz
6:00	Jantamos	Moderado	Moderado	Muito clara
	Adormeceu na cama			

Planilha de Despertares Noturnos

Nome: ____________________

Idade: ____________________

Data: ____________________

Horário	Como meu filho acordou-me	Tempo acordado; o que fizemos	Como voltou a dormir	Por quanto tempo dormiu desde que adormeceu pela última vez
10:40	Chorou e me chamou	15 minutos; foi embalado	Sendo embalado	2 horas e 10 minutos

Resumo da Planilha de Despertares Noturnos

Tempo adormecido: ____________________

Tempo desperto: ____________________

Número total de despertares: ____________________

Intervalo mais longo adormecido: ____________________

Horas totais de sono: ____________________

Questões do Plano de Sono

Reserve algum tempo para revisar as planilhas que criou, assim como os fatos sobre o sono na Parte I, e leia as Oito Dicas na Parte II. Depois, responda as seguintes questões:

1. Reveja a Tabela 1.2, na página 35:
   Quantas horas de sono noturno seu filho deveria ter?
   Quantas horas de sono diurno (cochilos) ele deveria ter?
   Quantas horas de sono diurno (cochilos) seu filho tem agora?
   Quantas horas o seu filho deveria dormir no total?
   Quantas horas o seu filho dorme agora?
   Como as horas sugeridas de sono na tabela comparam-se com o número total de horas que seu filho dorme?
   Ele dorme ____ horas a menos durante o dia
   Ele dorme_____ horas a mais durante o dia
   Ele dorme _____ horas a menos à noite
   Ele dorme _____ horas a mais durante a noite
2. O seu filho apresenta quaisquer dos sinais de privação de sono relacionados nas páginas 35 e 36? ______ Quantos? _________
3. Seu filho tem um período para baixar o nível de energia ou algum momento para relaxar antes de ir para a cama?
4. A hora anterior à de dormir é principalmente tranquila, relaxada e com iluminação suave? _______
5. O horário de dormir é consistente para o seu filho (com tolerância de meia hora) todas as noites? _____
6. Vocês têm uma rotina formal e confiável para a hora de dormir (com uma tarefa final específica e um horário certo de "apagar as luzes")?
7. O lanche que seu filho faz antes de dormir tem a quantidade e o tipo certos para induzir uma sensação de calma e sonolência? ______ (Veja a Dica 6 nas páginas 101 e 102.)
8. Sua rotina na hora de dormir ajuda seu filho a relaxar e a sentir sono?
   _____
9. O ambiente de dormir do seu filho conduz a uma boa noite de sono? _____ (Veja a Dica 5, na página 87).
10. Você ajuda seu filho a voltar a dormir, sempre ou quase sempre que ele desperta? _____

11. Que tipo de coisas você faz para seu filho (amamenta, embala, oferece a mamadeira etc.)? _____
12. Seu filho desperta mais ou menos à mesma hora (com tolerância de meia hora) todas as manhãs? ______
13. Ele realiza atividades físicas adequadas durante o dia para sentir-se cansado à noite? _____
14. O que vocês aprenderam sobre os padrões de sono de seu filho preenchendo essas planilhas e respondendo essas questões? Que problemas vocês percebem? O que precisa ser mudado, em sua opinião?

Desenvolva o Seu Plano de Sono

Ao longo de todo este livro, você encontrará múltiplas soluções para o sono. Uma coleção de ideias importantes é apresentada na Parte II – *Oito Dicas para o Sono de Qualquer Criança*. Recomendo vigorosamente que você incorpore tantas dessas dicas quantas puder, em seu plano. As outras ideias contidas no livro são específicas a determinadas situações, e você poderá selecionar qualquer uma que lhe pareça adequada para a sua personalidade, situação ou família.

A rapidez com que você perceberá mudanças positivas no sono de seu filho dependerá da precisão com que avaliou os padrões atuais de seu sono, da seriedade com que encarou seu plano, da persistência em executá-lo e da personalidade de seu filho. Anotar seu plano contribuirá para reunir todas as suas ideias em um só local para consulta rápida e o ajudará a lembrar-se do andamento das coisas, especialmente no fim do dia, quando já está cansado para recordar os detalhes. Mesmo se começar com mudanças muito pequenas, você poderá ver melhora no sono. Assim, vá em frente e use as ideias que lhe parecem apropriadas, mesmo antes de estabelecer um plano exato. Quanto antes começar, melhor.

Enquanto você elabora seu plano, tente permanecer tranquilo, mas seja rigoroso. Dê a cada ideia tempo suficiente para apresentar algum efeito – pelo menos duas ou três semanas. Uma ou duas noites não é o suficiente para julgar o valor de uma ideia. Esse não é um plano rápido; mas, ele lhe permitirá ajudar seu filho a dormir melhor, ao longo dos próximos meses. Afinal, levou mais tempo que um ou dois dias para chegarem ao ponto em que estão agora, e hábitos e condicionamentos levam algum tempo para mudar, sem mencionarmos que a biologia e o amadurecimento também fazem parte do quadro como um todo. Tenha em mente que ser pai ou mãe não é uma corrida de curta distância, mas sim uma maratona. Você apenas começou, de modo que não há razão para ter pressa, nem para apressar seu filho.

Planilha do Plano de Sono

Antes de formular um plano, pode ser útil pensar e anotar as coisas que lhe importam mais, o que cada membro da família espera ganhar com um plano de sono e quais são seus objetivos específicos. Você pode responder as questões abaixo:

O que mais nos frustra ou perturba atualmente é:
Exemplo: Ele nos acorda três a cinco vezes por noite.

____

____

____

Isso é o que esperamos conquistar, com o plano de sono:
Exemplo: Entender e definir os problemas, criar soluções e reduzir o estresse.

____

____

____

Nossos objetivos com relação ao sono são:
Exemplo: Dormir sem despertar das 22 horas às 6 horas da manhã seguinte.

____

____

____

Nosso Plano de Sono:

Nós começaremos nosso plano de sono para ________________________
(nome da criança)
em _______________.
(data)

Começaremos nossa rotina para dormir às ________________________.
(horário)

Esta é a nossa rotina para dormir:

Horário aproximado	Atividade

A hora de dormir (luzes apagadas) é às _____________.
(horário)

Horário consistente para acordar e cochilos regulares:

- O horário de despertar pela manhã será: __________________________.
(tolerância de 30 minutos)
- O horário dos cochilos de meu filho será: __________________________.

Soluções específicas para o nosso caso:

Extraída da página: ____________ *Título da Seção:* ____________________
Descrição da ideia e o que faremos:

____

____

Extraída da página: ____________ *Título da Seção:* ____________________
Descrição da ideia e o que faremos:

____

____

____

Extraída da página: ____________*Título da Seção:*____________________
Descrição da ideia e o que faremos:

____

____

____

Extraída da página: ____________*Título da Seção:*____________________
Descrição da ideia e o que faremos:

____

____

____

Extraída da página: ____________*Título da Seção:*____________________
Descrição da ideia e o que faremos:

____

____

____

____

Planejando com Paciência, Perspectiva e Persistência (e com Senso de Humor Também)

Quando os padrões noturnos de seu filho impedem que *você* tenha uma noite de sono plena e ininterrupta, a sua privação e a necessidade desesperada por dormir certamente perturbam seu raciocínio e impedem qualquer possibilidade de pensamento racional.

Para piorar as coisas, outras pessoas podem levá-la a crer que os hábitos de sono do seu filho estão errados ou são estranhos, e que a culpa é sua de ele não ir para a cama com facilidade e não dormir profundamente a noite inteira. Você é "mole" demais, segundo essas pessoas. A responsável pelo problema é você mesmo, eles declaram, porque amamenta à noite, oferece a mamadeira quando seu filho desperta, leva-o para a sua cama ou não o faz tirar cochilos ou o deixa dormir demais à tarde, e assim por diante. Obviamente, essas mesmas pessoas lhe dizem que você pode resolver o problema em um ou dois dias, se simplesmente puser seu filho na cama, trancar a porta, colocar algodão em seus ouvidos e deixá-lo chorar até cair no sono. Este conselho só o faz sentir-se pior. Portanto, a primeira coisa que faremos é acabar com toda essa confusão.

Será Que a Culpa é Sua?

Comecemos com a ideia de que a culpa é dos pais, se uma criança não dorme bem, e que algo está errado, se o sono de seu filho não é perfeito. A National Sleep Foundation (dos Estados Unidos) conduziu um levantamento com 1.473 cuidadores primários sobre o sono de seus filhos.

Uma das perguntas relacionava-se à mudança nos padrões de sono de uma criança. Setenta e sete por cento daqueles com bebês de um a três anos de idade e 82% daqueles com pré-escolares afirmaram que *mudariam algo no sono do filho, se pudessem*. Diga-me uma coisa: será que todos esses pais estão fazendo algo errado? Ou será que as crianças pequenas simplesmente *não* dormem da mesma

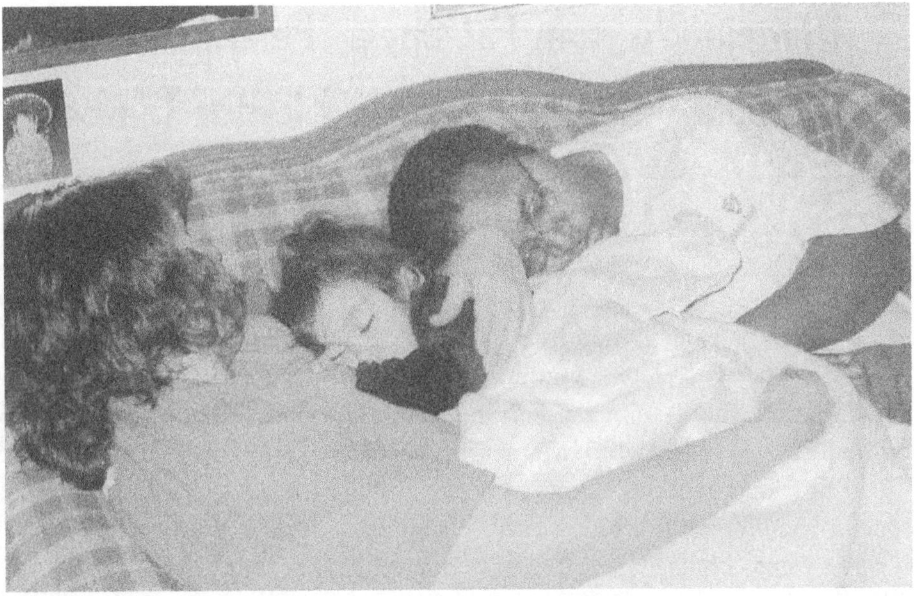

Christi, Evyn, de dois anos, e Robert

maneira que os adultos? Talvez a única coisa errada seja a percepção que as pessoas têm de que as crianças *deveriam* dormir como os adultos dormem.

Sim, é claro que aquilo que fazemos afeta o sono de nossos filhos. Contudo, crianças são seres complicados, e se você fizesse tudo de um jeito diferente, ainda existiriam problemas com o sono, só que diferentes! Acredite, eu sei muito bem que isso é verdade, pois recebo centenas de cartas de pais insones todos os meses e, embora todos tenham problemas para dormir, suas vidas são completamente diferentes. O mesmo acontece com os pais e mães que responderam ao meu questionário. Essas famílias estão espalhadas pelo mundo inteiro. São formadas por um casal, algumas têm só o pai ou a mãe cuidando dos filhos e outras são formadas por pai, mãe, avós ou outros parentes, todos morando juntos.

Em algumas famílias, os dois pais trabalham e; em outras, apenas um deles sai todos os dias, enquanto em outras famílias ainda o casal está em casa o dia inteiro. Algumas crianças permanecem o dia inteiro em uma creche e outras vão apenas em um período, enquanto outras simplesmente não frequentam uma creche. Algumas crianças dormem com os pais ou outra criança; outras dormem em um berço, uma caminha, sobre um colchão ou cobertor, ou mesmo no sofá da sala de estar. Algumas mamam no peito, outras em mamadeira; algumas chupam chupeta, outras não. A mescla de tipos familiares, arranjos para dormir e a gama de problemas e questões que precisam ser abordadas são quase intermináveis. Nenhuma forma isolada de lidar com o sono garantirá uma criança que vai para a cama sozinha às dezenove horas e desperta alegremente às sete horas da manhã seguinte. Nenhuma mesmo.

Será Que Deixá-lo Chorar Resolverá o Problema?

Se permitir que uma criança chore durante um ou dois dias até cair no sono resolvesse todos os problemas, de maneira nenhuma as porcentagens mencionadas anteriormente seriam tão altas. Além disso, se aqueles que tentaram tivessem um sucesso imediato, seria impossível não espalhar a notícia rapidamente pelo mundo inteiro. A verdade é que embora os defensores do método de "deixar chorar até dormir" tentem dizer-lhe que essa é uma solução rápida, com frequência é preciso suportar semanas ou mesmo meses de choro intenso (e muito pouco sono) para que uma criança finalmente sucumba e comece a dormir melhor, apenas para ter uma recaída após o nascimento de um novo dentinho, uma doença, férias, alterações nos horários ou crescimento acelerado. Assim, acreditar que "algumas noites de choro" resolveriam tudo é ingênuo e irreal. Na verdade, eu gostaria de compartilhar com você algumas citações reais publicadas em um mural de treinamento para o sono, em um site bastante popular, para ajudar a dissipar qualquer confusão que ainda lhe reste sobre o sucesso indolor e rápido do método "deixar chorar até dormir".

> **Seis Semanas de Treinamento Sem Sucesso... Estou Desesperada!**
> Socorro! Estou muito esgotada e quase não consigo mais suportar o choro de meu filho. Estou muito frustrada e irritada! Este é um ciclo horrível... Ele chora o tempo todo, está cansado o tempo todo e não é mais a criança alegre que era antes...
>
> **Com os Nervos à flor da Pele! AAAhhhhhhh!**
> Quando nossa filhinha estava com um ano e dez meses, nós colocamos um portãozinho na entrada de seu quarto e lhe dissemos para ficar lá, não importando o que acontecesse. Ela finalmente começou a ir para a cama sozinha, mas ficava acordada até tarde da noite. Em seguida,

ela acordava invariavelmente *pelo menos* quatro vezes por noite. Nós a deixávamos chorar sempre que acordava, mas as coisas não estão melhorando. Ela grita e chora ao despertar, depois adormece junto ao portãozinho por algum tempo, então acorda e recomeça. Nossa filha está com três anos agora e ainda não dorme direito. Já se passou mais de um ano e nada mudou.

Só Piorou: Até Quatro Horas de Choro Todas as Noites

As coisas parecem apenas piorar, por aqui. Os cochilos de nosso filho estão se tornando mais curtos e ele chora por mais tempo, acordando com uma frequência maior ainda. Ele não consegue ter mais do que dez horas de sono perturbado, após quatro horas chorando. Em que ponto eu precisarei dizer a mim mesma que estou apenas torturando esse pobrezinho? Estou cansada, triste, zangada e com remorso.

Chorão Persistente – Novo Treinamento para Meu Filho de Um Ano e Sete Meses

Isso se tornou um pesadelo. O problema é que quando ele volta à rotina após algum evento que a perturbe (resfriado forte, tosse, novo dente, férias etc.), vemos uma recaída e precisamos recomeçar tudo, com horas de choro. Acho que a pergunta que preciso fazer é: quanto choro é choro demais?

E Então, Quanto Choro é Choro Demais?

Acredito fortemente que nunca devemos deixar bebês chorando até adormecerem. Também acredito que bebês maiores e pré-escolares não devem derramar lágrimas intermináveis e sofrer tamanha angústia, ao contrário de alguns livros que sugerem que se faça isso mesmo se a criança vomitar de tanto chorar.

Existem centenas de ideias para ajudarmos uma criança a dormir melhor sem que precisemos recorrer a trancar a porta de seu quarto e retorcer nossas mãos de aflição, enquanto ela berra por horas intermináveis. Entretanto, eu aprendi que deixar que um bebê maior ou pré-escolar chore ou se queixe por alguns minutos não é necessariamente ruim. Muitos pais carinhosos e muito apegados aos seus filhos já montaram planos de sono completos e sensíveis para seus filhos, ainda que isso envolvesse algumas lágrimas. Muitos nenezinhos que mamavam dez vezes por noite já passaram algum tempo chorando enquanto eram balançados nos braços carinhosos do pai, enquanto a mãe desesperadamente cansada recuperava algumas horas de sono sem interrupções. Existe uma grande diferença entre colocar uma criança no berço, trancar a porta e abandoná-la por horas enquanto chora, e elaborar um plano de sono completo e bem pensado, que inclua uma rotina amorosa a ser cumprida antes de dormir e, depois, permitir alguns minutos de protesto na hora em que as luzes são apagadas. Existe, ainda, uma diferença considerável entre permitir que um bebê muito novinho chore à noite e deixar que seu filho de quatro anos chore porque é levado para a cama, mas preferiria ficar acordado para ver um filme. Afinal, quando seu bebê maiorzinho ou seu pré-escolar chora porque quer comer um doce antes do jantar, ou porque você não o deixa pintar os armários da cozinha, ou porque você lhe disse que não é para cortar os pêlos do cachorro, isso não lhe causa mal-estar, não é? Portanto, se o seu plano sem choro transformar-se em um plano que envolve algumas lágrimas, não se sinta um fracasso. Apenas dê ao seu filho muito amor e atenção durante os momentos em que deve ficar acordado e, é claro, garanta a fidelidade ao plano, para que as lágrimas sejam mínimas.

Todos os pais e mães têm seu próprio nível de tolerância para o choro infantil, e evidentemente você deve escutar o que seu coração lhe diz. Cada criança é afetada de um modo diferente por seu próprio choro. Algumas podem protestar por vinte minutos antes de adormecerem, sem efeitos indesejáveis. Outras sentem uma tristeza de cortar o coração, se ficam chorando sozinhas por poucos minutos. Grande parte da reação depende da personalidade da criança, dos problemas de sono envolvidos e da forma como os pais lhe respondem durante os primeiros anos de sua vida. Entre meus quatro filhos, mesmo enquanto cresciam eu descobri que cada um tinha diferentes maneiras de expressar e lidar com suas emoções. Parte de nossa missão como pais é aprender a ler as reações de cada filho e oferecer o que cada um deles precisa.

O objetivo, naturalmente, é que não haja choro. E você pode conseguir isso, ou quase isso, fazendo alterações muito bem pensadas na situação de sono de seu filho e tendo paciência na implementação do plano. O mais importante é ouvir seu filho, escutar o seu próprio coração e saber que, se algo lhe parece errado, provavelmente é realmente inadequado para vocês. Isso não significa que é preciso desistir da ideia de fazer mudanças, se a criança resiste a elas. Significa apenas que é preciso pensar melhor e ajustar seu plano.

Depoimento de Mãe

Estive estudando a planilha de horas de sono e percebi que Jayda está substancialmente atrasada no número de horas de sono por dia, especialmente desde que parou de tirar a sesta, seis meses atrás. Após o almoço, segunda-feira passada, ela estava enjoadinha e mal-humorada como sempre, de modo que decidi experimentar deitá-la para cochilar. Eu lhe dei um pouco de leite, li uma historinha, coloquei para tocar uma música suave, fechei as cortinas, deitei-a no berço e fechei a porta. Jayda chorou por dez minutos, e embora normalmente eu a tivesse tirado de lá após cinco minutos, desta vez eu a deixei, dizendo a mim mesma que isso era um "projeto-piloto" que precisava terminar para poder contar a você sobre os resultados. E sabe de uma coisa? ELA PEGOU NO SONO! Minha filha dormiu por mais de uma hora! Novamente, na terça e na quarta-feira, ela tirou sonecas de mais de uma hora. Nas duas vezes ela chorou por mais ou menos dez minutos, mas despertou contente e permaneceu alegre durante o resto do dia. O que eu não entendia sobre o sono – eu achava que tinha uma criança teimosa, em vez de uma menininha cansada – roubou-me seis horas de descansos vespertinos. É quase embaraçoso ter de admitir que neguei o sono a ela e ainda a considerei enjoada e teimosa.

– Jolene, mãe de Jayda, dois anos de idade.

Um Plano de Sono Persistente e Consistente

Alterar a rotina de dormir à noite, da sesta e os padrões de sono de uma criança é uma coisa muito complicada. Tantos aspectos diferentes estão envolvidos que nem sempre é fácil identificar ou aplicar as soluções, e é preciso dedicação para fazer as alterações necessárias. Além disso, as crianças crescem e mudam nesse meio-tempo, e suas necessidades de sono também mudam. Se você escolher aleatoriamente uma ou duas ideias e fizer uma fraca tentativa de aplicá-las, provavelmente não verá qualquer melhora em sua situação. Quando a agonia de despertar à noite for maior que a tortura de seguir um plano de sono, contudo, você se sentirá motivado a executar seu plano com todo o carinho (por que você acha que as pessoas deixam para fazer a declaração de imposto de renda no último dia do prazo?). Para testemunhar as mudanças mais agradáveis e duradouras, você precisará seguir essas etapas:

1. **Comprometa-se a identificar os problemas de sono de seu filho.** As crianças são diferentes umas das outras, e cada situação familiar é diferente, de modo que é impossível criar uma solução de sono única para todos os casos. É preciso certo trabalho de detetive para identificar claramente os problemas de sono de seu filho. Esses também diferem para cada um dos pais, com base nas necessidades de cada um, o que também precisa ser levado em consideração.
2. **Descubra as soluções mais adequadas.** Cada família tem sua própria personalidade e filosofia de vida. Não se pode aceitar cegamente a solução prescrita por outra pessoa e esperar que funcione para todos. É importante selecionar soluções adequadas para a sua família, suas convicções, seu filho e suas necessidades de sono.
3. **Organize essas soluções em um plano completo que abranja a sesta, a rotina para dormir à noite, o sono e o despertar.** Obviamente, ler sobre boas ideias é apenas o começo. Você precisa escolher suas soluções e organizá-las em um plano, para poder recordar todas as suas partes enquanto os dias e as noites vão passando. Anotá-las será muito útil, naqueles momentos em que você está simplesmente cansado demais para pensar.
4. **Siga seu plano integralmente, todos os dias e todas as noites.** Fazer uma lista de compras, mas então sair para dar uma caminhada no parque, não enche sua geladeira – o mesmo acontece com fazer um plano de sono, mas deixá-lo para lá e esperar que os problemas de sono de seu filho sejam resolvidos. Sim, é preciso esforçar-se. Contudo, os resultados valem a pena. Comprometa-se a seguir seu plano e as mudanças positivas serão inevitáveis.
5. **Seja suficientemente flexível para fazer os ajustes necessários.** Nem sempre conseguimos formular um plano perfeito já no primeiro momento. Às vezes, precisamos fazer alguns ajustes, enquanto aprendemos mais sobre o sono de nossos filhos e enquanto elaboramos as ideias. Embora você deva dar tempo suficiente para cada ideia, antes de julgar sua eficácia, também deve esperar alguns ajustes ao longo do caminho, para personalizar seu plano original até sentir que chegou às soluções mais acertadas.

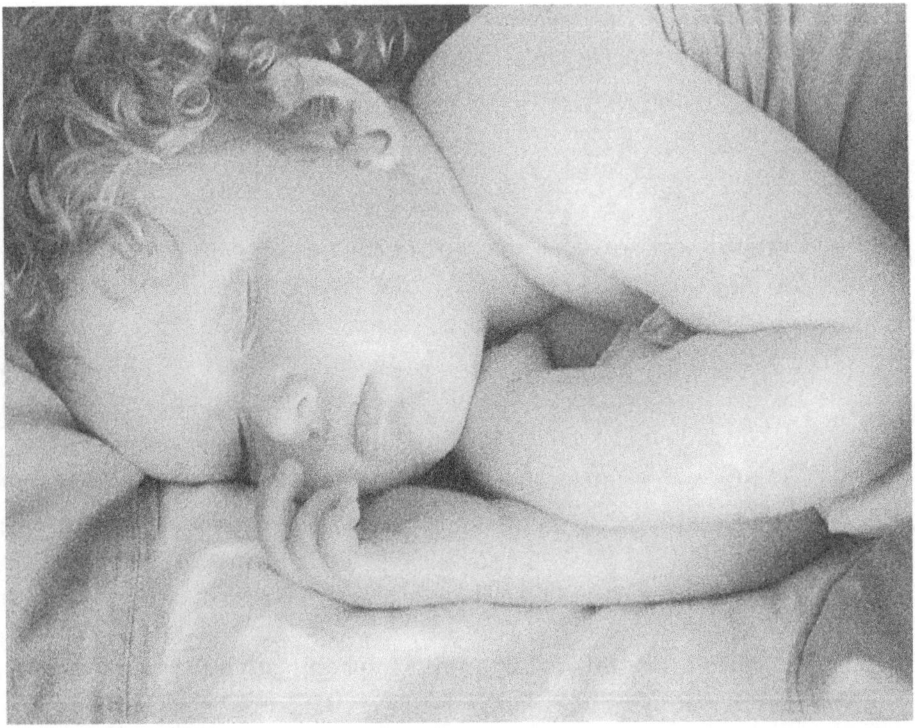

Beatriz, dois anos de idade

6. Seja realista o suficiente para ter expectativas razoáveis sobre o tempo que espera levar e o tempo real que essas mudanças tomarão. Assim como ocorre na maioria das situações em nossas vidas, leva tempo para vermos uma mudança. Sejamos francos, não importando o quanto seu plano seja bom, em alguns momentos será impossível segui-lo: vocês estarão em uma festa de aniversário que se estende além do horário de dormir, seu filho fica resfriado ou seu dia foi frenético e você está simplesmente cansado demais para ir e vir pelo corredor de casa, de modo que é mais fácil colocar seu filho na cama e aceitar a via mais fácil para o sono. Não se martirize por essas digressões naturais. Apenas siga em frente e recomece no dia seguinte. Ser pai ou mãe não é uma corrida que precisa ser vencida a cada dia. Não estamos falando de prêmios para aqueles que fizerem seus filhos dormir com mais rapidez. Portanto, relaxe e use o tempo que precisar. Se permanecer na trilha certa, todos vocês logo dormirão melhor.

E Também com Senso de Humor

Você recorda o que comeu no almoço de terça-feira passada? Que roupa vestiu em seu filho para aquela saída, mês passado? Provavelmente não. Os problemas com o sono que você enfrenta hoje desaparecerão de sua memória da mesma forma. Essas questões parecem enormes hoje, mais do que a maior parte dos outros problemas ligados aos cuidados de seu filho, porque ocorrem à noite, quando o cansaço é maior. Quando você precisa repousar e ter alguns momentos de folga da batalha de criar uma criancinha cheia de energia, o sono torna-se uma obsessão. Contudo, ao longo do tempo tais sensações desaparecem e novas preocupações tomam seu lugar. Em comparação com algumas das situações que você enfrentará nos próximos dezoito anos ou algo em torno disso (confie em mim, eu tenho três adolescentes – dois com carta de motorista!), esses enormes problemas com o sono de hoje parecerão apenas pequenos pintinhos perdidos na imensidão de sua história.

Nem sempre é fácil, mas é imensamente útil conservar a alegria e o bom humor. As crianças são pequenas por pouco tempo, e quase todos os pais de crianças maiores lhe dirão que esses primeiros anos são a época mais mágica da infância. O que você recordará mais são as pequenas palhaçadas adoráveis e os prazeres cheios de alegria de criar uma pessoinha, e você provavelmente desejará ter curtido um pouco mais dessas coisas, quando teve a chance. Então, por que não fazê-lo agora?

Assim, quando sentir um cutucão nas costelas às 3 horas da madrugada, ou seu pequeno que parece movido a molas saltar da cama pela décima quinta vez perguntando quanto tempo falta para seu próximo aniversário, ou você escolher com todo o cuidado e comprar a caminha perfeita, mas ele recusar-se a sequer sentar nela, tente ver o lado engraçado disso tudo. Quando seu filho finalmente estiver dormindo, coloque-se ao lado da cama e contemple esse ser pequeno e precioso. Deixe que o amor guie suas ações enquanto resolve seus problemas com o sono, tudo ao seu tempo.

Parte II

Oito Dicas de Sono para Qualquer Criança

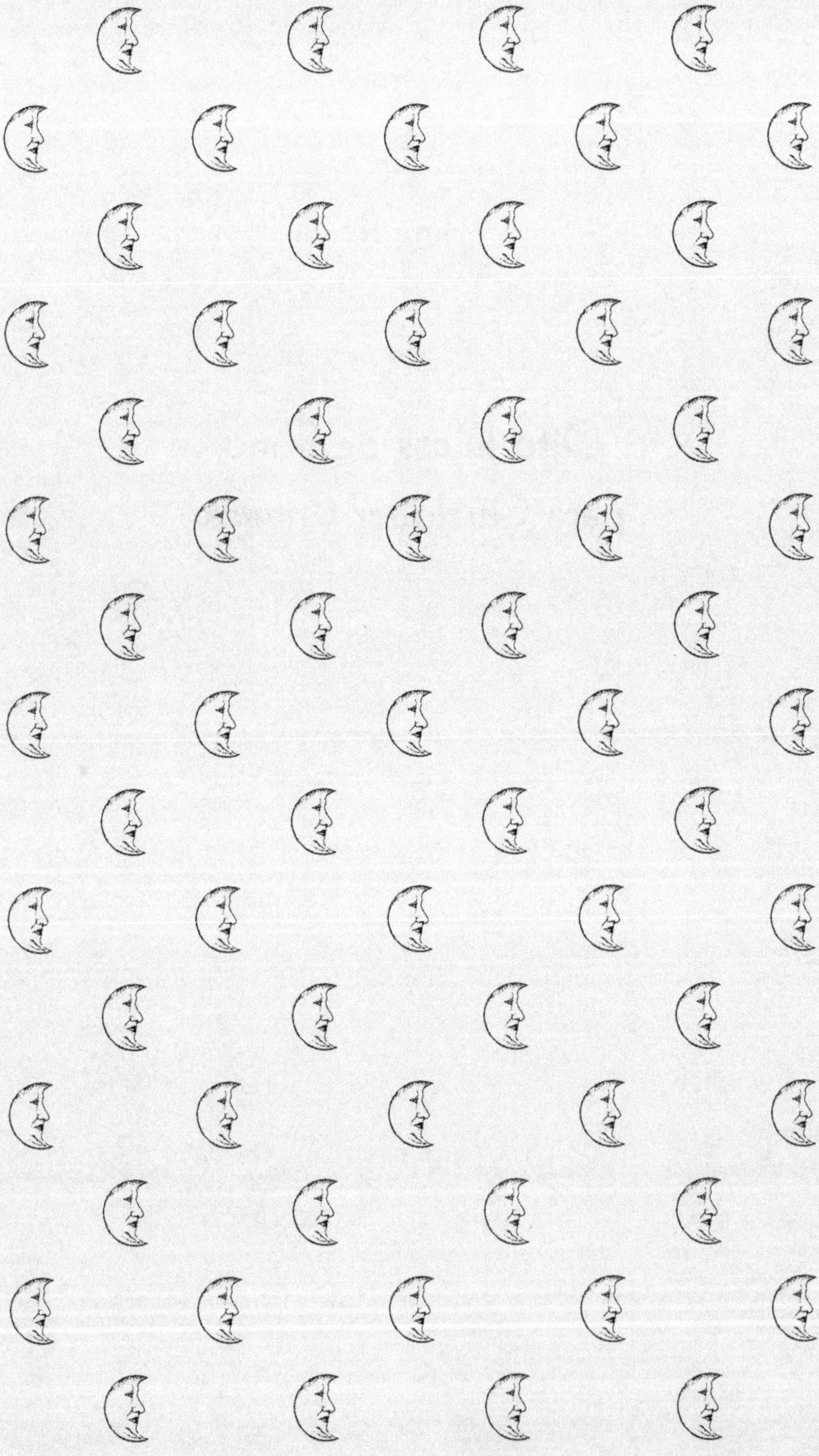

Iniciando a Jornada para um Sono Melhor

Depois de se decidir a fazer mudanças no modo como seu filho dorme, talvez seja útil entender que o processo de ajudar uma criança a dormir melhor é como montar um quebra-cabeça de 100 peças. Embora você mal possa esperar para terminar, é preciso encaixar uma por uma as peças, com toda a paciência – e ainda assim, muitas vezes a coisa toda não parece certa, até que a maioria das peças esteja no lugar.

A combinação particular de problemas de sono de cada criança é única: algumas têm pesadelos ou sentem medo do escuro, algumas fazem visitas frequentes à cama dos pais no meio da noite, algumas despertam cedo demais e; outras, tarde demais. Essas situações são todas pecinhas necessárias para o quebra-cabeça, que precisa ser completado peça por peça.

Assim como em um quebra-cabeça, você pode montar o plano de sono de seu filho como preferir, mas em geral é mais fácil e mais organizado montar primeiro a estrutura geral e, depois, preencher no meio. Os estudiosos do sono notaram que, embora diferentes uns dos outros, os seres humanos apresentam certas similaridades entre si, no que se refere ao sono. Algumas ideias têm valor para praticamente todas as pessoas, não importando a idade ou questões particulares que impedem uma boa noite de sono. As oito dicas gerais a seguir são como uma moldura que pode ser colocada individualmente em torno do quebra-cabeça de praticamente qualquer criança.

Ao dedicar-se a passar os próximos trinta dias trabalhando apenas com essas oito ideias, você provavelmente notará melhoras perceptíveis no sono de seu filho. Além disso, se você também usar as ideias da Parte III para abordar problemas específicos, verá uma grande melhora não apenas no sono, mas também no humor dele. E por último, mas certamente longe de ser o menos importante, você verá melhoras também em seu próprio sono.

Portanto, começaremos com as dicas de sono que funcionam bem para quase todas as crianças de um a seis anos de idade (um prêmio extra é que essas ideias funcionam também para crianças mais velhas e adultos. Vá em frente e as aplique a qualquer um em sua casa que possa se beneficiar de um sono melhor.).

Dica 1: Mantenha Horários Consistentes para Dormir e Levantar Sete Dias por Semana

Como foi visto na Parte I, o relógio biológico de seu filho tem uma forte influência sobre seu estado de vigília e sonolência. Assim como um relógio que funciona perfeitamente, quando o relógio biológico de seu filho está operando de acordo com suas atividades diárias, ele sentirá cansaço na hora da sesta e à noite, dormirá com facilidade e despertará repousado. Se, contudo, seus horários de despertar, cochilar e dormir à noite não estão em sincronia com seu ritmo natural, provavelmente ocorrerão problemas, como mau humor diurno ou outros problemas emocionais ou físicos.

Lembre-se de que o relógio humano opera em um ciclo de vinte e cinco horas, e precisa ser reajustado diariamente, para funcionar com perfeição. O primeiro segredo para esse processo é estabelecer um horário de ajuste para dois componentes importantes: horário de dormir e horário de acordar. Algumas crianças são muito flexíveis com relação aos seus horários de dormir e podem adaptar-se facilmente a um padrão inconsistente de horários para dormir. Entretanto, eu suspeito que, já que você está lendo este livro sobre sono, o seu filho não é um desses prodígios e poderia beneficiar-se de horários regulares para dormir e acordar.

A boa notícia é que quando seu pequeno chegar ao ponto de dormir bem e de forma consistente, você poderá ser mais flexível. Depois que o sono estiver regular e sem perturbações, você descobrirá que se desviar dos horários de tempos em tempos não chega a causar danos. Nesse meio-tempo, porém, descobrir horários corretos para o sono é uma etapa importante para a melhora geral do sono, de modo que vale a pena tornar isso uma prioridade, por enquanto.

Um ponto muito importante a salientar, aqui, e que com frequência é ignorado, é que o relógio de seu filho tem seu próprio ritmo. É claro que *podemos* fazer uma criança se adaptar aos horários preferidos pelos pais, mas isso muitas vezes acaba causando problemas, se os horários selecionados não correspondem ao ritmo natural da criança. Além disso, esforçar-se demais para aderir a horários rígidos pode criar tensão em toda a família. O que funciona melhor é descobrir e trabalhar com os padrões naturais de seu pequeno, para poder eliminar muitas das batalhas que surgem por causa de horários forçados, e tirar vantagem dos benefícios que rotinas regulares para dormir trazem.

Hora de Dormir

Numerosos estudos demonstram que a maioria das crianças pequenas tem um horário de dormir natural, que ocorre nas primeiras horas da noite. Existem exceções, mas a maior parte das crianças pequenas responde melhor com um horário de dormir entre 18h30 e 19h30. A pressão sanguínea, a frequência cardíaca e a liberação de cortisol (hormônio regulado pelo estresse) de uma criança são afetados positivamente, quando dormem cedo. Embora possa parecer estranho, a maior parte das crianças que se deita tarde apresenta mais despertares noturnos e desperta mais cedo, de manhã. A maioria das crianças realmente dorme *melhor* e por *mais tempo* quando vai para a cama mais cedo. Portanto, vale a pena explorar essa ideia, mesmo se significar reduzir as brincadeiras com seu filho após o trabalho em favor de uma sessão matinal.

Embora uma criança cheia de energia possa parecer "a pleno vapor" até tarde da noite, um bebê maior ou um pré-escolar que permanece desperto até 21 ou 22 horas com frequência estava pronto para ir dormir muitas horas antes, e está esgotando suas energias além do que deveria, o que geralmente é indicado por irritação ou hiperatividade. Ou, ainda, essa criança pode realmente estar pronta para o sono noturno quando tira um cochilo de tardezinha, o que pode, com algum treino, ser adaptado para tornar-se um sono noturno em horário muito mais adiantado.

Vale a pena descobrir um horário de dormir que corresponda à prontidão biológica de seu filho para descansar. Em *The Promise of Sleep*, o Dr. William C. Dement, investigador do sono, afirma: "Os efeitos de atrasar o horário de dormir até mesmo em meia hora podem ser sutis, mas perniciosos", no que se refere a bebês e crianças pequenas. Uma criança que permanece acordada após o horário em que seu corpo exige o sono, com frequência demonstra mau humor e tendência ao choro, tem dificuldade para adormecer, dorme mal e pode até acordar cedo demais, aumentando ainda mais seus próprios problemas com o sono.

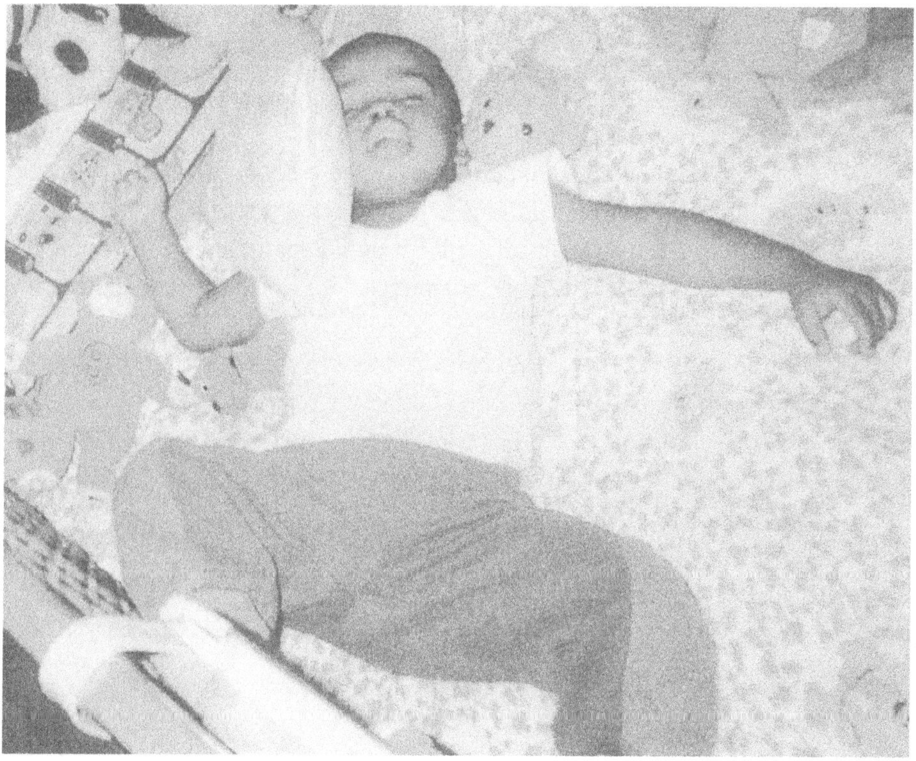

Ricardo, dois anos de idade

Como Saber se o Horário de Dormir de Seu Filho é Tarde Demais?

Observe-o. Naquelas poucas horas antes de ir para a cama, ele parece alegre e tranquilo? Parece bem disposto durante a rotina anterior à hora de dormir e consegue ir para a cama com facilidade? Então o horário pode estar correto, mesmo se for às 22 horas, por exemplo.

Se, por outro lado, você precisa enfrentar qualquer dos comportamentos a seguir, seu filho pode estar lhe enviando um sinal de que anda dormindo tarde demais:

- Ele demonstra habitualmente grande irritação, birra e mau humor à noite.

- Torna-se hiperativo à noite e considera difícil acomodar-se para ir dormir.
- Embora você saiba que ele está cansado, seu filho briga porque não quer ir dormir, quando já é hora.
- Quando a família anda de carro à noite, ele frequentemente adormece.
- Ele parece quase hipnotizado pela TV à noite.
- Seus comportamentos ligados ao cansaço aumentam à noite, como sugar o dedo, agarrar um cobertor preferido ou pedir a mamadeira ou o peito para mamar.
- Seu filho tem ataques de raiva ou de choro frequentes durante a rotina para dormir (quando você o ajuda a vestir o pijama, escovar os dentes etc.).
- Você precisa despertá-lo de manhã e, quando faz isso, ele não desperta com facilidade.

Se qualquer desses comportamentos (ou muitos deles) aplica-se ao seu filho, é muito provável que o horário atual para dormir seja tardio demais, e todos vocês teriam a ganhar se o antecipassem.

Como Descobrir o Melhor Horário para Dormir

Se há a suspeita de que seu filho está indo para a cama tarde demais, é hora de mudar alguma coisa. Isso pode ser mais fácil do que você presume. De acordo com pesquisas sobre o comportamento das crianças na hora de dormir, uma porcentagem incrível de 97% delas dá exatamente a mesma resposta à pergunta:

"Como você sabe que é hora de ir para a cama?" A resposta? "Porque a mamãe (ou papai) me diz." Viu só? Isso lhe dá mais poder do que você achava que tinha para determinar um horário de dormir para seu filho, já que a responsabilidade por dizer quando é a hora é sua. Talvez você nunca tenha percebido, antes, que estabelecer um horário é tão simples como... estabelecer um horário!

Use uma das três abordagens abaixo para descobrir o melhor horário de dormir para o seu filho:

1. Estabeleça o horário de ir para a cama antes do horário atual, em quinze a trinta minutos a cada duas ou três noites. Após alguns dias, você poderá julgar o efeito, ao observar como seu filho mostra-se agradável durante

a rotina para dormir, a facilidade com que adormece, a tranquilidade do sono e o humor ao despertar, de manhã.

2. Se ele precisa levantar-se em determinado horário de manhã – por exemplo, para ir para a creche –, então a melhor abordagem é revisar a Tabela 1.2, na página 35, para determinar quantas horas de sono seu filho deveria ter e estabelecer seu horário para dormir com base no horário em que precisa despertar. Lembre-se de que as horas baseiam-se no tempo *dormindo*, de modo que é preciso começar a rotina antes de ir para a cama mais ou menos uma hora antes de começar o horário real para ir dormir. Tenha em mente que as horas de sono de seu filho podem diferir levemente da tabela, mas, no começo, sempre é uma boa ideia planejar para um tempo um pouco maior dormindo. Depois de mais ou menos uma semana usando o novo horário, você poderá observar o humor de seu filho ao despertar e sua disposição diária para ajustar os tempos exatos.
3. Uma terceira abordagem é observá-lo atentamente, começando por volta das 18h30 e, tão logo ele exiba sinais de cansaço, levá-lo para a cama. Durante mais ou menos uma semana, anote o horário em que isso ocorre. Você poderá determinar o melhor horário para seu filho, de acordo com o comportamento que ele exibiu, e então poderá ajustar sua rotina antes de dormir para começar uma hora antes, mais ou menos. As crianças mostram de muitas maneiras diferentes que estão cansadas, mas os seguintes sinais mais típicos de fadiga são:

- Distração ou pouca concentração.
- Facilmente agitado ou frustrado.
- Redução no ritmo das atividades.
- Falta de energia ou perda do interesse por brincadeiras habituais.
- Ataques de birra.
- Hiperatividade, nervosismo ou tensão.
- Quietude incomum, fala menos que normalmente.
- Esfrega os olhos ou puxa as próprias orelhas.
- Olhar "vidrado" ou aparência zonza.
- Demonstração de dependência, necessidade de ser abraçado ou levado ao colo.
- Queixas de dor de cabeça ou de barriga.
- Bocejos.
- Deita-se no chão ou poltrona e fecha os olhos, piscando lentamente.

- Carícias em um objeto de apego (cobertor ou bichinho de pelúcia).
- Pede para mamar no peito ou mamadeira ou para usar a chupeta.

Ao observar seu filho com mais atenção para averiguar a presença desses sinais, você se tornará mais capaz de determinar o melhor horário para colocá-lo na cama. Use esta lista de sinais também para decidir sobre o melhor momento para a sesta.

Horário de Acordar

Estabelecer um horário regular de despertar, que seja o mesmo sete dias por semana, pode ser um importante fator para manter o relógio biológico em perfeito funcionamento. Vale lembrar que algumas pessoas – adultos e crianças – são mais flexíveis, mas se existem problemas com o sono, então esta é uma ótima providência a tomar, para o sono consistente.

Talvez você nunca tenha pensado no horário de despertar em termos de levar a um sono melhor, mas é bem possível que já tenha sentido os efeitos deste fenômeno em sua vida. Com frequência, os adultos têm um horário de despertar consistente durante a semana, por causa de compromissos com trabalho ou escola, mas então, quando chega o fim de semana, eles dormem mais. Isso resulta em extremo cansaço na manhã de segunda-feira e no anseio por tocar no botão de soneca do despertador várias vezes, para poder ficar mais alguns minutos na cama. Lá pelo meio da semana, a rotina matinal já se tornou mais fácil de aceitar e você pode até despertar pouco antes de o alarme soar – um sinal de que o relógio biológico humano está funcionando perfeitamente. Mas, o padrão recomeça – dormir mais no fim de semana e ter dificuldade para acordar na segunda-feira. Dormir tarde nos fins de semana assemelha-se a passar por uma mudança de fuso horário todas as semanas – viver em um fuso horário de segunda a sexta-feira e em outro nos fins de semana.

A mesma coisa acontece com crianças que despertam em diferentes horários durante o período de uma semana; elas acabam com um relógio biológico desregulado. É possível calibrar facilmente os efeitos desta técnica com seus próprios filhos, estabelecendo um horário consistente para despertar por algumas semanas e determinando o efeito disso sobre o sono e o comportamento. Algumas crianças respondem a esta ideia muito melhor que outras, mas dê al-

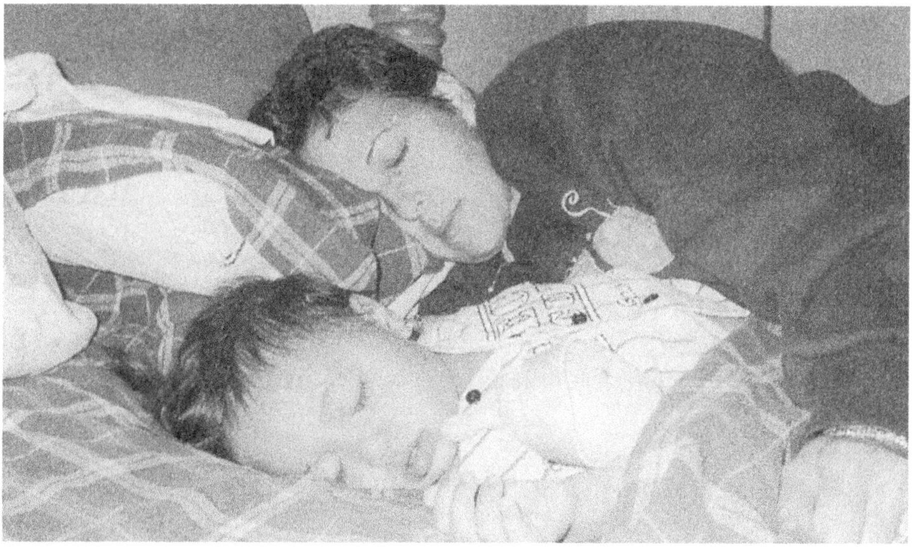

Madson, um ano e meio, e Betty

gumas semanas para ver como seu filho se sai. Vale a pena experimentar uma abordagem tão fácil.

Até Que Ponto É Preciso Ser Consistente?

O importante sobre horários consistentes para acordar é que se baseie em um horário confiável para ir dormir e em sestas regulares, que resultem, em conjunto, na quantidade de sono correta para seu filho, todos os dias.

O horário de despertar é um pouco flexível, tendo tolerância de uma hora, mais ou menos. Isso significa que, se você não tem compromissos pela manhã, certamente não precisa fazer seu filho acordar simplesmente porque já é hora. Uma criança com horários irregulares para dormir e que desperta também em horários aleatórios, contudo, geralmente terá problemas para dormir. Após uma manhã em que acordou tarde, a sesta daquele dia também ocorre mais tarde, empurrando o sono da noite para depois, o que traz consigo mais uma manhã dormindo até tarde e a repetição do ciclo. Às vezes, a melhor saída é decidir por um horário de despertar e manter-se fiel a ele (com a tolerância de uma hora) sete dias por semana.

Determinando Bons Horários

O mais importante é descobrir uma rotina diária que funcione para você e sua família, e tentar aderir a ela todos os dias. Depois que seu filho estiver dormindo bem, você poderá experimentar um pouco mais de flexibilidade na rotina, já que conhecerá os comportamentos que sinalizam a necessidade por mais horas de sono e poderá fazer ajustes, quando for preciso.

Dica 2: Incentive Cochilos Regulares Todos os Dias

Um cochilo por dia é importante, porque uma criança pequena e cheia de energia pode ter muita dificuldade para enfrentar um dia longo e cheio sem um período de repouso. Um bebê de um a três anos ou pré-escolar que não fez a sesta, com frequência, desperta alegre de manhã, mas torna-se gradativamente mais irritável, temperamental ou hiperalerta à medida que o dia avança e seus níveis de energia baixam. Além disso, a extensão e a qualidade dos cochilos afetam o sono noturno (e vice-versa, já que o sono noturno afeta a sesta).

Um cochilo no meio do dia é repousante por diversas razões:

- As crianças passam por uma redução natural da energia e do alerta no meio do dia, mesmo depois de uma boa noite de sono, e uma sesta que corresponda a essa redução segue a necessidade do relógio biológico para repousar.
- Um cochilo no meio do dia permite que o corpo libere hormônios que combatem o estresse e a tensão.
- Cochilos podem ajudá-las a recuperar-se de quaisquer problemas no sono da noite anterior, já que qualquer tempo de sono noturno perdido é compensado durante a sesta.
- Uma criança mostra-se tipicamente mais alegre e contente após uma soneca no meio do dia, o que é bom para ela e para seus pais.
- O sono adequado é crucial para o bom funcionamento do cérebro, e alguns estudos indicam que cochilos durante o dia podem exercer um papel na aprendizagem, ajudando a fixar novas informações na memória.
- Uma criança que precisa dormir, mas não consegue tirar uma soneca, torna-se excessivamente cansada e pode, então, ter dificuldade para adormecer à noite.

- Estudos demonstram que crianças que cochilam têm maior alcance da atenção e são menos irritáveis que seus colegas que não tiram uma soneca.

Os benefícios de fazer a sesta estendem-se para os cuidadores, já que os adultos às vezes precisam que as crianças cochilem tanto quanto essas precisam dormir. Durante a soneca dos pequenos, mães, pais ou outros cuidadores têm alguns momentos de tranquilidade. Eles podem descansar e reenergizar-se ou fazer outras coisas para si mesmos, para poderem aproveitar com mais prazer a companhia das crianças, quando essas acordarem.

Horário dos Cochilos

Escolher o horário certo para a sesta é importante, por diversas razões. Em primeiro lugar, um cochilo tirado tarde demais durante o dia afetará negativamente o sono noturno, já que seu filho estará reabastecido de energia e não suficientemente cansado para ir dormir novamente. Além disso, um cochilo tardio pode ocorrer muito depois do melhor momento, de acordo com o relógio biológico. Com isso, a criança pode ter mais dificuldade para adormecer ou "desabar" pelo excesso de cansaço, dormir demais ou até tarde e não estar cansada na hora de dormir à noite.

Outro problema com um cochilo tardio é que pode ser, na verdade, o *horário de dormir* natural da criança, que está sendo tratado como um cochilo. Portanto, um despertar natural que ocorre entre os ciclos de sono é visto como o fim do cochilo – e como a hora de acordar! Se o seu filho é daqueles que tira uma soneca tarde demais, tente tratar isso como o horário de dormir à noite. Deixe-o dormir em um quarto escuro, com pouco ruído, e veja se realmente funciona como um horário de dormir mais precoce.

Uma razão adicional para prestar muita atenção aos horários dos cochilos é que existe uma fase natural de sonolência que ocorre no meio do dia (o tradicional "horário da sesta"). Há um período, durante a tarde, que conduz ao cochilo – o corpo da criança está pronto, em termos fisiológicos, para dormir – e, se você tirar vantagem dessa redução natural da energia, a criança estará mais disposta a aceitar o cochilo.

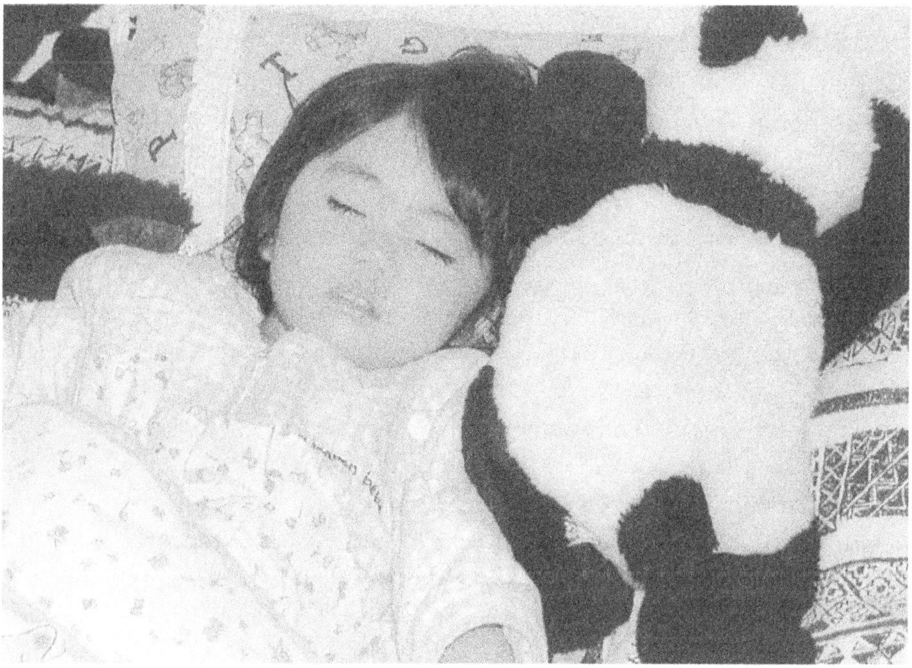

Elise, dois anos de idade

Certos períodos são mais propícios aos cochilos, porque coincidem com a fase natural de sonolência que ocorre no ritmo biológico de seu filho, e não interferem no sono noturno.

Em geral, os melhores horários para cochilos para a maioria das crianças são os seguintes:

- Se o seu filho tira dois cochilos por dia: no meio da manhã e no começo da tarde.
- Se o seu filho tira apenas um cochilo: no começo da tarde.

Como é típico dessas pequenas pessoas, nem sempre vemos sinais claros sobre o que precisam. Portanto, uma criança cansada nem sempre se torna mais lenta ou boceja; na verdade, o oposto pode acontecer. Uma criança que precisa de uma soneca pode tornar-se subitamente desatenta, hiperativa ou irritada ou exibir qualquer dos sinais da lista anterior (página 69).

Como Estabelecer Horários para os Cochilos

O primeiro passo é revisar a Tabela 1.2., na página 35, que apresenta as necessidades típicas de sono das crianças. Após determinar onde seu filho está em relação à tabela, você terá um ponto de partida para criar o melhor roteiro para os cochilos.

Comece observando o horário atual de dormir de seu filho à noite, além do horário de despertar. Depois, de acordo com a tabela, estabeleça novos horários em que acha que esses eventos *deveriam* ocorrer (se ele atualmente tem um horário de dormir aleatório, pode levar uma ou duas semanas para imaginar o melhor plano de sono).

Para que o horário da sesta ou soneca seja bem recebido, você precisa fazê-lo ir para a cama, quando estiver cansado. Use a lista de sinais de fadiga da página 69 para obter seus indicadores, juntamente com seus horários predeterminados, como uma orientação. Fique de olho em seu filho, à medida que o horário escolhido para o cochilo aproxima-se. Tão logo ele mostre sinais de cansaço, é hora de tirar uma soneca. Se estabelecer um horário regular para sonecas é algo novo em sua casa, então se concentre em observar o comportamento de seu filho, para saber quando é a hora. Não comece uma extensa rotina pré-soneca se ele está claramente pronto para dormir, porque ele poderá superar aquela onda de sonolência e reanimar-se. Quando isso acontece, o cansaço chega de uma vez, muito antes da hora de dormir à noite, e o que resta é uma criança cansada e irritada.

Depois de estabelecer uma rotina para o cochilo e segui-la por uma ou duas semanas, examine atentamente o comportamento de seu filho antes e após os cochilos, e à noite. Ele parece contente e repousado? Está cansado na hora de dormir, mas não demais? Esses sinais demonstram que seu novo horário para cochilos está funcionando bem.

Se o seu filho não é muito chegado a cochilos ou se parece ter abandonado totalmente as sonecas durante o dia, busque soluções específicas para cochilos, em *Problema na Hora da Soneca*, na página 235.

Dica 3: Ajuste o Relógio Biológico de Seu Filho

Agora que você conhece a importância da consistência na rotina de dormir do seu pequeno, podemos ir um passo além e tirar vantagem da biologia, de modo que ele esteja realmente *cansado*, quando chegar o horário predeterminado de dormir. Nada é tão frustrante quanto saber que seu filho deveria estar na cama e tentar aderir a um horário mais precoce para dormir, mas descobri-lo de olhos bem abertos e cheio de energia, quando a hora já chegou.

Já ouviram o comentário: "Não podemos fazer uma criança dormir, mas podemos fazê-la ir para a cama"? Essa afirmação é bem verdadeira, mas essa teoria cria todos os tipos de caos em casa, quando uma criança assim está pulando na cama, brincando sobre as cobertas, saindo e voltando para a cama e, em geral, fazendo tudo o que não deveria, sem dormir. O elo perdido, aqui, diz respeito a deixá-lo suficientemente cansado para deitar-se na cama e cair no sono.

Como a Sonolência é Regulada

Diversos processos cerebrais regulam a vigília e a sonolência de uma pessoa. O primeiro diz respeito, simplesmente, ao tempo que permanecemos acordados. Se uma criança ficar acordada por tempo suficiente, acabará por cansar-se. É por isso que um cochilo no fim da tarde pode destruir a ideia de ir dormir cedo: aqueles que cochilam tarde simplesmente não ficaram despertos por tempo suficiente para cansarem-se.

O segundo fator de regulação é a intensidade da luz. A luz muito clara estimula e energiza, enquanto a escuridão traz sensações de relaxamento e cansaço.

Luz da Manhã

A luz clara da manhã regula uma série de funções no corpo humano, desde a temperatura e a pressão sanguínea até a liberação de hormônios. A luz da manhã provoca a liberação dos hormônios da vigília em seu filho. Expor uma criança a essa luz é como pressionar um botão de "Iniciar" no cérebro, que diz "É hora de acordar e entrar em atividade."

Use isso em sua vantagem; exponha seu filho à luz natural, logo de manhã. A luz do dia é muito poderosa. Assim, ajuste o horário do café da manhã, do colinho matinal ou da primeira mamada para que ocorra logo que a criança desperte, em um aposento com janelas. Se você não tem um cômodo bem iluminado ou se pela manhã está escuro ainda, comece o dia de seu filho em uma área bem iluminada da casa.

O Escurinho da Noite

Assim como a luz do dia é o botão biológico de "Iniciar" de seu filho, a escuridão é o botão de "Desligar". O escuro causa um aumento na liberação de melatonina, o hormônio natural do sono, no corpo. Você pode ajudar a alinhar a sonolência de seu filho com a hora de dormir, diminuindo a iluminação em sua casa durante uma hora ou duas antes do horário de dormir.

Use lâmpadas noturnas criteriosamente. Escolha aquelas menores e mais fracas. Se possível, escolha uma lâmpada para a iluminação noturna que emita um tom de luz mais azulado (como a do luar), em vez de amarela (como a luz do sol). Quando entendemos o poder da luz e da escuridão como sinais biológicos, percebemos que uma luz muito clara à noite, brilhando no quarto de nosso filho, pode ser contraproducente para ajudá-lo a dormir bem a noite inteira.

Quando ele desperta entre os ciclos de sono, a lâmpada noturna pode ligar o botão de "Iniciar" – até mesmo uma lâmpada muito fraca, e mesmo se for apenas duas da madrugada. Também podemos ver que, se a criança desperta à noite para uma troca de fraldas, mamadeira ou uma ida ao banheiro, coisas como acender as luzes ou abrir o refrigerador e inundar um cômodo de luz podem sinalizar, acidentalmente, a chegada da manhã.

O Dr. Charles Czeiler, que estuda o sono no Hospital Brigham and Women's, completou anos de estudos sobre o efeito do reajuste biológico exercido pela luz. Ele descobriu que até mesmo a luz de uma lâmpada de 100 watts mantida a três metros de distância é suficientemente poderosa para reajustar o relógio biológico! Tendo isso em mente, use o mínimo de luz que puder para seus deveres no meio da noite – a lâmpada noturna mais fraca ou uma lanterna-caneta – e a desligue tão logo seja possível.

Luzes incidentais também podem afetar o sono infantil. Uma lâmpada de rua, faróis de carros que passam, a luz do sol a cada manhã ou as luzes da casa do vizinho, que entram pela janela do quarto, podem despertar a criança à noite ou mais cedo do que seria de se esperar, de manhã. Faça o possível para impedir que a luz entre no quarto de seu filho, à noite. Use cortinas escuras ou persianas ou recorte caixas de papelão ou folhas de alumínio para cobrir as janelas.

Preste atenção às luzes externas que entram no quarto pela porta aberta ou sob a porta fechada. O quarto deve estar escuro, mas se você está acordado e precisa entrar ali, a luz que invade o quarto (sem contar o ruído de suas atividades) impedirá que seu pequeno caia no sono. Isso também pode causar despertares repetidos depois que ele foi para a cama, mas antes que você mesmo tenha ido dormir.

Uma criança que tem medo do escuro, muitas vezes, encontra conforto nas lâmpadas noturnas mais fraquinhas, ou em uma lanterna pequena colocada ao lado do berço, que pode ser usada se ele tem medo de despertar no escuro (para ideias de como aliviar esses temores, veja a página 225).

Manter o quarto infantil tão escuro quanto possível da hora de dormir até o momento de acordar pode ser uma ferramenta muito poderosa para definir os horários de sono.

Luzes, Câmera, Ação!

Mesmo se as luzes forem suaves, você descobrirá que ruídos e ação podem cancelar a necessidade biológica por sono regulada pela luz e pela escuridão. Em outras palavras, se as luzes forem fracas, mas a televisão estiver alta e seu filho correr pelo quarto com o papai ou os irmãos, seu cérebro cancelará o botão de "Desligar" e o convencerá a afastar o cansaço. Ele se tornará alerta, e com frequência *alerta demais*, já que está se forçando a permanecer acordado, apesar de uma voz interna que lhe diz para ir dormir.

O segredo é manter o horário antes de dormir tão tranquilo quanto possível:

- Desligue o televisor ou mantenha o volume baixo e a imagem sem muito brilho, evitando programas ruidosos e estimulantes.
- Ligue o rádio em estações que tocam músicas relaxantes e calmas.
- Mantenha DVDs, computadores e jogos eletrônicos desligados.
- Dirija as brincadeiras para atividades suaves e repousantes.
- Impeça o envolvimento de seu filho em brincadeiras fisicamente ativas; evite danças, corridas, saltos ou brincadeiras de luta-livre uma hora antes de ir para a cama.
- Evite marcar eventos sociais, saídas ou visitas à sua casa durante o horário em que seu filho precisa dormir, sempre que possível.

Dica 4: Desenvolva uma Rotina Consistente para Dormir

Criar uma rotina específica para a hora de dormir geralmente não é algo sugerido ou nem sequer necessário, para recém-nascidos. Quando estão com fome, nós os alimentamos; quando cansados, nós os colocamos na cama. Não é preciso muita preparação ou estrutura para esse processo. O problema é que alguns pais são levados a crer que a rotina é *sempre* uma coisa ruim e que se eles simplesmente permitirem que seus filhos adormeçam quando cansados e despertem quando estiverem prontos, não terão qualquer problema com a hora de dormir ou com o sono. Embora pareça boa ideia dormir na hora em que sentimos sono e seguir o que a natureza nos dita, a ausência completa de uma rotina para dormir pode causar diversos problemas.

O primeiro deles é que, se o seu filho pequeno dorme e acorda em horários erráticos, você pode ter dificuldade para organizar o seu dia. Pais ocupados com frequência têm filhos para cuidar, revezamento com outros pais para levar os pequenos à escola, coisas a fazer fora de casa e trabalhos para terminar. Não saber com certeza quando seu filho estará pronto para dormir, quanto tempo o processo levará, a que horas ele dormirá ou por quanto tempo, pode tornar mais difícil para você controlar seu dia. Além disso, se o seu pequeno de repente está pronto para dormir quando há outros planos em sua agenda, você se obrigará a ter muito jogo de cintura o tempo todo. Além disso, uma vez que ele comece a estudar, toda a família terá de fazer um grande ajuste, passando do sono livre à rotina necessária para cumprir horários. Isso apenas se somará às adaptações imensas envolvidas já no começo da escolarização, contribuindo para o estresse naquela que deveria ser uma época excitante na vida de seu filho.

Por Que as Rotinas na Hora de Dormir São Importantes para seu Filho – Mesmo se Você Não Acredita em Rotinas

Talvez você tenha a impressão de que se permitir que seu filho demonstre como dorme melhor, ele naturalmente entrará em um horário e um padrão de atividades previsíveis. Embora qualquer coisa seja possível, este resultado é improvável, simplesmente por causa de um detalhe importante no relógio biológico interno dos seres humanos, lembre-se: ele não opera em um ciclo de vinte e quatro horas. Numerosos estudos já foram realizados com voluntários humanos vivendo em cavernas, onde estavam isolados do mundo externo e sem quaisquer indicadores quanto à hora do dia ou da noite. Essas pessoas podiam dormir e acordar sempre que precisassem. Os estudos demonstram que a maioria das pessoas funciona em um dia de quase vinte e cinco horas, e alguns se ajustam a ciclos que variam entre dezesseis a trinta e dois dias. Esses horários também tendem a mudar gradualmente, de modo que os indivíduos dos testes saem totalmente de sincronia com o mundo real.

O que esses estudos demonstram é que permitir a uma criança que durma e acorde quando bem entender provavelmente resultará em uma falta caótica de horários. Em vez de se tornarem um fluxo contínuo, seus dias se pareceriam com a época em que havia um recém-nascido em casa.

Já vimos a vantagem biológica de se usar o mesmo horário para dormir e acordar, sete dias por semana. Adicionando uma rotina específica para a hora de dormir – uma série de rituais executados no mesmo horário, a cada noite, antes de ir para a cama – você não apenas ajudará o ritmo biológico de seu filho, mas também ganhará um padrão previsível para os seus dias e noites. Você poderá marcar atividades com mais facilidade, sabendo de antemão quando sua rotina para ir dormir começará. Seu filho esperará e seguirá essa rotina, em vez de lutar contra ela.

Depoimento de Mãe

"Recentemente dei à luz outro bebê, e isso perturbou completamente o sono de Samantha. Percebi que havíamos abandonado sua rotina normal. Quando voltamos ao padrão habitual de atividades antes de dormir, seus problemas com o sono desapareceram."

– Wendy, mãe de Samantha, dois anos de idade

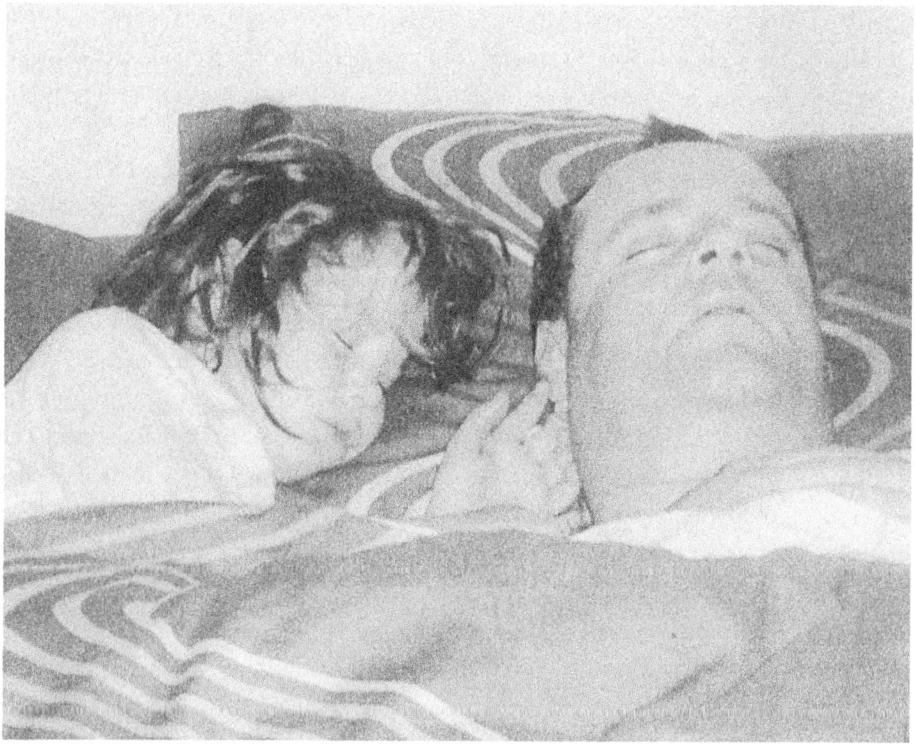

Sinéad, seis anos de idade, e David

Por Que Seu Filho Adorará a Rotina

A consistência e a rotina criam sensações de segurança e confiabilidade na vida de seu filho. O mundo é muito grande, e as crianças aprendem tanto, todos os dias, que a enormidade disso tudo pode facilmente parecer demais. Quando certos pontos importantes do dia-a-dia permanecem iguais, isso cria âncoras de segurança. Crianças pequenas buscam tais âncoras e só têm a ganhar com sua consistência. As crianças adoram rotinas e se adaptam facilmente a elas, chegando a procurá-las. Lembro-me de um domingo de manhã em que meu marido acordou cedo e descobriu que nossos filhos, David e Coleton, já haviam acordado. Uma vez que eram os únicos de pé na casa, o papai decidiu levar os meninos para tomar café da manhã fora de casa. No domingo seguinte, nossas meninas estavam dormindo na casa de amigos e eu estava ocupada, escrevendo, de modo que Papai decidiu levar os meninos novamente para comerem algo na rua. Na terceira semana, Robert e eu fomos acordados pelos meninos, que estavam de pé ao lado de nossa cama. "Papai! Acorde!", chamavam baixinho. "É domingo, e nós *sempre* saímos para comer fora no domingo!"

Na análise de meu filho sobre o mundo (com o tempo sendo uma versão em câmera lenta de como nós, adultos, vemos a vida), duas semanas seguidas são iguais a "sempre". Se você pensar nisso, poderá recordar situações semelhantes que aconteceram com seu filho – um livro que *precisa* ser lido, uma trilha específica em suas caminhadas que vocês *precisam* seguir, uma certa ordem que o jogo *deve* ter, e determinada frase que *tem* de ser dita, antes de você sair de casa.

Os pais podem tirar vantagem deste desejo natural que as crianças têm por uma rotina, criando realmente uma rotina muito específica para a hora de dormir que termine natural e facilmente com o sono. Uma vez que a maioria das crianças compartilha o mesmo raciocínio que meus dois filhos sobre o *sempre,* é preciso trinta dias ou menos para que eles adotem uma rotina na hora de dormir, como se fosse a coisa mais normal e habitual para terminar o dia.

Outras Razões para Criar uma Rotina Consistente para Dormir

Além da conveniência e da estabilidade de uma rotina regular na hora de dormir, existem muitas outras razões para você considerá-la como um dos segredos para superar suas brigas na hora de dormir.

- Uma rotina consistente e tranquila para dormir permite que uma criança cheia de energia tenha uma transição do movimento comum do dia para o estado de relaxamento necessário para adormecer.
- Uma rotina organizada na hora de dormir ajuda você a coordenar os detalhes que precisam ocorrer antes de seu filho ir para a cama: tomar banho, vestir o pijama, escovar os dentes etc.
- Uma rotina específica para dormir o ajudará a funcionar no "piloto automático", na hora do dia em que você está mais cansado e menos criativo.
- Seguir uma rotina padronizada todas as noites, muitas vezes, substitui um cenário de guerra desorganizado e infeliz na hora de dormir por um processo satisfatório e tranquilo.

- Uma rotina estabelecida ajuda os pais a colocarem seus filhos na cama à mesma hora, todas as noites, para que possam dormir o suficiente e se sintam repousados e felizes.

Segredos para uma Boa Rotina

Agora que você sabe por que uma rotina na hora de dormir é importante para você e seu filho, verifique as etapas abaixo para criar e seguir um plano que funcione bem para a sua família. Aqui estão algumas dicas:

- Primeiro, use a Tabela 1.2., da página 35, para descobrir quanto sono noturno seu filho está tendo. Com base nisso, e nos detalhes de seus horários quotidianos, estabeleça um horário para dormir.
- Comece cedo a rotina de dormir de seu filho: reserve pelo menos uma hora do início ao fim. Apressar o processo cria tensão, e seu filho pode não estar sonolento ao fim dele. Na maior parte das casas, não é preciso encontrar um jeito de acomodar uma hora a mais para isso; você simplesmente substitui uma hora (ou mais) de discussões, choros, birras e chateação antes de seu filho deitar-se.
- A rotina para a hora de dormir de seu filho deve ser relativamente quieta, com iluminação suave e muita tranquilidade. Isso cria a transição da atividade diurna para o horário de dormir.
- Ler livros, escutar livros falados ou contar histórias são maneiras interessantes de terminar a rotina da hora de ir dormir. Além de induzirem naturalmente o sono, essas atividades têm importância crítica para a formação da inteligência de seu filho, fazendo um uso calmo, prazeroso e produtivo de seu tempo.
- Veja a sua rotina como um momento especial, que deve ser cultivado com carinho junto ao seu filho. A rotina na hora de dormir deve ter tanto a ver com desfrutar a ligação de carinho entre você e ele quanto com vestir o pijama e escovar os dentes.

Para mais ideias sobre a criação e manutenção da rotina para dormir de suas crianças, consulte "*Briga para Dormir*", na página 123.

Dica 5: Crie um Ambiente Aconchegante para Dormir

Minha filha, Vanessa, sempre dormiu muito bem. Quando era pequena, nós muitas vezes a encontrávamos dormindo em qualquer lugar onde o cansaço a pegasse. Temos fotografias adoráveis de seu sono nas escadas, no cadeirão e na grama, durante um piquenique. Ela está profundamente adormecida em um retrato de família, porque embora tentássemos acordá-la, ela simplesmente continuou dormindo. Algumas crianças, como a minha Vanessa, conseguem dormir em absolutamente qualquer lugar; elas podem adormecer em um piso de cimento com a mesma facilidade com que dormem em suas camas. Outras, são tão sensíveis que quaisquer pequenos desconfortos as impedem de pegar no sono. A maioria das crianças, porém, está em algum ponto entre esses dois extremos, e com um pouquinho de esforço, você pode garantir que seu ambiente na hora de dormir conduza a uma boa noite de sono. Mesmo se o seu pequeno parece ser um daqueles que dormem com a maior facilidade, pode ser útil repassar os pontos a seguir, enquanto você cria um local aconchegante para o sono dele.

A Cama de Seu Filho

Talvez você nunca tenha pensado muito sobre a superfície em que seu filho dorme, mas esse pode ser um dos segredos para dormir melhor. É sabido entre os adultos que todas as pessoas têm suas preferências, no que se refere a camas e colchões. Algumas pessoas passam muito tempo e gastam muito dinheiro escolhendo o colchão certo, com o nível perfeito de firmeza e conforto.

Entretanto, os colchões infantis muitas vezes nem são escolhidos. Os pais simplesmente aceitam aquele que vem com o berço ou caminha, sem questionamentos. Contudo, esses colchões mais comuns são notoriamente desconfortáveis e, com frequência, são duros. Alguns pais usam colchões de segunda mão, que já passaram por um irmãozinho do bebê, por um primo ou amigo, e que pode já estar bem gasto pelo uso. Um bom colchão pode ajudar seu filho a dormir melhor, de modo que, ao decidir sobre um colchão para o seu filho, tenha em mente os pontos a seguir:

- **Apoio.** Colchões podem ser feitos de molas, espuma ou ar, e existe uma variedade de níveis de firmeza e tipos (um colchão d'água não é uma escolha segura para um bebê maiorzinho ou um pré-escolar). O colchão infantil deve ser de boa qualidade e relativamente firme, sem ser duro demais.
- **Construção.** Colchões e suas mantas são feitos de uma grande variedade de materiais, como poliéster, borracha, vinil, algodão e lã. Embora seja agradável ter uma superfície resistente a água para proteger contra vazamentos nas fraldas ou acidentes durante a noite, o conforto da criança deve ser a principal preocupação.
- **Espaço.** Certifique-se de que seu filho tem espaço suficiente na cama para mover-se com conforto. Se os irmãos dividem uma cama, o colchão precisa ser maior. Se em sua família os filhos dividem a cama com os pais, um colchão grande é uma necessidade, para o conforto de todos. Se o seu filho já está grande demais para o berço ou caminha, o velho colchão lhe parecerá cada vez mais desconfortável, apesar do apego que ele sente e da segurança de uma cama familiar (consulte a página 271, sobre a mudança de cama).
- **Segurança e saúde.** A cama e o colchão de uma criança devem ser perfeitamente seguros (confira a lista de itens de segurança, na página 317). Se o seu filho sofre de alergias ou asma, procure colchões e fronhas (ou travesseiros especiais) feitos especialmente para reduzirem alérgenos típicos.
- **Nivelamento.** Se o seu filho dorme em sua cama, confira com frequência para garantir que o ponto onde ele dorme está plano. Em geral, virar o colchão pode prevenir afundamentos e depressões no local onde seu pequeno acaba dormindo. Além disso, confira a lista de segurança para crianças que dormem com os pais, na página 320.

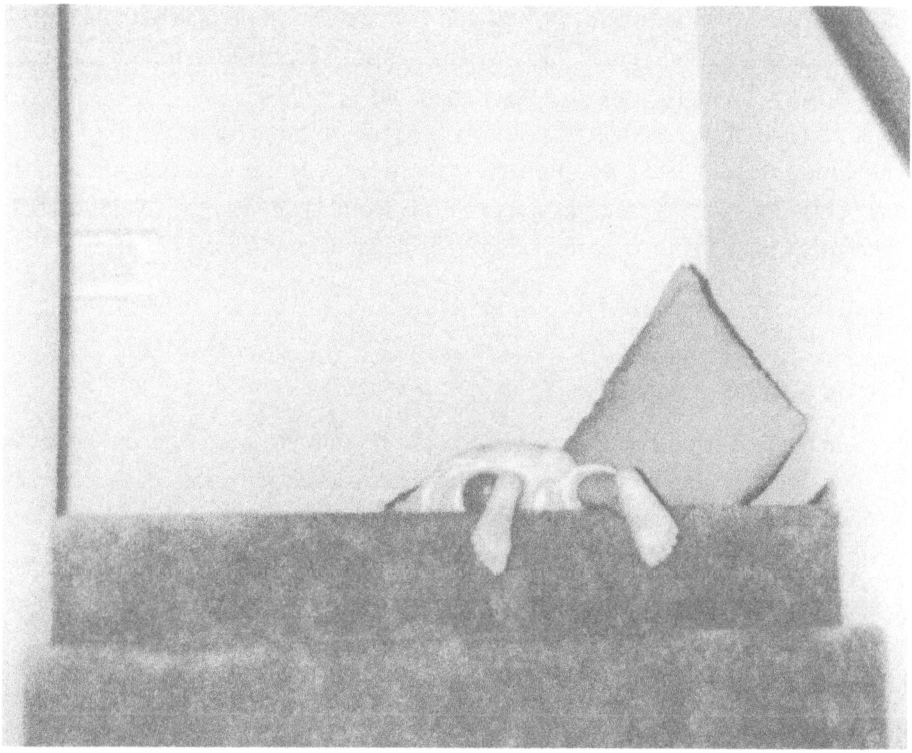

Vanessa, dois anos de idade

Travesseiros

Um bom travesseiro pode ser tão importante quanto um bom colchão, para garantir uma noite repousante de sono, e com muita frequência as crianças adotam seus travesseiros como seus melhores companheiros durante a noite.

Entretanto, não tenha pressa em fazer seu filho adotar um travesseiro, se ele dorme bem sem um. Para mantê-lo seguro, é melhor evitar o uso de um travesseiro até aproximadamente os dezoito meses de idade. Mesmo então, escolha com muito cuidado.

O travesseiro infantil deve ser suficientemente macio para ser confortável, mas ainda assim firme o bastante para ser seguro e oferecer apoio apropriado. Procure um travesseiro de berço ou para crianças pequenas, que são muito menores que um travesseiro normal, e use as fronhas pequenas especiais feitas para eles. Prefira um travesseiro fino e plano e evite aqueles muito fofos ou de plumas. Para testar a resistência, coloque-o sobre uma superfície plana e o pressione com firmeza no centro. Quanto mais rapidamente ele recuperar a forma, mais firme é. Se mal se mover, é macio demais.

Se o seu filho tem alergias ou se você tem (de modo que seu filho provavelmente também terá), escolha um travesseiro feito de material antialérgico e o cubra com uma fronha de trama muito fechada ou especial (veja também *Alergias, Asma e Refluxo Gastresofágico* – RGE, na página 293).

Cobertores

Por uma questão de segurança, você pode ter evitado o uso de um cobertor quando seu filho era bebê, recorrendo a pijamas muito grossos como uma fonte alternativa de aquecimento. Muitos bebês maiores e pré-escolares sentem-se perfeitamente bem, se continuam assim. Desde que se sintam confortáveis e aquecidos, usar pijamas espessos é um bom modo de dormir. Outras crianças gostam de usar um cobertor infantil, pequeno e leve.

Na tradição de Lino, dos quadrinhos dos Peanuts, uma grande porcentagem das crianças adota um cobertorzinho como seu objeto de conforto noturno ou "cheirinho". Para essas, os cobertores servem a duas finalidades, de aquecimento e de segurança, e sua importância não deve ser subestimada. Uma criança que carrega consigo um objeto de apego, às vezes, pode superar os temores noturnos e a ansiedade de separação com mais facilidade que outra, que não tem um objeto querido a que recorrer.

Se o seu filho dorme com um cobertor especial, seria um ato de extrema delicadeza descobrir outro exatamente igual, e trocá-los. Em geral, o segundo deve ser idêntico – até mesmo uma bainha desfeita os torna diferentes para a criança. É importante manter o cobertor extra escondido ou revezá-los, dando ao seu filho apenas um de cada vez. Se ele descobrir que existem dois, poderá adotar *dois* cobertores como companheiros noturnos típicos, deixando-lhe a tarefa ingrata de ter de descobrir mais exemplares exatos.

Mesmo entre aquelas crianças que não se apegam a um cobertor de estimação, a maioria tem preferências claras, no que se refere à roupa de cama com que se cobre.

Um modo simples de determinar o melhor cobertor para o seu filho é oferecer-lhe duas ou três opções e perguntar com qual gostaria de dormir. Como uma precaução de segurança, evite cobertores pesados ou muito plumosos – não

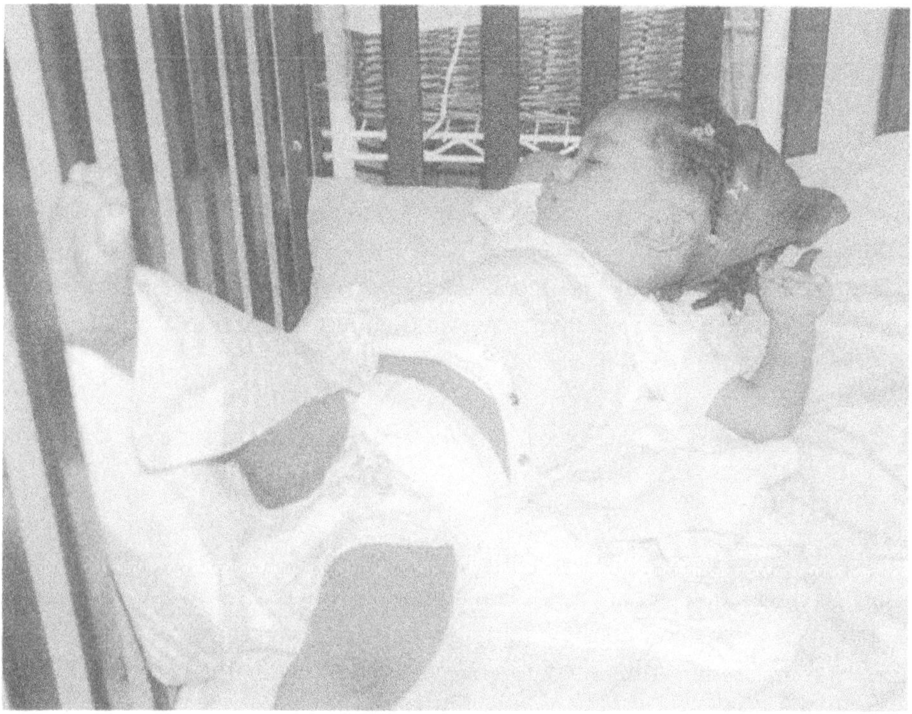

Camille, um ano e onze meses de idade

é boa ideia vê-lo emaranhado em algo que não consegue controlar. Além disso, você pode fazer experiências com diferentes texturas e pesos, para ver que tipo atrai o seu filho. O cobertor certo pode aumentar o nível de conforto na cama e ajudá-lo a dormir melhor.

Pijamas

Os pijamas de seu filho devem ser simples e confortáveis. A espessura deve ser apropriada à estação do ano: no calor, pijamas leves, e no inverno, os mais quentes. Assim como os adultos, as crianças têm preferências, e conhecer o que seu pequeno gosta de usar para ir dormir é mais um elemento para o sono tranquilo.

Considere fatores ligados à segurança, ao comprar pijamas infantis. Materiais não-combustíveis ou de algodão, ligadinho ao corpo (como uma escolha sem tratamento químico) protegem as crianças, se forem expostas ao fogo. Uma vez que camisetas de algodão soltas sobre o corpo podem aumentar o perigo, em caso de incêndio, elas não são uma boa escolha para crianças. Os pijamas devem ajustar-se bem em torno das pernas, braços e peito, para aumentarem a segurança, em caso de incêndio.

Pijamas servem como lembretes sobre a hora do dia, para as crianças. O ritual de vesti-los é, com frequência, uma parte da rotina na hora de dormir. Muitas crianças adoram a sensação de conforto dos pijamas e gostam de usá-los durante a manhã inteira. Você pode reforçar as propriedades de indicação do sono, porém, vestindo o pijama no seu filho na hora de dormir e o trocando-o por roupas normais assim que ele desperta.

Escuridão

Anteriormente, falei sobre a poderosa influência que a luz e a escuridão têm sobre o relógio biológico infantil. Basicamente, a luz equivale às horas de vigília e a escuridão tem a ver com o horário em que dormimos. Já foi descoberto que mesmo o mostrador brilhante de um relógio digital pode ativar a vigília. Esta é uma razão importante para manter o quarto de seu filho no escuro, da hora em que ele vai para a cama até o momento em que precisa despertar, de manhã.

Outra razão para manter o quarto de seu filho na escuridão quando ele dorme é pela saúde dos olhos. Alguns estudos demonstram que crianças que dormem com uma lâmpada acessa toda a noite apresentam uma chance maior de ter miopia mais tarde que aquelas que dormem no escuro. "Nossas pesquisas sugerem que a ausência de um período noturno de escuridão total nos primeiros anos da infância pode ser um fator de risco para o desenvolvimento futuro de miopia", diz o Dr. Richard A. Stone, professor de oftalmologia do Instituto Scheie para a Visão, do Centro Médico da Universidade da Pensilvânia e principal autor de um desses estudos. Esses relatos ainda não são conclusivos, e a ligação direta ainda não foi comprovada, mas já que existe uma possibilidade, e uma vez que a escuridão ajuda a ajustar o relógio biológico das crianças, faz sentido esforçar-se para manter seu filho em um quarto escuro, enquanto dorme.

Se o seu filho tem medo do escuro, consulte a página 225, para ideias específicas sobre o manejo e a superação desses temores.

Temperatura

Quando o quarto é muito frio ou quente, a criança tende a ter um sono perturbado. Embora todas as pessoas tenham preferências quanto à temperatura certa, estudos sobre o sono revelam que a maioria das pessoas dorme melhor em um quarto mais fresco. *Mais fresco* tem uma definição diferente para cada pessoa, mas a faixa de temperatura considerada melhor para dormirmos está entre 15,5 e 21°C.

Além da temperatura ambiente, a qualidade do ar pode fazer diferença, também, particularmente se a criança tem alergias ou asma. Pode ser útil prestar atenção no nível de umidade do ar e usar um desumidificador, umidificador ou purificador de ar, para criar um ar com maior qualidade.

Silêncio e Ruído Branco

O nível de ruído capaz de perturbar o sono é diferente para cada criança. Algumas conseguem dormir mesmo com o som de um alarme de incêndio (um dos meus filhos, por exemplo), mas outras acordam com o mais leve ruído. Muitas crianças realmente despertam se escutam vozes e acham que podem estar perdendo algo divertido.

Crianças cujo sono é afetado por ruídos conseguem dormir melhor com o barulho suave de ruído branco. Até mesmo aquelas que não despertam com ruídos podem dormir melhor com ruído branco. Ruído branco é o som que contém uma combinação de frequências sonoras em iguais quantidades. Ele pode ser descrito como um ruído inespecífico que existe no fundo, sem uma definição. O melhor exemplo é o som feito por um ventilador ou ar condicionado, o zunido que as pessoas escutam, mas não registram com o pensamento ativo.

O ruído branco pode ser um componente crítico para levar algumas crianças ao sono profundo, sem despertarem durante a noite. Ele é útil, em três aspectos. Em primeiro lugar, o som suave e consistente pode ser muito eficaz para acalmar e causar sonolência na criança. Em segundo, ele pode filtrar outros ruídos que a despertam – sons dos irmãos, de pratos sendo lavados, do televisor em outro ambiente, do tráfego ou dos latidos de um cão, na rua. E, em terceiro lugar, ele cria uma sugestão para o sono.

Muitas pessoas já descobriram os benefícios do ruído branco para a melhora do sono (não apenas para crianças, mas também para adultos), de modo que existem muitos CDs e máquinas digitais que produzem ruído branco, como ondas rítmicas do oceano, sons de pássaros ou o som de chuva ou cachoeira. Uma alternativa para esses é o uso de um objeto doméstico. Use o zumbido de um ventilador ou de um aquário, crie um efeito de ruído branco sintonizando o rádio entre estações para um zumbido de estática ou grave o som da secadora de roupas!

Se o ruído branco for útil para o seu filho, não há problema em deixá-lo a noite inteira (pense nas vezes em que você dormiu bem, escutando o som de um ventilador ou ar condicionado). Se desejar, entretanto, você pode deixar que seu filho adormeça com ruído branco e desligá-lo, quando for para a cama.

Muitos aparelhos que produzem ruído branco funcionam como despertadores, de modo que você pode ajustar um deles para começar a funcionar de manhã, pouco antes de levantar-se para ir trabalhar, ou antes que as crianças mais velhas acordem para a escola. Assim, os ruídos de fora não despertarão facilmente uma criança menor antes do horário (consulte o capítulo *O Madrugador: Despertar Cedo Demais*).

Incentive seu Filho a Ter um Objeto de Apego

Um objeto de apego é um objeto de transição, que conforta a criança em sua ausência, e pode ser especialmente útil quando a criança está prestes a adormecer ou quando acorda no meio da noite. Um brinquedo macio ou um cobertor pequeno pode ser mantido junto ao corpo e dar à criança uma sensação de segurança. Uma vez que crianças pequenas têm forte imaginação, esses objetos podem parecer muito reais para elas e impedir quaisquer sensações de solidão.

Um bom modo de promover esta prática é oferecer ao seu filho dois ou três possíveis objetos de apego e tê-los por perto durante todo o dia e antes de dormir. Observe-o para ver o que ele segura por mais tempo e, então, ponha o brinquedo na cama com ele, na hora dos cochilos e do sono noturno.

Objetos ideais de apego são suficientemente pequenos para serem manejados pela criança, não contêm quaisquer peças potencialmente removíveis, como olhos de botão, e são macios, para poderem ser abraçados. Uma expressão tranquila no rosto do boneco ou bichinho também é importante. Uma boneca de plástico com olhos arregalados pode não ser tão reconfortante quanto um ursinho de olhos semicerrados. Amiguinhos especialmente criados para a hora

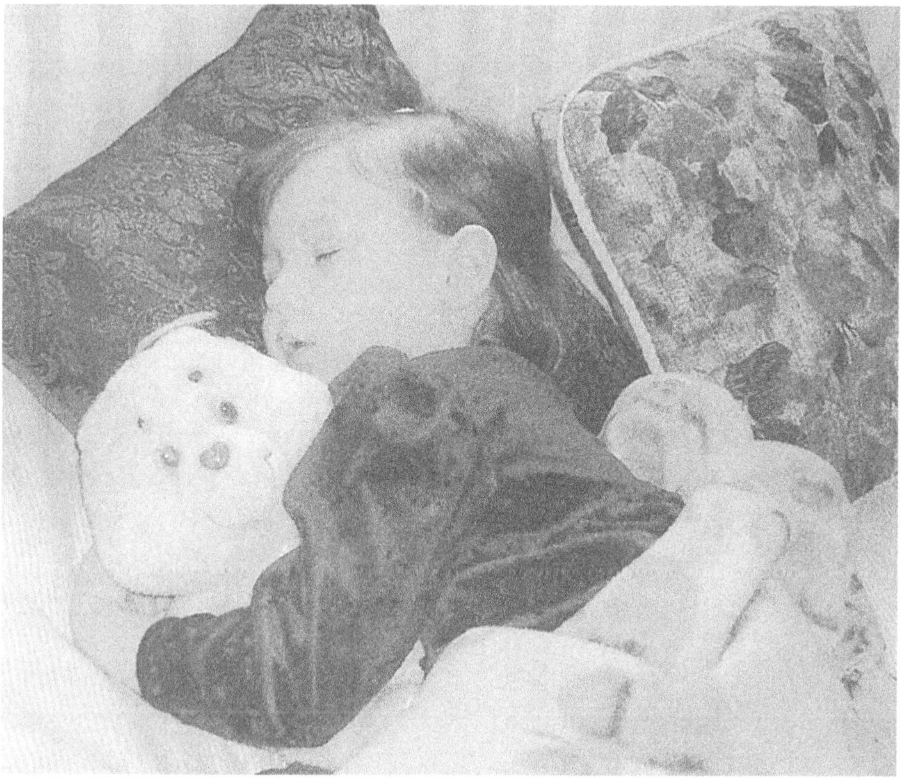

Melanie, quatro anos de idade

de dormir vêm em uma ampla variedade. Assim, procure aquele mais adequado à personalidade de seu filho.

Se ele realmente apegar-se a um brinquedo ou objeto, tente comprar pelo menos dois iguais, para prevenir qualquer desastre futuro por sua perda – ou, pelo menos, escolha algo que possa ser facilmente substituído ou esteja amplamente disponível.

Televisão no Quarto

Quaisquer que sejam os hábitos de seu filho na hora de dormir, as evidências sugerem fortemente que a pior coisa que se pode ter no quarto de uma criança é um aparelho de televisão (em segundo lugar vêm os computadores). Assistir à TV pode ser estimulante para muitas crianças, impedindo-as de adormecer. Existem muitas outras razões para banir o aparelho do quarto do seu filho:

- Programas violentos podem criar temores e pesadelos.
- Uma criança com acesso privado a um televisor pode assistir programas impróprios sem o seu conhecimento.
- Uma criança pode desenvolver o hábito de assistir à TV na cama e ter muita dificuldade para dormir sem isso.
- Uma criança que assiste à TV antes de dormir pode ficar acordada até muito tempo depois de um horário saudável para dormir.
- Ter um televisor no quarto aumenta o sedentarismo, o que pode levar à obesidade, ansiedade e depressão.
- Assistir à TV na cama substitui uma atividade muito importante antes de dormir: a leitura.

Um Local Específico para Dormir

Quartos infantis muitas vezes também servem como quarto de brinquedos. Com frequência, a abundância de brinquedos e atividades excitantes está ao alcance da mão, bem perto da cama. Embora uma criança possa passar muitas horas de diversão brincando no quarto, esses mesmos brinquedos podem criar uma distração muito grande quando chega a hora de dormir. Uma estrutura parcialmente completa com blocos de montar, um quebra-cabeça por terminar ou as figurinhas mais recentes do álbum de colecionar podem apelar muito para a atenção da criança, que deveria estar disposta a relaxar para dormir. Algumas crianças não são distraídas por seus brinquedos, mas outras podem deitar-se e não conseguir pegar no sono, pensando em todas as coisas excitantes do dia que não teve tempo de completar. Se o seu filho não adormece facilmente, desperta à noite ou sai da cama cedo demais pela manhã, talvez valha a pena tentar tornar o quarto uma zona exclusiva para dormir e ver como isto afeta a situação ligada ao sono.

Criando um Cantinho Convidativo para Dormir

Embora seja boa ideia separar um espaço para brincadeiras do local reservado ao sono, nem sempre é prático ou possível reservar todo um cômodo para dormir e outro para brincar. Existem maneiras de fazer com que essa ideia dê certo sem reformar sua casa! Uma delas é separar o local de dormir da área de brinquedos, reorganizando o quarto. Crie um cantinho de dormir, separando a cama do resto do quarto com uma cômoda, cadeiras ou estantes entre os espaços. Você também pode pendurar cortinas, lençóis ou tecido do teto até o chão, para separar a área da cama, ou usar biombos dobráveis para o mesmo efeito. A área de dormir não precisa ser grande, podendo consistir apenas no tamanho da cama. Você pode até mesmo envolver seu filho na criação da área, escolha de tecidos ou planejamento da repartição.

As únicas coisas incluídas na área de dormir de seu filho devem ser alguns bichinhos para fazer-lhe companhia na hora de dormir, alguns livros, um aparelho de ruído branco ou tocador de CD, uma luz de leitura ou lâmpada noturna e um copo de água. Depois de criar este maravilhoso recanto de dormir, explique que este é um lugar especial, que deve ser usado apenas para dormir, ler ou repousar (deixe que o pai ou um irmão ou irmã mais velhos saibam que isso significa que brincadeiras de luta ou de cócegas devem ser feitas no espaço para brincadeiras!). Este novo arranjo pode ajudar a criar uma forte associação mental entre a cama e o sono, para o seu filho. Esta dica pode tornar o ato de ir para a cama – e permanecer nela – mais interessante!

Um Lugar Seguro, Protegido e Feliz para Dormir

Para que o sono seja repousante, uma criança deve sentir-se segura e protegida em seu quarto. Bebês maiores e pré-escolares com frequência, têm medo de ficar sozinhos, mesmo enquanto dormem. Nesta idade, eles começam a entender mais sobre o mundo e também podem ter mais preocupações e temores. Provavelmente, quanto mais seguro o quarto parecer, maior será sua disposição para ir para a cama e permanecer dormindo profundamente durante a noite.

O quarto infantil deve trazer sensações de paz. Isso significa eliminar seu uso como um local para castigos ou afastamento quando a criança comporta-se mal e também sugere a necessidade de reservar tempo para limpar, organizar e decorar o quarto, de modo a servir como um lugar convidativo e feliz para seu filho retirar-se quando quiser paz, relaxamento e sono.

Dica 6: Ofereça a Nutrição Certa para Melhorar o Sono

O que as crianças comem, o que *não* comem e a quantidade dos alimentos que consomem podem afetar a qualidade do sono. Se o seu pequeno não está dormindo tão bem quanto você gostaria, ou se leva muito tempo para adormecer, examine sua nutrição geral e os horários das refeições diárias. Algumas mudanças simples podem ajudar a melhorar a sesta e o sono da noite.

O Que as Crianças Comem

Muitos alimentos podem afetar o nível de energia e a sonolência. Alguns induzem uma sensação de calma e até de sonolência, outros podem criar sensações de alerta e outros, ainda, são neutros. O fenômeno deve-se a certas substâncias químicas presentes nos alimentos e a certas respostas biológicas aos alimentos, que afetam o funcionamento cerebral. Alguns, por exemplo, contêm serotonina ou triptofano, que são aminoácidos que causam sono. Outros podem estimular a produção de substâncias químicas no cérebro, causando um estado de alerta. O que comemos afeta a regulação da insulina em nossos corpos, resultando em alerta ou cansaço.

Você pode encontrar auxílios para o sono, como melatonina ou triptofano, em lojas de alimentação natural, mas é muito perigoso dar esses produtos a crianças (e, em alguns casos, também os adultos podem ser prejudicados). É importante que seu filho receba esses nutrientes em suas formas naturais, nos alimentos.

Depois de revisar as informações a seguir, você poderá experimentar o tipo, a quantidade e o momento de consumo dos alimentos na dieta diária de seu filho. Observe e veja se alguns parecem ter um efeito sobre a capacidade dele para adormecer, na hora da sesta ou à noite. Faça algumas mudanças e perceba como afetam seu filho na hora da sesta, no sono noturno ou de manhã cedo.

Alimentos Que Acalmam e Provocam a Sonolência

Alguns alimentos ricos em carboidratos têm reconhecido efeito calmante e relaxante sobre o corpo. Lanches que consistem apenas em carboidratos podem ser úteis para criar um humor de prontidão para o sono. Carboidratos altamente processados não têm o mesmo efeito, o que significa que uma tigela de cereais açucarados antes de dormir não é boa ideia.

O efeito de sonolência pode levar de trinta minutos a uma hora para aparecer, de modo que o lanche com carboidrato deve ser dado meia hora antes da hora da sesta ou pouco antes de iniciar sua rotina para dormir, à noite (que você já colocou em prática, eu presumo).

Outros alimentos que reconhecidamente ajudam a criar um efeito calmante similar àquele dos carboidratos são vegetais folhosos verdes e sementes de girassol e gergelim.

Alimentos Que Geram Energia ou Impedem o Sono

Muitos alimentos altos em proteína geram alerta e energia, particularmente quando consumidos sozinhos, sem o acréscimo de gordura ou carboidratos. Evite dar ao seu filho uma refeição ou lanche com alto teor de proteína duas horas antes da hora de dormir, já que esse é o tempo que demora para serem digeridos.

Aqui estão alguns exemplos de alimentos com alto teor de proteína que devem ser evitados antes de dormir:

- Carne vermelha
- Bacon e carne de porco
- Embutidos (salsicha e linguiça)
- Presunto

Alguns alimentos podem criar problemas de sono por seu processo de digestão, já que causam indigestão e gases, além de agravarem o refluxo. Outros têm efeito estimulante sobre o sistema nervoso. Portanto, evite dar ao seu filho quaisquer desses alimentos, antes de dormir à noite ou na hora de tirar cochilos:

- Bebidas cafeinadas a base de cola ou chá
- Chocolate
- Menta
- Alimentos gordurosos
- Alimentos muito temperados
- Suco de laranja e outros cítricos
- Molhos cremosos
- Manteiga ou margarina
- Aditivos e conservantes
- Glutamato monossódico, frequentemente encontrado em comidas asiáticas
- Bebidas gasosas
- Açúcar
- Carboidratos simples, como arroz branco, batata inglesa branca e pão branco

Alimentos Que Quebram as Regras

Os alimentos a seguir não se encaixam nas descrições acima. Em virtude de suas características únicas, eles são boas escolhas para a nutrição antes de dormir:

- Leite materno: contém propriedades indutoras do sono para a mãe e para o filho.
- Leite de vaca: pode ser uma opção relaxante, particularmente quando morno, já que contém triptofano, cálcio e magnésio, que podem trazer sonolência (evite o leite de vaca se o seu filho tem alergia e não adicione chocolate!)

Outros alimentos que contêm triptofano, a substância indutora de sono, incluem os seguintes:

- Peru
- Atum
- Amêndoas, castanha de caju ou nozes (não inteiras, já que crianças pequenas podem sufocar)
- Manteiga natural de amendoim sem açúcar (espalhe uma pequena quantidade sobre pão, biscoitos tipo *cracker*. A manteiga de amendoim sozinha pode sufocar).

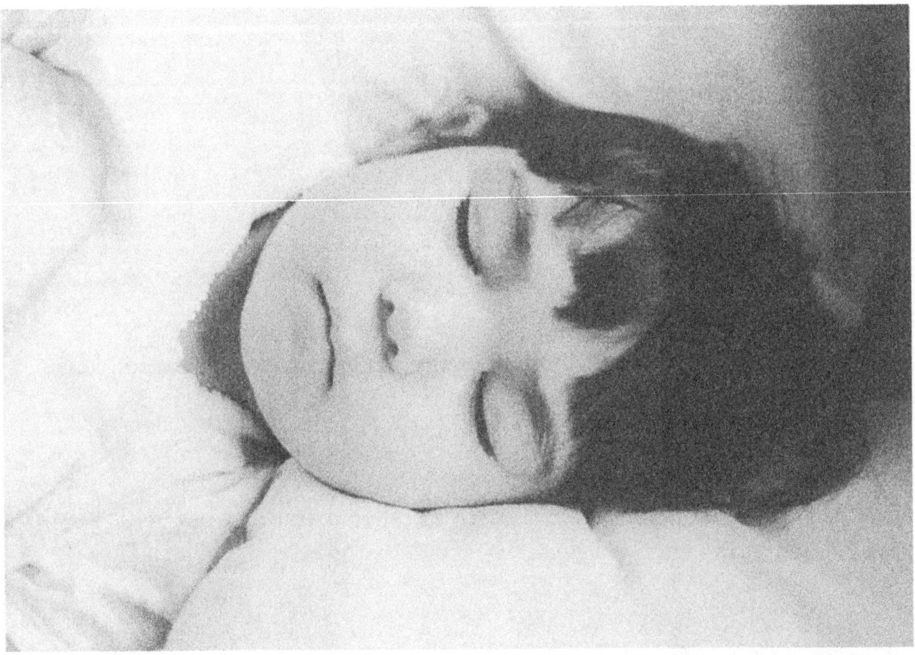

Sachi, três anos de idade

- Queijo *cottage*
- Queijo amarelo
- Iogurte
- Leite de soja, tofu e soja
- Ovos
- Banana
- Abacate

Aqui estão algumas ideias para lanches antes de dormir:

- Torradas de trigo integral e queijo
- Torradas (especialmente de trigo integral) com queijo e/ou peru fatiado
- Biscoitos salgados de trigo integral com atum
- Sanduíche com manteiga de amendoim
- Biscoitos de aveia com pouco açúcar e leite morno
- Fatias de maçã
- Pudim de arroz integral

O Que as Crianças *Não* Comem, mas Deveriam

No mundo *fast-food* de hoje, muitas crianças não consomem grãos integrais, frutas e vegetais em suas dietas. Deficiências de vitaminas e minerais devido a escolhas alimentares consistentemente erradas podem afetar a saúde geral da criança, incluindo seu sono. Faça o possível para oferecer ao seu filho uma variedade de alimentos saudáveis todos os dias, e pergunte ao seu pediatra se haveria benefício em dar suplementos multivitamínicos diários ao seu filho.

Quando e Quanto as Crianças Comem

O sistema digestivo torna-se mais lento à noite, de modo que o consumo de uma grande refeição pouco antes de dormir pode impedir que a criança adormeça. Inversamente, sentir fome também pode manter a criança acordada. A melhor opção é oferecer um pequeno lanche, cerca de trinta minutos a uma hora antes de ir para a cama, usando as orientações anteriores para fazer sua escolha do lanche antes do sono.

Pode ser útil marcar as refeições e os lanches de seu filho para a mesma hora todos os dias, ou pelo menos na mesma sequência dos eventos diários. Isso com frequência funciona como um sinalizador para o horário de dormir. Por exemplo, uma criança pode acostumar-se a tirar seu cochilo diário após o almoço e aprontar-se para ir dormir após o lanchinho da noite.

Alergias Alimentares, Sensibilidades, Diabetes e Refluxo

Muitos problemas de saúde são agravados, se a criança consome os alimentos errados, e um dos efeitos colaterais problemáticos disso é o sono de má qualidade. Se o seu filho tem quaisquer problemas de saúde ou possíveis complicações, com base em sua história familiar, vale a pena consultar o pediatra sobre suplementos, dieta diária e lanches noturnos (para mais informações sobre este tópico, consulte a página 293).

Se o seu filho toma algum medicamento, confira o rótulo ou converse com seu médico sobre a possibilidade de o medicamento causar problemas de sono.

Dica 7: Ajude seu Filho a Permanecer Saudável e em Forma

Todos sabem, mas não custa repetir que uma criança saudável e em forma dorme melhor. No mundo atual, porém, muitas crianças não se exercitam tanto quanto deveriam. Assistir muita televisão e sentar-se na frente do computador, junto com a falta de atividades físicas, gera um estilo de vida sedentário comum entre as crianças – dos bebês aos pré-escolares. Alguns estudos mostram que embora as crianças possam praticar atividades físicas durante certos períodos do dia, menos de dois por cento do seu tempo é gasto em atividades com suficiente intensidade para promover a saúde cardiovascular e o sono de qualidade.

Gorduchinhos Fascinados por TV

O pré-escolar norte-americano ou canadense médio assiste até cinco horas de televisão por dia – até trinta horas por semana – isso é quase um emprego em tempo integral! Estudos concluem que crianças que têm aparelhos de televisão em seus quartos assistem mais TV e têm mais problemas relacionados à saúde e à forma física, entre seus companheiros etários.

O principal problema ligado ao sono por assistir tanta TV é que ela tira da criança o tempo para praticar atividades físicas necessárias durante o dia, para terem uma boa noite de sono. No caso de um aparelho de televisão no quarto, isso com frequência, atrasa muito o horário de dormir e pode até mesmo criar um hábito nada saudável de assistir TV enquanto o sono chega.

A Sociedade Canadense de Pediatria sugere que os pais limitem o tempo de seus filhos pré-escolares na frente da televisão a apenas uma hora por dia. A Academia Norte-americana de Pediatria recomenda que crianças com menos de dois anos de idade simplesmente não assistam televisão. Alguns pais vêem isso como exagero, mas certamente é o melhor para nossos pequenos, em termos de saúde geral, desenvolvimento e, também, de um sono melhor.

Para simplificar, aqui estão as melhores dicas para pais de bebês e pré-escolares:

- Escolha os programas com muita cautela.
- Limite o tempo para assistir à TV em uma hora ou menos por dia.
- Não coloque um aparelho de televisão no quarto de seu filho.

Como o Aumento da Atividade Física Ajuda as Crianças

Há uma ligação direta entre a atividade física e o sono saudável. De acordo com estudos sobre o sono realizados na Universidade de Stanford, os exercícios podem produzir melhora estatisticamente significativa na qualidade do sono e podem aumentar o tempo gasto nos estágios 3 e 4 do sono, que são os mais profundos e repousantes. Além disso, a atividade física diária e adequada gera os seguintes benefícios:

- Cansa e relaxa o corpo, preparando-o para o sono da noite.
- Controla a pressão sanguínea, melhora a circulação do sangue e mantém o coração saudável.
- Reduz a ansiedade, a tensão e o estresse, que impedem a criança de adormecer com facilidade.
- Melhora o fluxo e a transição entre os ciclos de sono.
- Reduz a probabilidade de distúrbios do sono, como insônia.
- Diminui a probabilidade de cansaço durante o dia.
- Melhora o bem-estar geral, o que permite um sono tranquilo.

Além disso, os estudos que, em minha opinião, mais lhe agradarão concluem que as crianças que praticam suficientemente atividade física durante o dia adormecem mais rapidamente, melhor e por mais tempo, despertando com mais disposição para o dia.

Depoimento de Mãe

"Eu nunca levei muito a sério este conselho, porque achava que Sebastian já se exercitava o suficiente, mas descobri que ele precisa muito mais do que já fazia. Nós acrescentamos atividades diárias ao ar livre, como caminhadas em terrenos acidentados, jogos com bola, escaladas no parquinho e jardinagem. Ele se diverte muito e está dormindo muito melhor."

– Candice, mãe de Sebastian, três anos de idade.

Hora de Brincar é Hora de se Exercitar

Bebês maiores e pré-escolares não precisam de um programa formal de exercícios e também não precisam ser colocados em uma academia de ginástica! Eles apenas precisam de tempo para movimentos físicos, todos os dias, como correr, saltar e outras atividades corporais. A Associação Norte-Americana de Cardiologia recomenda o seguinte:

- Todas as crianças com dois anos ou mais devem participar de pelo menos trinta minutos de atividades agradáveis, *de intensidade moderada,* todos os dias.
- Elas também devem realizar atividades físicas *vigorosas* durante trinta a sessenta minutos, pelo menos três ou quatro dias por semana, para adquirirem e manterem um bom nível de aptidão cardiorrespiratória.

Essas recomendações são apenas diretrizes que você deve ter em mente. O mais importante é que você opte por brincadeiras ativas, em vez de permitir que seu filho vegete na frente da TV ou de filmes em DVD por longos períodos, todos os dias. Misture a isso alguns períodos de ação, como correr no parque, pedalar um triciclo na calçada, andar de skate, nadar, dançar ou pular sobre a cama (quando a "cama" é um colchão no chão, é claro!).

Quando Brincar

Eu gostaria que você prestasse muita atenção ao seguinte alerta: mantenha as atividades físicas do dia de seus filhos separadas do horário de preparar-se para dormir. Evite deixar que seus filhos tenham excesso de atividade física uma hora ou duas antes de dormir, já que exercícios são estimulantes e têm como efeito trazer um estado de alerta. Demasiada atividade, perto demais da hora de dormir, aumenta a adrenalina e torna mais difícil para seu filho acalmar-se e adormecer – ele pulará na cama, em vez de aconchegar-se nela para dormir.

Dica 8:
Ensine seu Filho a Relaxar para Adormecer

Você alguma vez já foi obrigado a ir dormir quando não estava cansado? Talvez tivesse uma reunião de manhã cedo, ou precisasse pegar um avião no dia seguinte e, portanto, foi para a cama. Você não estava cansado e, assim, ficou olhando para o teto, trocando de posição na cama, arrumando e tornando a arrumar as cobertas. Dormir era obrigatório, mas o sono simplesmente lhe escapava. Sua frustração por saber que *deveria* dormir provavelmente impediu ainda mais o sono, de modo que você levou ainda mais tempo para adormecer realmente.

O que acabei de descrever é como muitas crianças se sentem, quando precisam ir para a cama. A mãe ou o pai lhe diz: "Vá dormir agora", e a criança fica lá, desperta, esperando que o sono lhe venha como mágica. De olhos bem abertos, ela pode decidir que precisa ir ao banheiro, beber água ou providenciar alguém que lhe faça companhia. Ela salta da cama e anda pela casa. Um dos pais aparece e a leva de volta para a cama com as mesmas palavras: "Vá dormir". Sem saber como responder, mas sentindo-se tensa e confusa, a criança pensa: "*Mas eu não sei como fazer isso!*"

Depoimento de uma Criança

("É fácil cair no sono?")

"Nunca, nunca, mas nunca mesmo."

– Naomi, seis anos

Para dar-lhe uma ideia de como algumas crianças se sentem quanto a pegar no sono, aqui estão algumas das respostas que eu recebi, como parte do levantamento sobre o sono das crianças.

Nome	Idade	"Você alguma vez fica acordado na cama, sem conseguir dormir, à noite?"	"Você já experimentou fazer alguma coisa para cair no sono? E funcionou?"
Sean	6	Sim, o tempo todo.	Eu fecho os olhos e tento dormir, mas não funciona e levo muito tempo para dormir.
Alexandra	4	Eu fico acordada na cama, todas as noites.	Não. Eu não sei o que fazer.
Atticus	5	Sim, isso é o que acontece comigo.	Eu conto. Canto. Falo. Faço perguntas. Penso. Imagino coisas. Dou risada. Tudo isso me faz ficar acordado.
Jackie	3	Sim, eu abro os meus olhos.	Às vezes, vou ao banheiro.
Daniel	6	Às vezes.	Penso em algo legal, como gatinhos brincando no chão, mas não funciona.
Chase	4	Sim, às vezes preciso ficar deitado sem dormir.	Eu só espero o sono.
Emily Rose	6	Sempre! (rindo)	Às vezes, ficar bem quieta e manter os olhos fechados funciona, mas não dá certo na maior parte das vezes.
Cielo	4	Sim.	Às vezes, e então eu abro os olhos, mas não me levanto [E isso dá certo?] Não mesmo.
Austin	7	Sim, mas eu tento pegar no sono.	Eu tentei dormir com minha baleia de pelúcia. Não, não funcionou.
Jessica	6	Sim.	Eu só fecho os olhos. Não, não funciona.
Sinéad	5	Às vezes.	Papai diz que quando contamos carneirinhos, pegamos no sono. Fiz isso uma vez, mas não deu certo.
Janet	6	Às vezes.	Fico olhando para os pôsteres na parede. [E funciona?] Não. Mas eu sempre caio no sono antes de amanhecer.

Essas respostas demonstram que muitas crianças vão para a cama, mas não têm certeza sobre o que fazer, ao chegar lá. Pode ser útil seguir uma rotina tranquila antes de dormir (página 81), que ajude a criar disposição para dormir. Esta é a primeira etapa, mas às vezes uma rotina em si mesma não basta. Talvez valha a pena ensinar seu filho *exatamente como* relaxar e adormecer, após deitar-se.

Existem muitas maneiras de relaxar, e o que apresento a seguir são informações sobre algumas das técnicas para isso. Estude-as e decida se alguma parece apropriada para o seu pequeno; depois, experimente o processo durante algumas semanas. Você pode até personalizar seu próprio enfoque, a partir do que aprendeu.

Ler na Cama

Um componente muito comum, no ritual de muitas famílias para dormir, é contar histórias, e por boas razões. Uma criança que escuta uma história tende a ficar quieta e concentrar sua atenção. Essa calma imobilidade permite que o sono venha. Além do valor de relaxamento de um bom livro ou história, existem muitas outras razões para adotar o hábito de ler histórias para o seu filho, em sua rotina para dormir à noite:

- Os pais que conseguem relaxar e sentir prazer com a leitura da noite também encontrarão um modo tranquilo de terminar o dia com seu filho.
- Ler com a criança é algo agradável que vocês podem fazer juntos, e isso se transforma em um gostoso processo de apego entre pais e filhos.
- Se você precisa colocar mais de uma criança na cama, descobrirá que uma sessão de leitura pode manter todos contentes, em um só lugar (muitas mães – incluindo eu mesma – já amamentaram um bebê, enquanto outro se aconchegava ao lado, ouvindo a história que elas contavam!)
- Ler para o seu filho é um dos elementos mais importantes para o sucesso acadêmico dele.

Com frequência, nossos dias são ocupados demais e não há tempo para muita leitura, de modo que ler historinhas na hora de dormir como parte da sua própria rotina *para o sono noturno* garante que seu filho terá o benefício de uma sessão diária de leitura. Em nossa família, sempre tivemos momentos longos e maravilhosos de leitura antes de todos os nossos filhos dormirem. Parte do ritual envolvia ir à biblioteca a cada duas semanas e encher uma grande cesta plástica com um novo estoque de livros (já que são gratuitos!). A leitura na hora de dormir não apenas tornou-se uma tradição em nossa casa, mas todos os nossos filhos tornaram-se leitores incríveis.

Contar Histórias e Livros em Áudio

Embora ler livros seja uma ótima forma de relaxar as crianças para dormirem, aquelas que não estão cansadas o suficiente poderão convencê-lo facilmente a ler livro após livro, e a única pessoa a sentir sono será você mesma!

Se o seu filho é assim, recomendo que você continue lendo livros, já que este é um componente muito importante do desenvolvimento intelectual, e muito apreciado pelas crianças. Entretanto, não leia por muito tempo. Coloque um limite no número de livros e na duração de sua leitura e, depois, apague a luz e ponha para tocar uma historinha infantil ou invente uma você mesmo. Tocar um CD com histórias ou contar uma aventura no escuro não apenas alegrará seu pequeno ouvinte, mas também o ajudará a relaxar e adormecer.

Se você optar por contar histórias, poderá descobrir que seu filho prende-se a determinada história ou tema. Se ele for o herói nessas tramas, é ainda mais provável que isso aconteça. Embora para você isso possa ser cansativo, ele adorará a previsibilidade de escutar a mesma historinha todas as noites.

As livrarias estão repletas de livros maravilhosos em áudio, e você pode encontrá-los também na internet ou em sua biblioteca. Certifique-se apenas de escolher narrativas tranquilas. Evite aquelas muito emocionantes ou agitadas, assim como qualquer história que possa assustar ou inquietar as crianças antes de dormirem.

Massagem

Com muita frequência, as crianças são tão cheias de energia que têm dificuldade para relaxar e permitir que o sono venha. Uma forma adorável de terminar o dia e ajudar uma criança a aquietar-se para dormir é lhe fazendo massagem. A massagem pode ajudar na promoção do relaxamento e aliviar o estresse e a tensão. Alguns estudos chegam a demonstrar que a massagem pode ajudar crianças pequenas a desenvolverem um ciclo de sono mais regular e consistente e, em alguns casos, pode ajudá-las a ter um sono mais longo e mais profundo.

Uma massagem antes de dormir pode ser tão simples quanto uma fricção nas costas ou massagem nos pés, ou uma fricção no corpo inteiro após o banho da noite.

Existem muitos cursos de massagem para pais, muitos deles oferecido por programas educacionais de hospitais ou clínicas de massoterapia. Além disso, é fácil encontrar livros sobre massagem para crianças. O importante é ser gentil e responder às reações de seu filho. Depois de algumas sessões, você aprenderá o que funciona melhor para ele.

A massagem geralmente é eficaz como uma última etapa específica da rotina antes de dormir. Peça para seu filho escovar os dentes, usar o vaso sanitário (ou coloque nele uma fralda noturna) e tomar aquele último gole de água antes de começar a friccioná-lo. Assim, ele poderá pegar direto no sono, com o corpo relaxado. Fazer com que uma criança salte da cama para ir correndo ao banheiro pode boicotar a finalidade de uma massagem para o relaxamento!

A massagem regular antes de dormir pode ajudar seu filho a associar o relaxamento e o sono com a cama, e tal associação é um fator importante para ajudá-lo a adormecer. As crianças adoram ser abraçadas e acariciadas, e incorporar a massagem em sua rotina noturna pode ser algo muito especial e estimulante para a formação do vínculo entre pais e filhos.

Relaxamento Muscular Progressivo

Esta técnica eficiente é praticada desde o início da década de 1940. Ela envolve a concentração em cada parte do corpo isoladamente, relaxando o corpo todo gradualmente. Você pode orientar seu filho para a realização desse processo ao longo de algumas semanas. Depois, ele poderá relaxar sozinho.

Aqui está um exemplo de como isso funciona: no fim da rotina noturna, peça para seu filho deitar na cama. Sente-se ou deite-se ao lado dele e lhe dê instruções para o relaxamento em voz calma e tranquilizadora, começando com os dedos dos pés e subindo até a cabeça. Você também pode administrar massagem suave enquanto dá sugestões para o exercício de relaxamento, tocando a parte sobre a qual está falando ou apenas oferecendo massagem na cabeça ou costas durante todo o processo. Diga algo como:

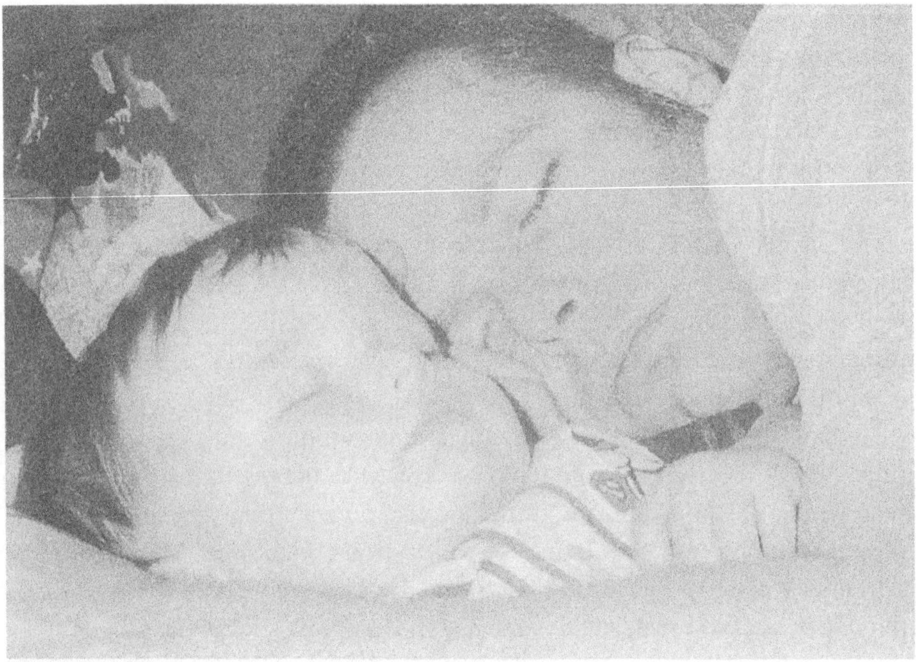

Ewan, um ano e dois meses, e Ken

> Relaxe. Inspire. Expire. É hora de o seu corpo dormir. Encolha os dedinhos dos pés. Eles estão bem cansados. Seus dedinhos estão relaxados e sonolentos. Seus pés estão cansados agora. Eles estão quentes, sonolentos e confortáveis. Suas pernas estão cansadas, e também seus pés e os dedos. Eles estão cansados, calmos, quentinhos e sonolentos.

Continue este padrão, seguindo pelos quadris, costas, peito, ombros, braços, pescoço, rosto e cabeça, demorando-se em cada parte do corpo.

O relaxamento muscular progressivo pode ser usado de muitas maneiras diferentes. Algumas pessoas visualizam um cobertor quente cobrindo cada parte do corpo ou o sol que aquece cada parte, enquanto outras imaginam que são um gato sonolento ou uma boneca de pano. Você pode produzir sua própria versão ou ler um livro sobre o assunto.

Esta técnica pode ser muito útil com crianças pequenas, que podem ser suscetíveis às suas sugestões gentis do relaxamento e sonolência.

Limpando a Mente para Receber Bem o Sono

Assim como os adultos, algumas crianças descobrem que, ao deitarem-se quietas na cama, suas mentes começam a repassar os acontecimentos do dia ou se enchem de preocupações e pensamentos sobre o amanhã ou o futuro. Diversas técnicas podem ser usadas para ajudar uma criança pequena a acalmar a mente e adormecer com mais facilidade. Você pode experimentar essas ideias com seu pequeno pensador:

- **Papel branco.** Faça seu filho imaginar uma folha branca e vazia de papel. Depois, ele imaginará um pincel com tinta azul claro e poderá visualizar-se pintando pontos ou linhas de azul claro no papel. Convença-o a praticar com essas imagens mentais durante uma ou duas semanas, quando estiver na cama. Depois, veja se ele pode executar todo o exercício imaginativo sozinho.

- **Ouvidos silenciosos.** Termine a rotina noturna de seu filho e faça-o relaxar e deitar-se confortavelmente na cama. Peça-lhe para tapar as orelhas com as mãos e escutar o som. Ao fazê-lo, ele ouvirá um ruído branco baixo e gostoso. Dependendo da personalidade dele, você poderá fazê-lo apenas escutar ou, então, fingir que escuta as ondas do mar ou o vento. É possível ir um passo além, se quiser, e fazê-lo imaginar que está na praia ou sentado na grama, ouvindo o vento. Ele pode fazer isso durante cinco a dez minutos, até sentir-se sonolento.

- **Imaginação tranquila.** Peça para seu filho deitar-se na cama com os olhos fechados. Explique-lhe que pretende contar-lhe uma história. Em voz suave e relaxante, descreva um lugar muito tranquilo que seu filho poderia considerar familiar, como uma praia, o balanço em uma rede ou deitar-se sobre um cobertor na grama. Você pode recrutar sua imaginação, fazendo-o imaginar-se como uma borboleta flutuando no vento. Descreva os detalhes do ambiente, em voz calma e falando lentamente. Use o mesmo lugar e esta mesma história todas as noites. No fim, ele poderá usar a história mesmo sem a sua presença para contá-la.

Ioga

Se você pratica ioga para relaxar e eliminar a tensão, pode ser boa ideia usar alguns dos alongamentos mais simples também para ajudar o seu filho. Os movimentos de ioga, meditações para melhorar a respiração e exercícios de relaxamento podem ser usados para conduzir a criança a uma rotina de relaxamento para dormir, que a ajuda a se alongar e a retirar a tensão de cada parte do corpo. Você pode incorporar música suave, iluminação baixa ou aromaterapia na rotina, para aumentar as propriedades de relaxamento do exercício. Livros e programas variados ensinam movimentos de ioga especialmente para crianças.

Música ou Ruído Branco

Na cama, à noite ou de manhã cedo, muitas crianças distraem-se facilmente pelos sons feitos pelos outros membros da família, pelo ruído da televisão, latidos de cães ou carros que passam na rua. Elas escutam algo – qualquer coisa – e sentem que estão perdendo parte da diversão, ou simplesmente desviam-se do processo de relaxar e não conseguem adormecer. É possível mascarar esses sons e criar um ambiente pelo uso de música suave ou ruído branco (um zumbido sutil e monótono).

Muitas crianças gostam de escutar músicas calmas para adormecerem. Entretanto, a escolha precisa ser bem pensada. Alguns gêneros (incluindo jazz e grande parte das músicas clássicas) podem ser complexos e estimulantes demais. Atente também para o repertório, já que mudanças repentinas no ritmo ou volume de uma para outra canção podem perturbar o efeito de relaxamento. Para que a música induza o sono, selecione canções simples, repetitivas e previsíveis, como canções de ninar tradicionais. Gravações feitas especialmente para levar bebês ao sono são ótimas escolhas (a Disney tem uma coleção adorável de CDs de ninar, que vale a pena conhecer).

Escolha algo que *você* gostaria de ouvir noite após noite (usar um tocador de CD com repetição automática é útil para manter a música tocando pelo tempo que for preciso).

Gravações de "sons da natureza", facilmente encontradas e muito agradáveis de se ouvir, também são boas opções, bem como aqueles dispositivos e relógios que geram sons e ruídos brancos, que talvez você já tenha visto em lojas. Esses sons – gotas de chuva, um córrego, canto de pássaros ou água corrente

– são tranquilizadores tanto para adultos como para crianças. O tique-taque de um relógio ou o borbulhar de um aquário também são excelentes opções de ruído branco.

Você pode encontrar fitas ou CDs apropriados feitos especialmente para bebês ou crianças ou aqueles feitos para o relaxamento ou meditação de adultos. Qualquer que seja a sua escolha, ouça antes e pergunte a si mesmo: isso me acalma? Eu poderia adormecer, se escutasse isso na cama?

Como sempre, porém, todas as crianças são diferentes, e você poderá descobrir que a versão de seu próprio filho para qualquer ideia é o que funciona melhor.

Depoimento de Mãe

"Experimentamos ruído branco, música clássica e canto de baleias, mas Samuel não aceitou nada disso. Meu marido achou que precisávamos de algo mais substancial, de modo que colocou para tocar os Bee Gees – um CD com os maiores sucessos, para ser mais exata. Samuel adora e dorme ouvindo-os todas as noites."

– Frances, mãe de Samuel, três anos

Se você precisa fazer seu filho dormir em uma casa ruidosa e ativa, com muitas pessoas, deixar que a música toque sem parar (com a função de reprodução automática) ajuda a mascarar os sons. Isso também pode ajudar seu filho na transição de um dia em uma casa barulhenta, à qual se acostumou inconscientemente, para outra, de silêncio absoluto à noite.

Se você está lidando com uma criança que desperta do cochilo ou à noite, é melhor deixar a música tocando durante todo o tempo do cochilo ou sono da noite (pense em como pode ser relaxante ouvir o ruído produzido por um ventilador, ar condicionado ou aquecedor, a noite inteira).

Depois que seu filho estiver familiarizado com os sons ou música tranquilizadora, você pode usá-los para que ele adormeça, ao despertar no meio da noite. Simplesmente mostre-lhe como pressionar o botão de reprodução para ligar a música, ao despertar durante a noite.

Se ele acostumar-se com seus sons para dormir, você poderá tirar vantagem disso e levar a fita, quando estiver longe de casa durante o horário da sesta ou do sono noturno. A familiaridade desses sons o ajudará a dormir em um ambiente estranho.

Seu filho acabará por recorrer a essa técnica com frequência cada vez menor, para adormecer e continuar dormindo. Não tenha pressa com esse processo; não há risco em adormecer com esses sons suaves. Quando estiver pronto para desacostumá-lo a ouvir os sons, reduza um pouco o volume a cada noite, até finalmente não ligar mais a música ou os sons.

Preces

Muitas famílias seguem uma tradição de fazer orações antes de dormir, o que pode ser muito reconfortante para uma criança, e se feito como parte da rotina para dormir, pode tornar-se um sinalizador para o sono e preparar seu filho para uma noite de sono tranquila e segura.

A prece de uma criança para dormir pode ser uma conversa com Deus; pode envolver dar graças pelo dia, pedir orientação ou recitar uma oração. Compartilhar esse momento com seu filho pode ser uma forma muito especial de terminar o dia e pode ajudar seu pequeno a desenvolver a fé.

Se você optar por ensinar uma prece noturna ao seu filho, tente evitar aquelas que fazem referências à morte ou a temores, como ocorre com muitas preces tradicionais para crianças. Procure uma que gere sensações de segurança.

Não se inquiete, se o seu filho não memorizar rapidamente a prece, já que isso pode criar tensão e uma associação negativa, impedindo o sono. Se você disser uma prece para o seu filho todas as noites e, com o tempo, vocês dois a fizerem juntos, ele acabará por decorá-la. Selecione com cuidado uma prece animadora e reconfortante, já que este pode tornar-se um ritual para o resto da vida.

Aromaterapia para o Relaxamento de Crianças Pequenas

Aromaterapia é a arte do uso de essências naturais e de óleos vegetais para a promoção de tranquilidade e bem-estar. Crianças pequenas são muito receptivas

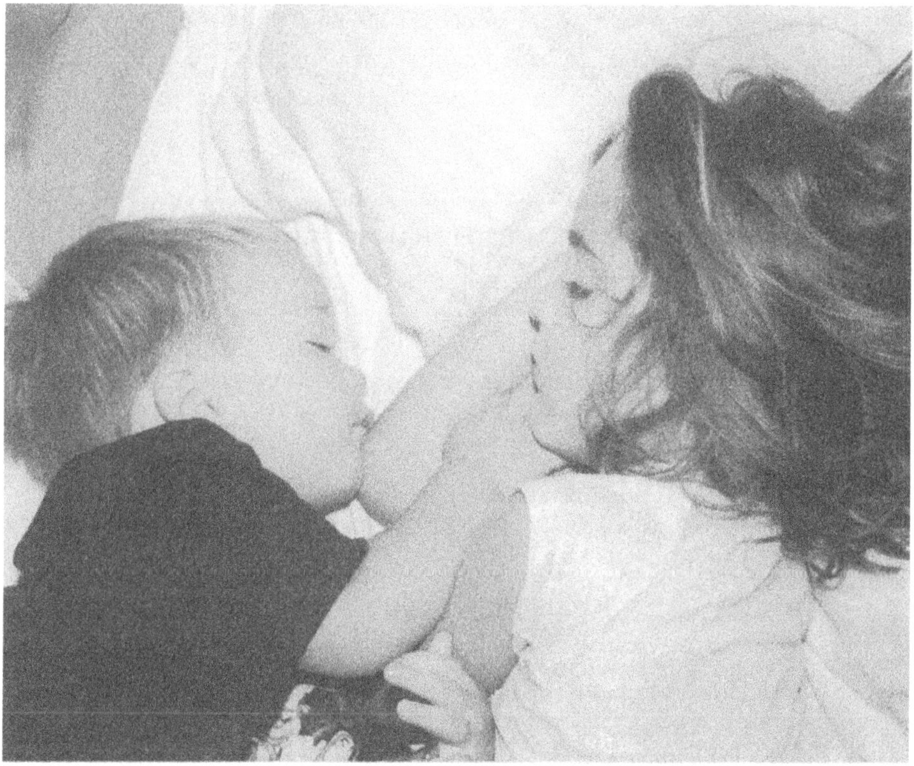

Garrison, um ano e dois meses, e Gabrielle, quatro anos

a aromas, e podem vir a associar odores específicos com segurança e sono. Certos aromas – lavanda e camomila – produzem reconhecidamente uma resposta de relaxamento e são perfeitos para o uso na hora de dormir. Você os encontra na forma de fragrâncias, óleos e vapores ou como enchimento de travesseiros ou bichinhos de pelúcia. É melhor usar produtos feitos especialmente para crianças e evitar usar a aromaterapia com bebês.

Uso da Cama Apenas para Dormir

Examine como seu filho usa a cama, se ele tem dificuldade para relaxar na hora de dormir. Se o móvel serve para brincadeiras, saltos, construção de fortes à sua volta e para reuniões com amigos, não haverá uma associação com o sono. Pense em fazer alterações para que seu filho use a cama para dormir, e apenas para isso. Faça do ato de ir para a cama a última coisa, na rotina para dormir. Não há problema em incluir rituais de relaxamento depois que ele já estiver na cama, como leitura, ouvir música suave, massagem, amamentação ou mamadeira.

Se as Técnicas de Relaxamento Tornarem-se uma Bengala

O Dr. Meir Kryger, editor-chefe da *The Principles and Practices of Sleep Medicine*, alerta que bebês maiores e crianças pré-escolares que dependem de técnicas de relaxamento para adormecerem podem ter distúrbios de sono não diagnosticados. Portanto, se você tem um bom plano de sono e horários consistentes para a sesta e para dormir à noite, mas seu filho ainda tem dificuldade para adormecer, revise o capítulo *Quando um Plano de Sono não Funciona: Análise de Problemas e Identificação de Distúrbios do Sono.*

Parte III

Soluções sob Medida para a sua Família

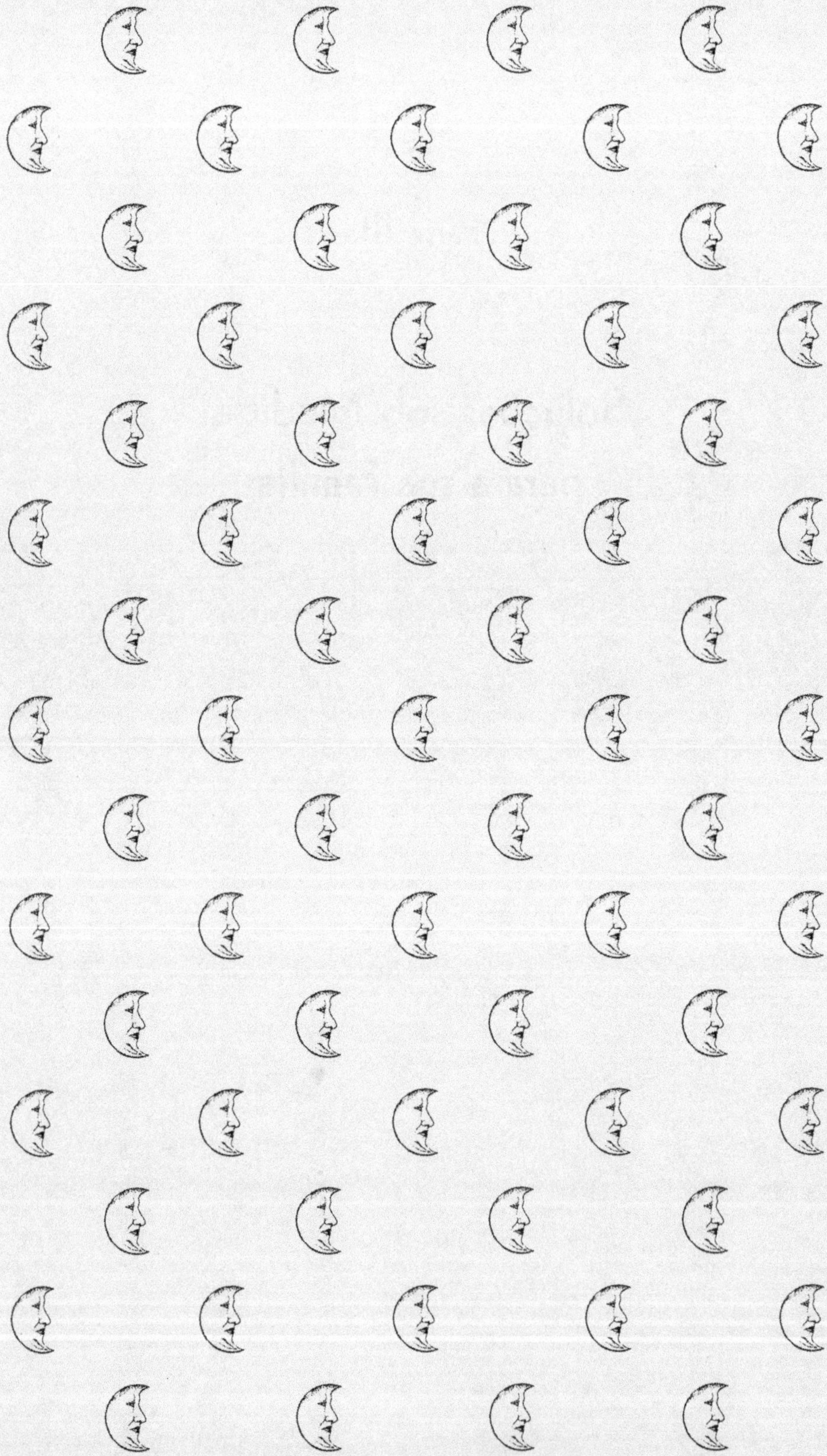

Briga para Dormir: "Eu não Quero Ir para a Cama!"

Enfrentamos verdadeiras guerras para colocar as crianças na cama, todas as noites. No minuto em que sequer sugiro que vistam seus pijamas, os dois perdem o controle. Eles não se interessam nem um pouco em cooperar, e em geral eu acabo gritando e um deles ou os dois acabam chorando. Como posso resolver essas brigas para dormir?

Se lhe serve de consolo, essa cena ocorre em milhares e milhares de casas no mundo inteiro, todas as noites. Pais e filhos vêem a hora de dormir de formas totalmente opostas. Entendendo como as crianças se sentem na hora de ir dormir e aplicando soluções que atendam às necessidades deles – e às suas –, você poderá banir essas brigas para dormir, em sua casa.

Por Que as Crianças Não Querem Ir para a Cama?

Como adulto que valoriza aquele momento do fim do dia em que pode finalmente cair em sua cama e fechar os olhos para o sono bem-vindo, você pode ter dificuldade para entender por que seu pequeno resiste à hora de dormir com tanta veemência. Assim, começaremos examinando as razões típicas pelas quais as crianças não querem ir para a cama.

- **Não estão cansadas.** Nada é pior, para uma criança, que ser colocada na cama quando está bem acordada. Ela fará o possível para evitar que você apague a luz – pedindo mais um livro, mais um copo de água, mais uma ida ao banheiro. Para determinar se é isso que acontece em sua casa, consulte novamente a tabela de horários típicos de sono noturno e cochilos, na página 35. Dê uma boa olhada também no roteiro de cochilos de seu filho, já que cochilos à tardinha manterão seu filho descansado e alerta até bem depois da hora de dormir. Um ajuste no horário ou duração das sonecas diurnas, além de mais atividades no começo da tarde, incluindo brincadeiras com outras crianças sempre que possível, ajudarão seu pequeno a sentir-se realmente *cansado* quando for a hora de ir para a cama.

- **Cansadas demais.** Com muita frequência, crianças pequenas cansam-se já no começo da noite, por volta das 18 ou 19 horas, mas os pais acham que é cedo demais para colocá-las na cama. Ou, ainda, a família está ocupada, e duas horas passam sem que você perceba. O que acontece, neste caso, é que seu filho torna-se tão cansado que já não consegue repousar e entra em um estado de "ligado-cansado", incapaz de dormir. Ele opera com toda a adrenalina, e precisa de alguma ajuda para aquietar-se o suficiente para que sua condição transforme-se em sonolência. A solução para este dilema é adiantar o horário do sono noturno, precedendo-o de uma rotina tranquila para ir dormir, por uma hora.
- **Ocupadas demais.** Correr atrás de uma criancinha o dia inteiro pode desgastar até mesmo um atleta, mas esses pequenos e admiráveis seres parecem nunca sentir vontade de parar sua atividade incessante. Crianças vêem o mundo como um suprimento interminável de entretenimento criado para elas. A ideia de abandonar a próxima atração emocionante – seja ela qual for – para ir dormir não parece das mais atraentes. Criar uma rotina para dormir consistente e agradável e evitar quaisquer brinquedos ou acontecimentos novos e excitantes pode fazer maravilhas para ajudar uma criança ocupada demais a cooperar com a hora de dormir.
- **Curiosas demais.** Às vezes, as crianças supõem que, enquanto estão confinadas em suas camas, coisas mágicas e maravilhosas estão acontecendo no resto da casa. Enquanto estão ali, escutam vozes de pessoas, a televisão e sons de atividades na casa. Algo as convence de que precisam realmente descobrir o que está acontecendo, já que certamente estão perdendo algo sensacional. Se você conseguir manter a casa em silêncio depois que seu filho estiver deitado e usar um ruído branco ou uma música suave para disfarçar quaisquer ruídos atraentes, talvez seu pequeno curioso possa deixar de sair da cama para ver o que está perdendo.
- **Têm medo de algo.** O escuro, monstros à espreita sob a cama, o bicho-papão dentro do armário, sons de cães latindo na rua ou o ronco alto de um caminhão que passa. Em virtude da inteligência emergente e de

sua imaginação ativa, é comum o aparecimento do medo, nessa idade. Se você suspeitar que o medo seja uma das razões para seu pequeno não querer ir para a cama, leia *Temores Noturnos*, na página 225.

- **Não há uma rotina *atraente* para dormir.** Eu já mencionei (Ok, eu admito – repetidamente) a importância de uma rotina para dormir, para qualquer criança. Se o seu pequeno resiste a aprontar-se para ir dormir, a palavra-chave que eu acrescento aqui é *atraente*. Uma boa rotina para ir dormir é confiável e previsível. Uma excelente rotina para dormir é aquela pela qual seu filho anseia a cada noite e na qual participa de boa vontade (dicas para a criação de uma rotina atraente são apresentadas logo a seguir).
- **Querem estar com você.** A noite escura, silenciosa e solitária é um momento em que a ansiedade de separação muitas vezes aparece, em bebês maiores e em pré-escolares. Eles querem estar com as pessoas que amam e com as quais se sentem seguros e protegidos. Se tiverem escolha entre ficar com seus pais ou sozinhos, quase todos os bebês maiores e pré-escolares optarão pela companhia.

Eu tenho um pré-escolar e três adolescentes. Ter crianças mais velhas e uma ainda pequena me dá uma imensa clareza sobre algumas questões, e esta é uma delas. Às vezes, eu pareço ser uma observadora inocente das vidas dos meus três adolescentes, enquanto eles passam correndo por seus dias.

Nossa rotina para ir dormir... não existe. Bem, de certo modo, existe, e é muito simples: eles largam o telefone e me dão um beijinho e abraço rápido de boa-noite. Sim, eles me amam e eu sei disso – contudo, seu desejo de estar comigo foi substituído por muitas outras coisas, nesses primeiros anos da idade adulta (perdoem-me, preciso pegar um lencinho...)

Nesse meio-tempo, meu pequeno Coleton ainda precisa da minha companhia e quer estar comigo tanto quanto possível. Eu saboreio sua indicação de ansiedade de separação, quando ele não quer que eu me afaste. Não estou com nenhuma pressa de vê-lo crescer!

Mude o Modo como Você Vê a Rotina para Dormir

Os pais de hoje têm dias cheios e precisam lidar com múltiplas tarefas ao longo do dia. Há muito a fazer e nunca há tempo o bastante. A rotina para dormir com frequência é apertada no meio de outras coisas, como "mais uma coisa para fazer", depois do que podemos prosseguir, em mais uma tarefa de nossa lista enorme de deveres.

Eu gostaria de lhe apresentar um novo modo de ver a rotina para dormir de seu filho – isto é, como uma oportunidade maravilhosa de ter um ritual noturno de tranquila conexão e ligação. É como ter de fazer uma poupança forçada – uma fatia pequena do tempo diário em um dia ocupado, que lhe é dado para que você possa desfrutar os prazeres de ser pai ou mãe e construir a base para um relacionamento muito estreito com seu filho para toda a vida. Hum, parece algo bem profundo quando visto dessa forma, não é?

Em termos mais simples, você precisa aprontar seu filho para a cama, todas as noites. *De qualquer maneira, terá de reservar um tempo para isso.* Assim, será que não é melhor que esses momentos sejam tranquilos, promotores do crescimento e do apego, em vez de apressados e estressantes? Você tem o poder para estabelecer o tom das suas noites; portanto, por que não escolher uma rotina agradável? Você sentirá mais alegria e seu pequeno não resistirá mais a ir dormir. E então, não é maravilhoso, visto sob esse prisma?

Soluções para Terminar com as Brigas na Hora de Dormir

A seguir, apresento diversas ideias dentre as quais você pode escolher. Não se sinta obrigado a implementar todas elas; escolha apenas aquelas mais apropriadas para a sua família e veja se ocorrem mudanças positivas.

Comece sua Rotina Mais Cedo

Se você inicia a rotina para dormir de seu filho de quinze a vinte minutos antes do horário em que gostaria de vê-lo dormindo, isso inevitavelmente lhe trará problemas, já que mal há tempo para o básico, para um pouquinho de prazer e absolutamente nenhum tempo para atrasos e contratempos inevitáveis. Como mãe ou pai, você vê que os ponteiros do relógio estão andando, sente tensão e tenta apressar as coisas. Seu filho, que sente essa tensão e se sente pressionado, reage fazendo novas solicitações que simplesmente precisam ser atendidas, mas não há tempo, de modo que o resultado é um desastre. Seguir esse padrão noite após noite faz com que tanto os pais quanto seu filho sintam pavor da hora de dormir, aumentando ainda mais a tensão e piorando tudo. O ciclo vai de mal a pior, noite após noite.

A resposta para todo este tumulto é reservar bastante tempo para a rotina de dormir. Para a maioria das famílias, isso significa pelo menos uma hora entre o começo do processo e o apagar das luzes. Embora uma hora ou mais possa parecer muito tempo para acertar tudo antes de dormir, a maioria das famílias com dificuldade na hora de dormir acaba gastando um tempo maior ainda, lidando com uma criança inquieta que não coopera. E essa criança inquieta torna-se tão tensa que, uma vez na cama, permanece de olhos bem abertos por muito tempo, antes de finalmente adormecer.

Decida antes sobre o melhor horário de dormir para o seu filho e, depois, identifique um horário específico em que você começará a rotina para aprontá-lo para a cama. Talvez seja preciso pensar de trás para frente a partir desse horário e marcar o jantar e atividades após o jantar para que já tenham terminado na hora em que você pretende começar seu plano para o sono de seu filho.

Depois de entender o poder de uma rotina suficientemente longa para prevenir problemas na hora de dormir, e se você observar essa rotina como uma oportunidade para passar momentos tranquilos formando um forte vínculo com sua doce criança, então esse horário poderá ser algo maravilhoso pelo que ansiar, todas as noites.

Coordene as Rotinas de Todos os Seus Filhos

Quando há somente uma criança em casa, particularmente se é um bebê novinho, pode ser fácil simplesmente permitir que ele estabeleça o horário. Entretanto, se você tem mais de um filho, pode ser melhor evitar apenas "deixar rolar" todas as noites e, em vez disso, definir um plano específico. Tente coordenar tantas atividades quantas puder. Por exemplo, não importando a idade, todos precisam vestir pijamas; assim, todos devem vesti-lo no mesmo horário. Você pode até reuni-los em um quarto e fazer uma festa de "vestir o pijama" (só não deixe que a festa saia do controle).

Quando meus três filhos mais velhos eram pequenos, eu os mantinha todos na mesma rotina e horário para dormir. Nós quatro fazíamos um lanche, vestíamos nossos pijamas e escovávamos os dentes juntos. Depois, nos aconchegávamos na cama de casal para ler. Cada uma das minhas filhas ficava de um lado e David era amamentado, no meio. Depois que ele terminava, integrava-se à rotina, deitando-se atravessado no meu colo durante a hora da historinha e quase sempre adormecendo assim. Quando estava com três anos, lembro-me que comentei que ele estava ficando pesado demais para deitar em cima de mim. Ele olhou-me com expressão confusa e, com toda a seriedade, perguntou: "Mas então, o que você pretende fazer quando eu estiver com treze anos?" (David está com treze anos agora, e acha essa história engraçada e, ao mesmo tempo, embaraçosa!)

Evite Assistir à TV Antes de ir para a Cama

Um estudo recente demonstrou que crianças que assistem à televisão antes de dormir têm mais dificuldade para adormecerem, um sono menos repousante e menos horas de sono no total, dormindo tipicamente bem menos que o recomendado. Aquelas com aparelhos em seus quartos tinham mais problemas de sono, e crianças que adormeciam enquanto assistiam à TV tinham mais distúrbios de sono, no grupo estudado. À noite, também tinham mais temores noturnos, já que até mesmo imagens fugazes de conteúdo violento podem permanecer em suas mentes.

Outro relato demonstrou que crianças pequenas que tinham por hábito adormecer na frente da TV tendiam a reter o hábito e ter problemas relacionados ao sono, enquanto cresciam. Além de tudo isso, a sonolência relacionada à TV tinha um efeito negativo sobre elas mesmo enquanto estavam despertas.

Assim, deixar que uma criança adormeça na frente da TV como uma fuga temporária das batalhas na hora de dormir cria demasiados problemas para sequer ser considerado como uma solução. À luz de todas essas razões, seria sensato evitar que seu pequeno assista à TV à noite, em favor de outras atividades noturnas mais enriquecedoras e promotoras do sono, como brincar com brinquedos, sair para uma caminhada ou ler.

Anote a sua Rotina

Para ajudá-lo a organizar e a recordar sua nova rotina, é útil anotá-la. Isso o ajudará a iniciar a rotina pontualmente, todas as noites, e o manterá organizado, enquanto executa cada etapa do ritual. Ao anotar sua rotina, tente estimar o tempo que levará para concluir cada tarefa de sua lista, para saber quanto tempo precisará, no total. Provavelmente, você verá que precisa reservar uma hora ou mais, para encaixar tudo, e ficará surpreso por ter tentado espremer tudo em vinte minutos, antes!

Como Montar a sua Rotina

Ao criar a sua rotina para a hora de dormir, pense com cuidado sobre a personalidade e as preferências de seu filho. Prepare tudo para que funcione de acordo com o comportamento natural da criança, não contra ela. Por exemplo, algumas crianças adoram banho, mas outras gostam tanto de fazer bagunça com a água que é quase como se estivessem em uma piscina, e depois se sentem refrescadas e prontas para brincar. Algumas gostam de fazer um lanche no início da rotina; outras se saem melhor com um lanchinho leve pouco antes de irem para a cama. Tente equilibrar as tarefas de manutenção, como vestir o pijama e escovar os dentes, com algumas atividades agradáveis.

Tenha em mente que não é preciso um tempo maior para tornar as tarefas rotineiras mais divertidas. Aqui estão algumas ideias:

- Dê à sua rotina um tema e um nome divertidos, como "Contagem Regressiva para a Terra do Sono", "Acampamento na Selva", "Circo da Hora de Dormir" ou "Desfile do Sono".
- Brinquem de espiões ou andem no escuro com lanternas.
- Brinquem de esconde-esconde enquanto vão para o quarto; você se esconde no banheiro e seu filho esconde-se no quarto.
- Faça o pijama "falar", enquanto andam na direção de seu filho; dê uma voz lírica à escova de dente, enquanto ela realiza seu trabalho.
- Dê escolhas divertidas ao seu filho, durante o processo: "Você quer escovar os dentes sentado no chão ou na banheira?"
- Deixe-o escolher os livros que quer ler e então os empilhe na ordem em que serão lidos.
- Cante uma música especial para seu filho, durante as tarefas de rotina: escolha qualquer canção de que goste e cante para ele.

Essas coisinhas aparentemente pequenas podem fazer com que seu filho espere com alegria e expectativa essa hora especial com você a cada noite. E na alegria dele, você encontrará a sua própria recompensa.

Ler Antes de Dormir

Se for possível, promova uma sessão de leitura na cama durante pelo menos 15 minutos – na verdade, por tanto tempo quanto você quiser. Existem incontáveis razões para incluir um tempo de leitura como parte da rotina de dormir, como já mencionei antes. Marque esse momento de leitura para que ocorra no *fim* do processo da rotina de dormir, quando seu filho estiver na cama. Muitas crianças tornam-se sonolentas – e chegam a adormecer – enquanto escutam histórias maravilhosas contadas pela voz amada e reconfortante do pai ou da mãe. A última coisa que você deseja fazer é chegar a esse ponto apenas para fazê-lo levantar-se da cama para escovar os dentes, mudar de lugar ou usar o vaso sanitário.

Depoimento de Mãe

"Meus dois meninos tentavam ludibriar-me para que lesse mais e mais livros a cada noite. Para evitar este problema, eu digo: 'Este é o último livro. O que acontece depois disso?' Eles estão acostumados à pergunta e sempre respondem: 'As luzes se apagam e é hora de dormir.' Isso parece prepará-los para o que vem a seguir."

– Judith, mãe de Harry, três anos, e Robbie, oito anos

Se o seu filho parece bem acordado e alerta depois da leitura, tente terminar com uma sessão curta de contar histórias depois que as luzes forem apagadas. Você pode inventar uma historinha bem simples, para agradá-lo. Com frequência, usá-lo como personagem principal é algo bem recebido. Ele pode fazer praticamente qualquer coisa em sua história: ir ao parque, brincar na praia, passear de barco, voar em um avião ou visitar locais mágicos. Algumas crianças gostam tanto desta parte que a querem todas as noites. Curiosamente, nesta idade não apenas é aceitável, mas desejável que contemos exatamente a mesma história, com pequenas variações, de modo que você não precisa ter muita criatividade!

Faça uma Tabela para a Hora de Dormir

Embora uma criança muito pequena possa ser facilmente dirigida para executar a rotina que você criou, muitas vezes é útil envolver uma criança maior ou pré-escolar no processo. Um modo fácil e divertido de se fazer isso é criando um pôster que exiba sua rotina passo a passo, em uma série de imagens, da seguinte maneira:

1. Pegue uma folha de cartolina.
2. Junte canetas coloridas, lápis de cera e adesivos.
3. Recorte figuras de crianças de revistas, anúncios publicitários e jornais. Busque fotografias que demonstrem as etapas de sua rotina, como uma criança escovando os dentes. Uma alternativa é tirar fotos de seu filho executando as etapas em sua rotina de dormir.
4. Use as fotos, marcadores coloridos e adesivos para criar um pôster divertido e colorido que demonstre claramente as etapas da hora de dormir.
5. Pendure o pôster no quarto de seu filho, no nível dos olhos dele.
6. Faça com que ele o ajude a seguir a tabela todas as noites, perguntando: "E agora, o que vem?"
7. Elogie-o por seguir as etapas ("Bom trabalho!")

Aqui está um exemplo de tabela para a hora de dormir:

Sônia Apronta-se para Dormir

1. Vestir o pijama.
2. Escovar os dentes.
3. Usar o vaso sanitário.
4. Ler três livrinhos de histórias.
5. Cantar a "canção noturna" de Sônia.
6. Acender o abajur do Ursinho Puff e ligar a música de ninar.
7. Tomar o leitinho da mamãe.
8. Dar beijos, abraços e ganhar carinhos nas costas.
9. Sônia vai dormir: Boa-Noite!
10. Mamãe e Papai vão dormir: Boa-Noite!

Para muitas crianças pequenas, a tabela em si mesma já oferecerá a consistência e a rotina que as levam contentes para a cama, todas as noites. Se o seu filhinho mais parece um ioiô humano que gosta de saltar da cama depois de completarem a rotina, pedindo um gole de água, um abraço, ou perguntando "Quantos dias faltam até a minha festa de aniversário?", você pode resolver isso de duas maneiras.

A primeira opção é terminar sua rotina deitando-se com seu filho até ele pegar no sono. Se optar por este método – o preferido por muitos pais –, tenha em mente que não é possível saltar esta parte nas noites em que você não pode se deitar com seu filho ou está muito ocupado para isso, já que você se torna uma parte integral da rotina dele de dormir. Na verdade, você se torna a parte mais importante, e sem esta etapa, seu filho não conseguirá adormecer rapidamente. Os pais que se deitam com seus filhos todas as noites após uma rotina agradável e tranquila dizem que geralmente são necessários apenas de cinco a quinze minutos para vê-los adormecer. Além disso, a maioria dos pais descobre que as crianças desacostumam-se gradualmente a seguir esta etapa, quando estão prontas. Cada criança é diferente e, com incentivo, o processo pode avançar, mas quando depende somente da criança, desacostumar-se da presença do pai ou mãe ao seu lado enquanto adormece geralmente ocorre entre os cinco e os dez anos de idade.

Se você não pode se deitar com seu filho até ele adormecer (ou se já faz isso e quer parar), a segunda opção é um método divertido que geralmente tem sucesso com crianças mais velhas. A segunda opção para a criança ioiô é adicionar esta etapa em sua tabela, o que ajudará a eliminar o processo exasperante de ver seu filho levantar-se da cama repetidamente, depois que as luzes forem apagadas:

- Sônia ganhará dois cartões de Sair da Cama de Graça. Ela pode sair para ir ao banheiro, tomar água, dar beijinho e abraços DUAS vezes. Quando os cartões terminarem, será hora de ficar na cama e dormir.

Esses "cartões" são simplesmente pedaços de papel que você cria com os materiais usados para o pôster. No fim da rotina, entregue-os ao seu filho. Ele precisa dar-lhe um cartão sempre que sair da cama. Você pode escolher o número de cartões com base no número de escapadas atuais da cama com que precisa lidar todas as noites, reduzindo-as aos pouco. Isto é, se o seu pequeno normalmente sai da cama cinco ou seis vezes, comece com quatro cartões. Depois de uma ou duas semanas, mude para três, depois dois e, no fim, apenas um cartão.

Se o seu filho não responder bem aos cartões para sair da cama, você pode oferecer-lhe um prêmio para persuadi-lo. Dou esta ideia porque quase todas as crianças das famílias que responderam o meu questionário disseram que mudariam seus hábitos de sono se recebessem um prêmio. Você pode convencer seu filho a cooperar, permitindo que devolva quaisquer cartões não usados pela manhã em troca de uma pequena recompensa ou prêmio. Vale a pena notar que o prêmio não precisa ser algo complicado – um brinquedinho ou um adesivo colorido geralmente é o suficiente.

Diferentes Famílias, Diferentes Horários

Se o seu filho divide o tempo entre duas casas, faça uma tabela em duplicata para a segunda casa. Ter a mesma rotina nos dois ambientes tornará a hora de dormir consistente em qualquer lugar.

Às vezes, os horários familiares não são parecidos de um para outro dia. Se, em uma família, uma pessoa coloca seu filho na cama vários dias por semana e outra pessoa tem esse prazer em outros dias, ou se arranjos de trabalho ou de cuidados com seu filho exigem um horário diferente para dormir em determinados dias, não se preocupe. Simplesmente faça diversas tabelas para dias específicos, como "Tabela da Hora de Dormir do Papai e do David", e "Tabela da Hora de Dormir da Mamãe e do David"; "Tabela da Hora de Dormir da Creche" e "Tabela da Hora de Dormir de Casa". Ou tabelas com os nomes dos dias da semana. Assim, seu filho se acostumará com a ideia de uma tabela noturno e se adaptará às mudanças em seus horários com maior facilidade.

Escreva um Best-Seller Familiar

A maior parte das crianças pequenas e pré-escolares gosta de livros, especialmente aqueles com imagens de crianças de verdade ou de personagens de fantasia que fazem coisas realistas e que podem reconhecer como parte de sua vida, como se aprontar para ir dormir. Ler livros sobre a preparação para o sono quando seu filho estiver na cama pode ser útil. Eu descobri que a maior parte desses livros apresenta uma rotina previsível e típica para dormir. Ver que outras crianças (ou criaturas!) vão para a cama da mesma forma que ele, pode fazer com que seu filho se disponha a fazer o mesmo.

Este é um ótimo momento para escrever um livro para o seu próprio filho, sobre o sono. Esta ideia já ajudou muitos pais a superar o caos desastroso na hora de dormir e a criar um processo mais calmo e organizado. Ela também já ajudou muitos deles a desmamar uma criança, tirá-la do hábito da mamadeira noturna ou da chupeta, tudo com muito carinho. Usei-a pela primeira vez com meu filho mais velho, David, quando estava deixando de mamar no peito e de dormir em nossa cama de casal. A ideia é a seguinte: Use cartolina ou papel cartão. Corte-a para que seu livro tenha 22 por 28 centímetros ou mais. Una as páginas com fita adesiva, mas não o faça até ter criado todo o livro. Assim, você poderá substituir facilmente quaisquer páginas que tenham saído erradas, durante o processo criativo.

Aqui, eu descreverei dois tipos diferentes de livros. Faça qualquer um, ou os dois!

Livro Um: Meu Livro do Sono

Recorte imagens de crianças de revistas, livros ou jornais. Use-as para mostrar as etapas da sua própria rotina de dormir, como uma criança em uma banheira ou um pai e o filho lendo um livro. Além disso, recorte figuras de objetos relacionados: uma escova de dente, pijamas, cobertor, abajur etc.

Use as fotografias para criar um livro caseiro que demonstre exatamente a rotina para dormir em sua casa, passo a passo. Escreva uma história simples nas páginas, dialogando com as imagens.

Livro Dois: O Livro Personalizado do Crescimento

Dê ao seu livro o título de *Tudo Sobre [insira o nome da criança]*. Este livro exibirá a história da vida de seu filho, com o foco sobre o sono, assim como sobre a amamentação, se você está usando esta ideia para desmamar seu filho. Você também pode usar esta ideia para desacostumar seu filho do uso da chupeta ou, por falar nisso, para ajudá-lo a ajustar-se a qualquer mudança importante em sua vida, como a chegada de um irmãozinho, lidar com o divórcio, ajustar-se ao casamento de um dos pais ou preparar-se para entrar em uma creche ou na pré-escola.

Junte fotos de seu filho desde a época do nascimento. Comece com uma foto dele recém-nascido e progrida, terminando com fotografias que apresentem ações e itens de sua rotina de dormir. Fotos dele mamando no peito ou na mamadeira, usando chupeta, de pijamas, lendo um livro, deitado na cama e dormindo são as mais úteis. Se possível, tire fotos durante cada etapa da rotina de dormir atual – incluindo algumas em que ele dorme profundamente. Em uma das fotos em que ele está adormecido, você pode colocar mamãe e papai ao fundo, sorrindo e zelando por seu sono.

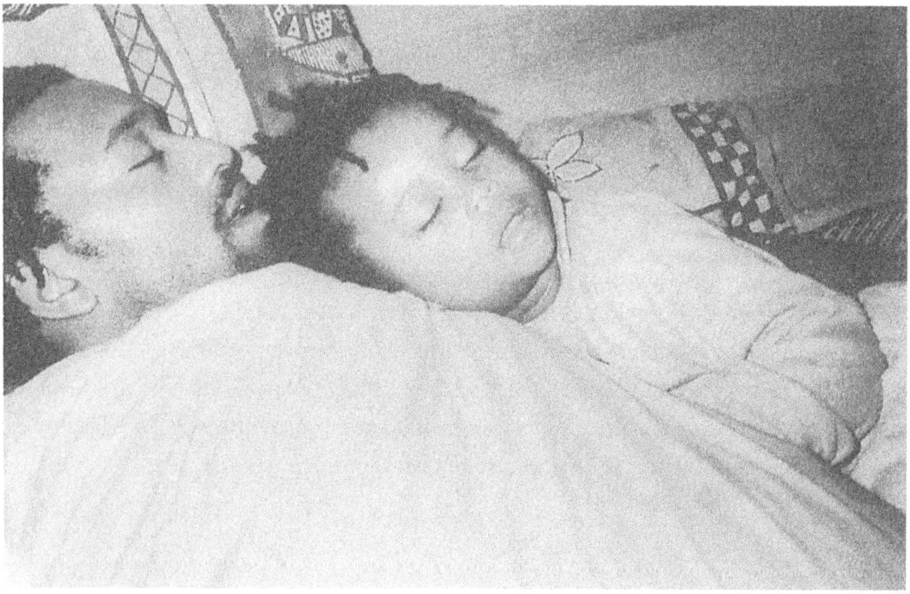

Eric e Zion, um ano e três meses

Cada página de seu livro mostrará uma foto de seu filho e explicará brevemente o que está acontecendo. O fim do livro mostrará as *metas* para seu filho, por exemplo, se ele agora dorme com você, mas seu desejo é que ele que durma em sua própria cama, então o livro terminará com ele dormindo satisfeito onde deve.

Depois de criar seu livro maravilhoso, leia-o para o seu filho, todas as noites (talvez ele aprecie tanto isso que desejará ler também durante o dia, e não há problema nisso). Converse sobre o que vocês lerem. Ajude-o a fazer o que é mencionado no livro: "Lembra-se? Você pode ir para a sua própria cama, como está vendo aqui no livro!"

Depois que eu fiz este livro para David, nós o lemos e conversamos sobre ele. Meu filho o adorou. Depois de alguns meses lendo e conversando sobre o livro, David não precisou mais dele. O processo foi simples e adorável, e nós nos sentimos bem por causa disso.

Muitas famílias disseram-me que usaram esta ideia com sucesso para colocar seus filhos em uma rotina melhor para dormir, para os aprontarem para dormir em suas próprias camas, para saírem do berço e aceitarem uma caminha maior ou para prepará-lo para um novo irmãozinho ou para a mudança para uma nova casa. Vale a pena experimentar!

Evolução e Flexibilidade

Tenha em mente que a rotina de dormir de seu filho não será sempre a mesma. À medida que ele crescer, ou à medida que seus horários mudarem para incluir a chegada de um novo irmão, o ingresso na escola ou outras mudanças, sua rotina também mudará. Esteja aberto e flexível o suficiente para alterar as coisas, quando necessário.

Depois que o seu filho estiver dormindo bem se houver problemas para dormir e o número de horas de sono não forem tão intensos, você poderá fazer uma experiência, colocando o relaxamento em sua rotina. Não se desvie muito de sua rotina estabelecida inicialmente, já que ela pode ser a chave para o sucesso duradouro no que se refere ao sono. Com o tempo, contudo, você descobrirá que não é preciso tanto planejamento quanto agora.

"Mãe, Fique Mais um Pouco!": Pedido de Ajuda aos Pais para Adormecer

Todas as noites, sem falhar, nos últimos três anos, eu preciso ficar com minha filha até vê-la pegar no sono. Se tento sair de perto enquanto ela ainda está acordada, ela chora. Cheguei a afastar-me uma vez – mas ela chorou e berrou "Mãe, fique mais um pouco!". Ela só acalmou-se por conta própria duas horas depois, adormecendo no chão, na frente da porta! Eu me senti tão cruel! Não quero repetir aquela noite horrível, mas realmente gostaria que minha filha dormisse sozinha. Me ajude!

Antes de chegar à parte de ideias e soluções de minha resposta, eu gostaria de esclarecer algo sobre aquela cena que vemos com tanta frequência na televisão: o pai ajeita as cobertas, beija a testa da criança e diz boa-noite, apaga a luz e sai do quarto. A criança sorri, fecha os olhos e cai no sono. Conhece essa cena? Pura fantasia! Não há nada real nela, é inconcebível e totalmente descabida. Isso nunca acontece na vida real.

De acordo com o levantamento de 2004 da Fundação Nacional (norte-americana) do Sono, *O Sono na América*, mais de dois terços (69%) de todas as crianças têm um ou mais problemas com o sono. Dois dos mais comuns mencionados incluem a dificuldade para adormecer e a resistência para ir dormir. Entre pais de pré-escolares, quase metade relata a necessidade de estar presente no quarto, enquanto o filho adormece (incidentalmente, para aqueles com um bebê em casa, 68% ficam com ele, até vê-lo adormecer). Interessantemente, quando as crianças alcançam a idade escolar, mais de um quarto dos pais ainda permanece no quarto pelo menos uma vez por semana, até o filho adormecer.

No mesmo levantamento, pais e responsáveis responderam se as crianças iam sozinhas para a cama. No grupo etário de um a três anos, *menos de*

1% fazia isso, e entre pré-escolares, 1% conseguia esse feito impressionante. Apenas 12% das crianças em idade escolar iam sozinhas para a cama.

Depoimento de Mãe

"Mesmo agora, aos nove anos, ela precisa que um de nós a acompanhe até a cama e passe alguns minutos encerrando o dia, friccionando suas costas e dizendo boa-noite. Ela simplesmente não consegue adormecer sem esse ritual. Antes, isso nos aborrecia, mas à medida que Gracie cresce, achamos que esse momento especial nos liga à nossa filha todos os dias, não importando o quanto o dia tenha sido ocupado."

– Pia, mãe de Gracie, nove anos

Portanto, o que tudo isso significa? Em primeiro lugar, se você fica no quarto até seu filho dormir, saiba que não está sozinha. De fato, você claramente faz parte da maioria. Em segundo lugar, e mais importante, isto indica que o "problema" não é absolutamente um problema, mas um comportamento normal da infância.

Por Que Ele Precisa de sua Companhia

Seu filho pode desejá-lo ao seu lado até adormecer por várias razões:

- **Ele ama você.** Você representa segurança, proteção e amor. Adormecer é entrar em um vasto terreno desconhecido. Se o pai ou a mãe "grande e forte" está no quarto, então tudo está bem e a criança pode relaxar o suficiente para dormir.
- **Ele tem medo.** O escuro traz sombras assustadoras. O silêncio convida ruídos misteriosos. A imobilidade da noite traz pensamentos perturbadores. Um dos pais junto à cama ou ao lado dela é a proteção máxima contra tudo o que amedronta.
- **Ele está preocupado.** Quando a atividade do dia finalmente termina, a mente desocupada de seu filho começa a peneirar os acontecimentos do dia. As preocupações entram em seus pensamentos – coisas que aconteceram como "Ah, não! Onde foi que coloquei o meu caminhão-

zinho vermelho?" e coisas que ainda virão como "Será que papai disse mesmo que precisamos ir ao médico amanhã?". Os pré-escolares preocupam-se com coisas maiores – "E se meu cachorro fugir?", "Será que um dia mamãe e papai morrerão?", "E se nossa casa pegar fogo?". Tais preocupações tornam-se ainda maiores quando a criança está sozinha, no silêncio e na escuridão. Com um dos pais por perto, ela tem máxima proteção contra pensamentos assustadores.

- **Ele não está com sono.** Se você coloca uma criança na cama quando ela não está cansada – ou está cansada demais –, as chances de vê-la aquietar-se são mínimas. Ela está muito desperta e preferiria fazer qualquer outra coisa em vez de deitar-se quieta, de modo que a sua companhia é a única coisa capaz de mantê-la ali.
- **Ele mama para dormir.** O levantamento *Sono na América*, de 2004, revelou informações bastante esclarecedoras sobre crianças e sono. Mães que amamentavam deviam responder se os seus bebês caíam no sono enquanto mamavam em seu peito, e as respostas foram as seguintes:

67%	Todas as noites/Quase todas as noites
11%	Algumas noites por semana
11%	Mais ou menos uma vez por semana

Isso significa que quase 90% dos bebês que mamam no peito caem no sono enquanto mamam pelo menos uma vez por semana, e quase 70% fazem isso todas as noites, ou quase todas as noites! Deixe-me repetir essa informação incrível: *quase 90% dos bebês que mamam no peito adormecem enquanto mamam.*

A associação de mamar para dormir é a mais difícil e complexa de mudar e, portanto, isso se torna (obviamente) um componente crucial da necessidade que seu filho sente de ter a mãe ao seu lado, para dormir (para soluções específicas, consulte *A Mamada no Meio da Noite*, na página 169).

- **Ele quer a Mamãe – e Só a Mamãe!** Ainda que o papai, seu companheiro, a babá ou a vovó sejam maravilhosos e carinhosos, a natureza e a biologia têm um papel na preferência de seu pequeno pela mãe acima de qualquer pessoa e de qualquer coisa no mundo – especialmente no que se refere à hora de dormir! Embora os pais possam entender instintivamente esta preferência, isso pode dificultar as coisas quando a mãe também lida com os outros filhos ou quando está cansada demais, após um longo dia cuidando das crianças. No que se refere à hora de dormir, muitas mães têm emoções conflitantes: elas querem ser carinhosas e ternas, mas também desejam um momento (apenas um!) apenas para si mesmas. Esse conflito pode ser transmitido para seu filho, por atos e palavras conscientes e inconscientes. Assim, se o seu parceiro carinhosamente se oferece para assumir a rotina na hora de dormir, mas seu filho inevitavelmente rebela-se com lágrimas ou ataques de raiva, todos podem sair magoados, complicando ainda mais a noite estressante e tornando ainda mais demorado um processo prolongado de colocar a criança para dormir.

- **Já virou rotina.** Já falei bastante sobre rotinas e como são críticas para um processo tranquilo, e acredite se quiser, você está demonstrando como esses rituais são poderosos. Atualmente, a rotina de dormir em sua casa envolve ficar com seu filho até que ele adormeça. Lembre-se de que é preciso mais ou menos um mês para estabelecer uma nova rotina. Não importando se você fica ao lado de seu filho até ele adormecer desde o primeiro dia de vida dele, depois que o irmãozinho caçula nasceu, três meses atrás, ou depois que a família mudou-se, seis semanas atrás, você provavelmente está reforçando a rotina – noite após noite –, há muito tempo. É preciso paciência e um plano para criar uma nova rotina.

O Que o Perturba?

Quando entrevistei pais para descobrir exatamente o que os incomoda em ter de ficar com os filhos até vê-los adormecer, as seguintes cinco respostas foram as mais comuns (e muitas incluíam uma combinação dessas cinco):

1. "Ele leva muito tempo para dormir e eu tenho muito que fazer, de modo que me sinto muito ansioso por ter de ficar ali."
2. "Às vezes, eu mesmo caio no sono antes dele, de modo que acabo dormindo muito antes do que planejava."
3. "Ela acostumou-se com minha presença ao seu lado; assim, se acorda durante à noite, quer que eu esteja ao seu lado."
4. "Tenho um bebê e um marido que também precisam de mim e, com esta situação, sinto-me puxada de todos os lados."

5. "No fim do dia, não tenho energia para lidar com a hora de dormir. Só quero colocá-lo sob as cobertas e vê-lo dormindo."

Antes de prosseguirmos com as soluções, pense um pouco no que o aborrece, em ter de ficar com seu filho até ele dormir. Entender seus próprios sentimentos pode ser útil para escolher o plano de ação correto a assumir, enquanto você começa a mudar suas práticas atuais.

Escolha um Plano de Ação

Talvez nunca tenha lhe passado isso pela cabeça, mas existem dois caminhos que você pode seguir. Qualquer um deles funcionará muito bem. Contudo, você precisa tomar uma decisão e levar avante um plano:

1. Continue fazendo companhia ao seu filho, até vê-lo adormecer, mas o faça de modo a incentivá-lo a adormecer rapidamente.
2. Tome medidas para ajudar seu filho a aprender como adormecer por conta própria.

Fique ou Saia do Quarto – Mas não Hesite

Com muita frequência, os pais vêem-se num "beco sem saída". Eles não podem ficar ao lado do filho, mas o fazem para evitar lágrimas ou birras. Assim, em algumas noites tal estratégia dá certo – a criança adormece rapidamente, sem problemas. Em outras noites, os pais têm outras preocupações mais urgentes e, então, tentam apressar o processo, ou a criança está agitada demais para dormir, mas de qualquer maneira, ela reage permanecendo totalmente desperta, por tempo demais. O ritual de deitar-se com o filho ou ficar ao seu lado prolonga-se por uma hora ou mais, e muitas vezes o pai ou a mãe irrita-se e a criança chora. No fim, os pais vêem-se na situação sem saída de terem de ficar e, ao mesmo tempo, escutar o choro do filho.

Esse aspecto pode ser ainda mais complicado quando os pais discordam sobre a melhor forma de lidar com a hora de dormir e cada um toma o rumo oposto, com a criança cansada no meio. Os pais tendem a evitar falar sobre a situação durante o dia, mas a tensão e o ressentimento sobre a rotina mostram-

-se com toda a força todas as noites, na hora de dormir. Essa situação também pode causar confusão, quando a criança frequenta duas casas e os rituais são totalmente diferentes em cada uma delas, sem comunicação sobre o que fazer na hora em que ela precisa ir para a cama. Se você hesita e não toma uma decisão, ou se diferentes pessoas usam diferentes abordagens, seu filho nunca sabe o que esperar, de modo que a hora de dormir continua tensa e, talvez, até se transforme em uma luta sem sentido para ver quem dá a última palavra. Dois planos diferentes *podem* funcionar, mas apenas se executados com perseverança, sem deixar que as coisas tomem um rumo sozinhas.

Aqui, não existe uma resposta "certa" – qualquer abordagem pode dar certo para muitas famílias. Assim, decida que rumo você seguirá – ficar ou não ficar –, e faça com que todos os envolvidos ajam coerentemente com a decisão tomada. Ao manter um padrão e aplicar outras ideias que induzem o sono contidas neste livro, o resultado final será uma hora de dormir mais tranquila.

Decisão por Ficar

Como a maioria dos pais, talvez você chegue à conclusão de que deve permanecer mais um pouco no quarto com seu filho, quando ele adormece rapidamente. Além disso, se fosse possível saber que ele sempre dormirá logo, você não se importaria em ficar. Se esta for a sua decisão, conte ao seu filho e ele relaxará, entrando logo na rotina de dormir. Diga-lhe, em tom de voz muito agradável, como se lhe oferecesse um presente: "*A partir de agora, ficarei ao seu lado até você dormir. Depois, irei para a minha cama, nós dois dormiremos a noite inteira e poderemos nos abraçar de manhã*".

E Quanto a Acordar Durante a Noite?

Muitos, muitos pré-escolares conseguem adormecer sem a companhia dos pais e permanecem dormindo a noite inteira, sem ajuda adicional. Alguns, contudo, continuam dependendo da companhia dos pais sempre que despertam durante a noite. Lembre-se de que todos os seres humanos despertam à noite – o que lhe cria problemas é como seu filho *volta* a dormir. Ao revisar as várias soluções em todo os capítulos deste livro, você descobrirá em que categoria seu filho se encaixa, e isso o ajudará a organizar a sua abordagem de acordo com a situação de sono de seu pequeno. Além disso, as rotinas para o sono que você escolher poderão mudar e ser modificadas ao longo do tempo. O fato de você escolher um plano não significa que não pode mudá-lo mais tarde. É preciso dar a qualquer plano tempo suficiente para fazer efeito, *antes* de fazer quaisquer modificações. A menos que haja um prazo para a mudança, deixe passar um mês ou algo em torno disso, para julgar a verdadeira eficácia de uma ideia.

Como Ficar e Ajudar na Promoção do Sono

O segredo para ficar no quarto e tornar a rotina agradável para todos os envolvidos é estabelecer um plano que dê certo. O plano deve envolver uma rotina específica para a hora de dormir que termine com uma escuridão silenciosa e tranquila. O toque final para a sua rotina de dormir deve ser a sua presença *silenciosa* enquanto seu filho resvala para o sono. Se você continua falando e interagindo com ele, isso pode colaborar para mantê-lo desperto! Assim, faça aquilo de sempre – ler, contar histórias, amamentar, fazer fricção nas costas – e então *apague as luzes e faça silêncio!* O único ruído deve ser um "shh, shh" baixinho, em resposta a qualquer movimento ou ruído de seu filho.

A exceção a isso é uma criança que adormece facilmente enquanto a mãe ou o pai canta ou conta histórias *sob uma condição*, que considero muito importante: faça isso apenas se também lhe agrada. Não entre no hábito de fazer algo para agradar seu filho se não gosta do que está fazendo! Nessa situação, o ressentimento tende a aparecer, cedo ou tarde, e suas emoções não permitirão que a hora de dormir seja aquele momento de paz e carinho que deveria ser.

Atraia o Cansaço

Quando chega a hora de dormir, o ideal é que a criança esteja bem cansada. Se não está, ou está cansada demais, ela lutará contra seu desejo de colocá-la para dormir. Revise a tabela de horas de sono na página 35 e determine se o seu pequeno está dormindo o suficiente, à noite ou durante o dia. Dê uma olhada no cronograma de sono diurno de seu filho e garanta que os cochilos não são longos demais ou em um horário muito avançado do dia.

Observe o fluxo diário de atividade e surtos de energia de seu pequeno. O ideal é incentivar brincadeiras agitadas entre o período da manhã e da

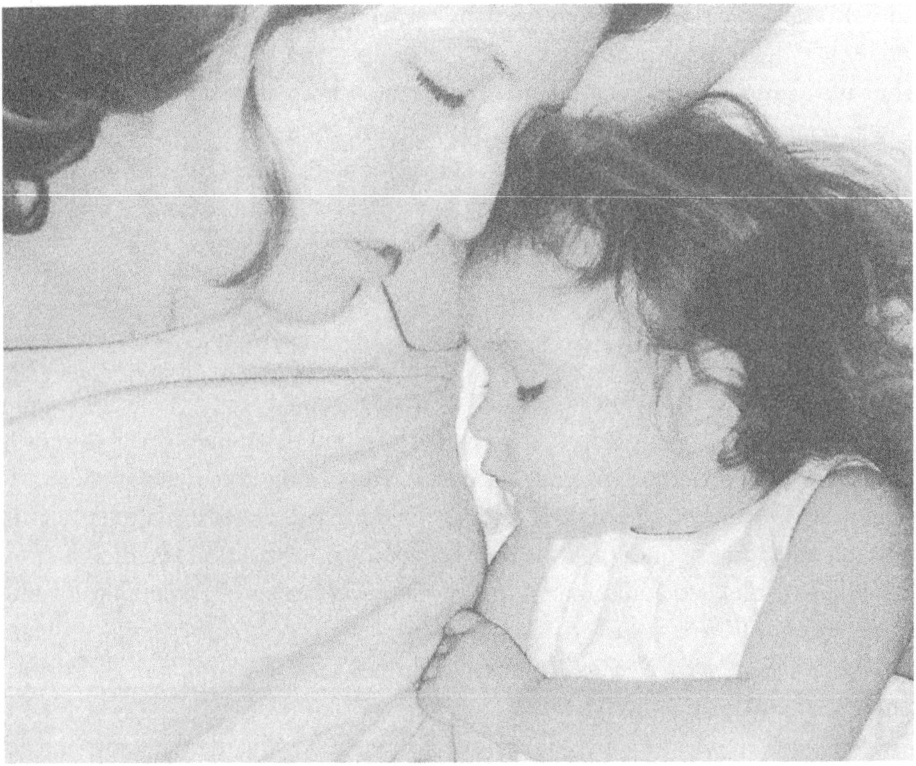

Sheila e Megan, dois anos

tarde, e planejar atividades mais tranquilas da hora do jantar até a hora de ir dormir. Durante o dia, seu filho precisa de muito ar fresco e exercícios, em tempo suficiente para baixar seus níveis de energia antes da hora de dormir.

A hora de dormir deve ser suficientemente cedo, de modo a não permitir que seu filho chegue exausto a ela. Garanta que o horário é consistente (tente aderir à uma hora fixa para dormir, sete dias por semana), de modo que o relógio biológico infantil mova-se de acordo com o horário de dormir programado.

Programe uma Rotina de Dormir com Duração Suficiente

No levantamento *Sono na América*, mais de metade dos pré-escolares e quase metade dos bebês até três anos de idade levavam 15 minutos ou mais para adormecerem depois que a luz era apagada.

Acrescente isso ao tempo necessário para arrumar a cama (tomar banho, vestir o pijama, escovar os dentes, ler etc.) e você precisará de pelo menos uma hora exclusivamente para pôr seu filho na cama. Se apressar o processo, seu filho não adormecerá facilmente ou mais rapidamente; as etapas para ir para a cama são muito importantes, em um processo tranquilo até o sono. É claro que existem exceções. Em determinada noite, se o seu pequeno estiver realmente causado, a rotina terá de ser muito breve. Não mantenha uma criança cansada acordada apenas para seguir a sua rotina tradicional. Talvez seja útil aderir à sua sequência habitual, mas encurte tanto quanto possível cada etapa – por exemplo, escolha um livro curtinho, em vez de os livrinhos de sempre.

Vale a pena recordar que normalmente uma criança levará de dez a vinte minutos para adormecer, depois que as luzes forem apagadas. Esses vinte minutos parecem sessenta quando estamos ansiosos para levantar e fazer outras coisas que precisamos ou desejamos. Ironicamente, se você estiver tranquilo e em paz, seu filho levará muito menos tempo para dormir. Assim, ao iniciar uma nova rotina, dê uma olhada no relógio ao apagar a luz e veja novamente a hora, quando seu filho dormir, para ver o tempo que ele levou para isso. Confira novamente na outra semana e compare. Você poderá descobrir que ele leva muito menos tempo para adormecer do que você pensava, particularmente quando percebe que terá a sua companhia todas as noites, até dormir.

Pense Também em Suas Necessidades

O que você faz enquanto espera seu filho adormecer? Será que bate o pé impacientemente enquanto espera, dizendo a si mesmo que está perdendo um tempo precioso ou que desejaria não precisar ficar ali? Esta é uma resposta comum e parte da razão para os pais às vezes detestarem esse pequeno ritual noturno. Depois que seu plano de sono estiver funcionando à perfeição, é provável que o seu filho leve muito menos de quinze minutos para adormecer, todas as noites.

Assim, escolha com sabedoria como gastar esses quinze minutos. Enquanto espera que ele adormeça, talvez seja útil:

- Pensar no que lhe aconteceu de bom durante o dia; curtir suas boas recordações.
- Planejar a agenda de amanhã.
- Observar seu filho e deliciar-se com sua beleza. Eles crescem rápido demais, sabia?
- Fazer planos para algo que está para acontecer ou pensar em algo divertido.

- Colocar fones de ouvido e escutar música ou um áudio-livro.
- Meditar ou orar.

Soluções Sem Choro para Mudar para a Opção de Não Ficar

Talvez você prefira que seu filho adormeça independentemente e não deseje ficar no quarto enquanto ele cai no sono. Isso é possível, mas como ocorre com a maioria das situações envolvendo o sono, nenhum método é o mais correto e funciona para todas as famílias; além disso, não existe uma solução rápida e fácil. Simplesmente sair do quarto e permitir que seu filho chore até dormir não é fácil e, para a maioria das famílias, também não é rápido. Estudos recentes também mostram que essa abordagem de "deixar chorar" pode ser uma solução apenas temporária, porque em muitos casos os problemas de sono ressurgem e outros podem aparecer pela primeira vez.

A seguir, apresento uma lista de soluções e ideias gentis e práticas a considerar durante a elaboração de seu plano para incentivar seu filho a começar a dormir sem a sua presença constante. Escolha algumas dessas ideias e acrescente-as ao seu plano atual para um sono melhor, baseado na *Parte I* deste livro.

Descontinuando a Rotina: "Eu Já Volto!"

Se você decidiu que o melhor a fazer é deixar seu filho dormir por conta própria, faça isso gradualmente. Comece seguindo o seu padrão de sempre. Depois de apagar a luz e vê-lo sonolento, use uma desculpa para levantar-se por um ou dois minutos: "Preciso ir ao banheiro, mas já volto", "Preciso calçar minhas meias, mas já volto", "Preciso ver que horas são, mas já volto".

Volte ao quarto após alguns minutos – antes que ele possa sair da cama ou aborrecer-se. Depois de cinco minutos, mais ou menos, repita o exercício. Uma vez que você continua voltando, ele deve relaxar e não ficar acordado à sua espera – já que você sempre volta.

Se o seu filho não ficar na cama ao vê-lo saindo, então não deixe o quarto. Levante-se para fechar uma janela, recolha roupas sujas para pôr no cesto, feche as cortinas, faça alongamentos ou algo que o leve a levantar-se e

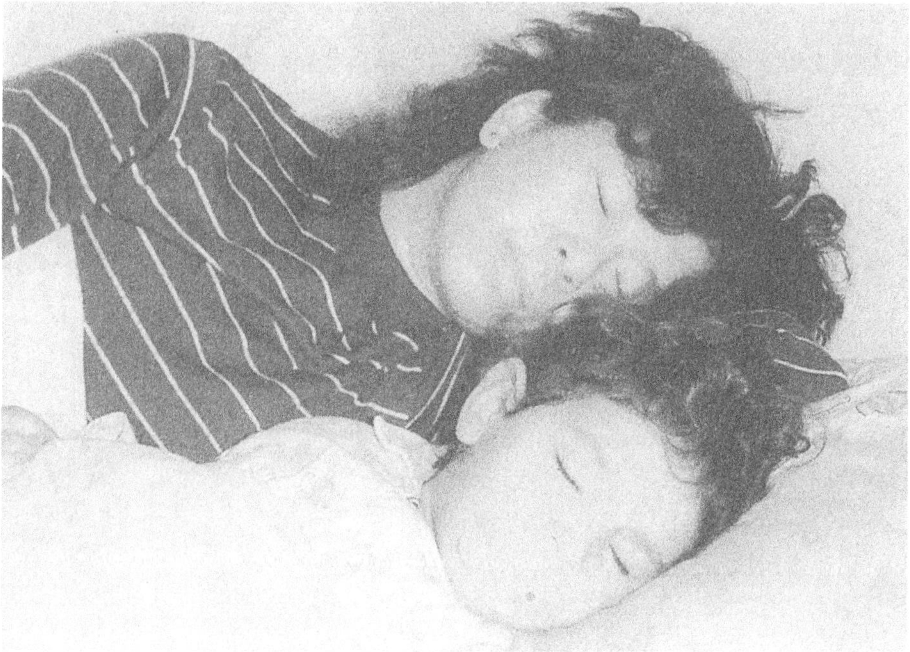

Annette e Julia, um ano e dez meses

afastar-se da cama, mas ainda o deixe no quarto por alguns minutos. Depois que ele acostumar-se com isso, progrida e saia do quarto por curtos períodos.

Ajuste a reação de seu filho após ter feito isso algumas noites ou durante uma semana, e se tudo parece bem, comece a afastar-se por períodos mais longos. No fim, comece a dizer: "Eu voltarei" (deixando de fora o "logo"). Em pouco tempo, isso significará "Eu voltarei... pela manhã".

Torne Tudo Claro e Previsível

Após decidir como lidar com a hora de dormir, comunique sua decisão ao seu filho. É claro que todos os pais sabem que dizer algo apenas uma vez a uma criança pequena pode ser tão ineficaz quanto simplesmente não lhe dizer nada! O importante é encontrar uma forma de explicar exatamente o que você fará e lembrá-lo sobre o plano todas as noites.

Você pode explicar as partes da rotina de dormir todas as noites ao seu filho, uma ou duas etapas por vez. Comece antes da primeira etapa e conte a ele o que está acontecendo em cada ponto, dando-lhe avisos antes de cada atividade importante. A preparação prévia é importante, porque permite que a criança

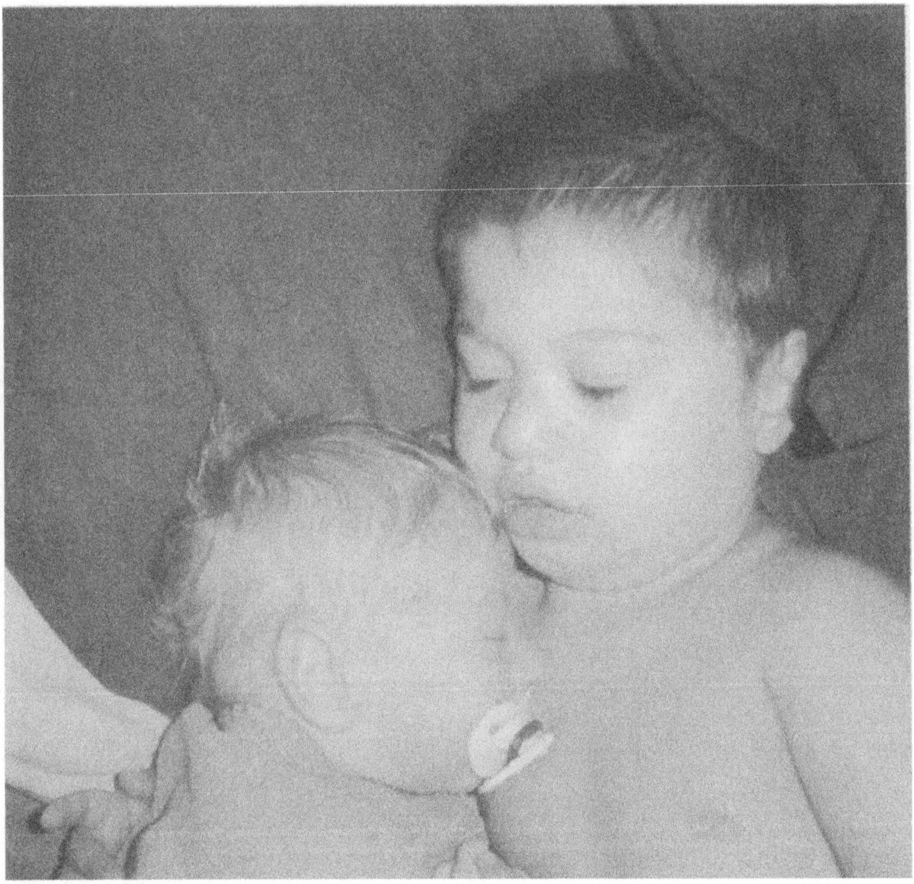

Ty, dois meses, e Chad, dois anos

preveja o que virá a seguir e se prepare mentalmente. Eu chamo isso de *poder do 5-3-1*. Aqui está uma amostra de anúncios dessa espécie:

"Iremos para o banho em cinco minutos."

"Meu docinho, daqui a três minutos vamos para o banho."

"Falta um minuto para o banho!"

Neste ponto, você o acompanha (ou carrega!) até o banheiro, enquanto anuncia: "Hora do banho!"

Quando for hora de tirá-lo da banheira, siga o mesmo padrão:

"Vamos sair do banho e vestir o pijama em cinco minutos."

"Docinho, em três minutos sairemos e você vestirá o pijama."

"Um minuto para a hora do pijama!"

Neste ponto, você o tira da banheira enquanto anuncia: "Hora do pijama!"

Enquanto o ajuda a vestir-se, diga-lhe o que virá a seguir: "Depois do pijama, escovaremos os dentes, depois leremos historinhas e, então, dormiremos."

Você pode usar a técnica de contagem 5-3-1 quando estiver perto de apagar a luz e, novamente, quando for hora de sair do quarto. Se usar essa ferramenta diversas vezes durante o dia, você descobrirá que seu pequeno pode cooperar com todos os tipos de tarefas!

Crie uma Tabela para a Hora de Dormir

Os lembretes verbais podem manter você e seu filho no rumo certo, mas adicionar a tabela do sono, descrito em detalhes na página 131, pode ser o modo mais eficiente de ensinar ao seu filho as etapas envolvidas em sua rotina de dormir. Você ilustrará todas as etapas, incluindo o lanche noturno, escovar os dentes, mamar, receber massagem nas costas, ler e tudo o mais que esteja envolvido em sua rotina de aprontar-se para dormir. Inclua os detalhes sobre o momento em que você sairá do quarto. Pode ser útil incluir uma ilustração do que *você* fará depois de deixá-lo – ler, limpar a casa ou ir para a sua própria cama. Se o seu filho souber o que você fará e entender que a terá por perto se precisar, poderá mostrar-se mais disposto a deixá-lo ir sem reclamar.

Juntando os Irmãos

Se você tem dois ou mais filhos com mais de um ano e meio de idade, e se eles receberem bem a ideia, é possível transferir a aliança da hora de dormir de você para um irmãozinho. Muitas culturas usam rotineiramente esta técnica como um modo natural de ajudar as crianças a dormirem sem um adulto por perto, e muitas famílias descobrem a tranquilidade desse arranjo com bastante naturalidade.

Uma rotina eficiente envolve colocar as duas (ou mais) crianças na cama com histórias, afagos e, então, deixá-las aconchegadas uma à outra até caírem no sono. Aqui, porém, vale uma palavra de alerta! Se isso é novo para os seus filhos, pode ser que considerem mais divertido brincar que tentar dormir. Para não perder uma hora ou mais com pedidos de silêncio, talvez seja válido permanecer com eles um pouco mais. Leia uma historinha, coloque uma música suave ou conte-lhes uma história no escuro, para que, ao deixar o quarto, estejam relaxados, sonolentos e possam realmente *dormir*.

Despertar no Meio da Noite: Quando Meu Filho Dormirá Até de Manhã?

Nosso filho de três anos acorda duas ou três vezes por noite e precisa que um de nós o faça dormir novamente. Eu li que as crianças devem dormir a noite inteira, quando têm três ou quatro meses! Será que há algo errado com nosso menino? Ou será que criamos problemas por causa do modo como lidamos com seu sono?

O único problema aqui é a perpetuação do mito de que as crianças devem dormir por conta própria já alguns meses após o nascimento. O primeiro obstáculo que percebo nisso é que, tecnicamente, é impossível uma criança "dormir a noite inteira" em qualquer idade. Você já sabe disso pelo que leu na *Parte I*, sobre ciclos do sono: todos os seres humanos despertam cinco ou mais vezes todas as noites, particularmente quando mudam de um para outro estágio do sono.

Portanto, a questão não é a criança dormir a noite inteira sem despertar, mas sim poder voltar ao sono – totalmente por conta própria –, sempre que desperta. Isso significa que muitos pais – a maioria deles – que não deixariam a criança sozinha por 10 minutos durante o dia, gostariam que ela fosse totalmente independente durante mais ou menos doze horas, das sete da noite às sete da manhã. Isso é esperar demais de alguém tão pequeno. O fato é que muitas crianças não conquistam este nível de autonomia até estarem quase prontas para irem à escola.

A Fundação Nacional (norte-americana) do Sono publicou um estudo com quase duzentas páginas baseado em entrevistas com 1.473 adultos que têm crianças pequenas em casa. Este relatório de 2004, chamado *Sono na América*, já mencionado anteriormente, oferece um quadro esclarecedor sobre o sono infantil. Os dados demonstram claramente que despertar durante a noite não é absolutamente incomum para bebês até três anos e para pré-escolares; isso, pelo contrário, é perfeitamente normal. Em resposta à questão sobre quantas vezes a criança despertava e precisava de ajuda ou atenção de um adulto em uma noite típica, vemos os seguintes dados:

Bebês de um a três anos
4% – Três ou mais vezes por noite
5% – Duas vezes por noite
38% – Uma vez por noite
47% – Total de bebês de um a três anos de idade que despertam *pelo menos* uma vez por noite e precisam da ajuda de um adulto para voltarem a dormir

Pré-escolares
2% – Três ou mais vezes por noite
3% – Duas vezes por noite
31% – Uma vez por noite
36% – Total de pré-escolares que despertam *pelo menos* uma vez por noite e precisam da ajuda de um adulto para voltarem a dormir

Das 245 famílias entrevistadas para este livro, 47% disseram que seus filhos despertam durante a noite e precisam da atenção de um dos pais antes de voltarem a dormir. Pouco depois de revisar todas essas informações, descobri a seguinte declaração, confusa e contraditória, em um manual pediátrico sobre o sono: "Despertar durante a noite, para crianças pequenas, é um dos problemas mais comuns que os pais precisam enfrentar. Aos seis meses de idade, a maior parte dos bebês é fisiologicamente capaz de dormir a noite inteira. Entretanto, até 50% continua acordando durante a noite".

Algo nisso deixa-me realmente perplexa, e talvez o mesmo ocorra com você. Se até 50% da população faz alguma coisa, não vejo como isso possa ser considerado como qualquer coisa exceto como *normal.* A Dra. Penélope Leach, psicóloga infantil britânica e especialista mundialmente renomada em cuidados infantis, afirma: "É absurdo dizer que as crianças que despertam muito e precisam da presença dos pais têm um distúrbio. Considero tal afirmação uma imensa desinformação". Ela prossegue, dizendo: "Existe uma crença geral de que se você for gentil, mas firme, seu filho jamais terá problema para dormir. Isso é um mito".

O Que Tudo Isso Significa?

Tudo isso significa que é perfeitamente natural, absolutamente normal e totalmente previsível que seu pequeno acorde à noite e precise de sua ajuda para voltar a dormir. Dormir a noite inteira, todas as noites, sem precisar da ajuda dos pais, é como aprender a caminhar, falar ou beber usando um copo – todos acabam aprendendo, mas cada um em seu próprio ritmo, um pouquinho de cada vez e de um jeito único.

Ainda assim, prometo não deixá-lo desamparado. Apenas porque algo é normal, não somos obrigados a conviver com a situação até mudar por conta própria. Você pode fazer muitas coisas para acelerar o processo natural. Afinal, para incentivar os primeiros passos de seu filho, você segurou-o pela mão; quando ele aprendia a falar, você se comunicava com ele o dia inteiro, e para que ele aprendesse a beber em uma xícara, talvez a primeira tenha sido uma canequinha inquebrável e com duas asas. A mesma filosofia é válida para dormir à noite. Parte dessa situação relaciona-se com idade, personalidade e biologia, mas outra parte é afetada por muitos fatores controláveis que podem ser modificados, passo a passo, com um gentil "empurrãozinho" para a autonomia.

Primeiro, identificarei e revisarei as múltiplas razões para uma criança despertar seus pais no meio da noite. Depois, apresentarei algumas soluções dentre as quais você poderá escolher para incentivar a independência noturna de seu filho, o que, por sua vez, dará a você um sono ininterrupto e mais que merecido.

Tenha em mente que, uma vez que tantos fatores podem contribuir para o despertar noturno e outros comportamentos relacionados ao sono, muitas vezes é necessário montar um plano de sono completo – não apenas um pedacinho do quebra-cabeça – para conquistar o tipo de sono noturno e diurno que você deseja. Assim, se você ainda não fez isso, leia novamente a *Parte I* deste livro e crie um plano de sono por escrito. Depois, inclua algumas das ideias a seguir.

Descubra Por Que seu Filho o Desperta Durante a Noite

Quando comecei a pesquisar sobre as possíveis razões para bebês de um a três anos e pré-escolares acordarem seus pais durante a noite, surpreendi-me com as possibilidades quase intermináveis. Comecei a acreditar que *qualquer* criança pequena que realmente consiga dormir por conta própria a noite toda é um verdadeiro *milagre*.

Identificar as razões e motivações particulares ao seu filho pode ser útil, embora algumas sejam mais fáceis de descobrir que outras. Se você puder trazer à tona algumas possibilidades lógicas, poderá também estabelecer um plano para ajudar seu filho a dormir sem precisar das suas intervenções contínuas todas as noites. Entretanto, quero lembrá-lo de que quase 50% das crianças de 1 a 3 anos e 36% dos pré-escolares realmente despertam e chamam um adulto pelo menos uma vez por noite; portanto, estabeleça objetivos razoáveis para essa pessoinha que você ama.

A seguir, apresento as razões mais comuns para a necessidade que as crianças pequenas têm de chamar um dos pais durante a noite; veja se algumas dessas servem para o seu filho. Incluo algumas dicas específicas após cada razão, além de mais algumas ideias gerais na seção seguinte.

Ele Precisa Ir ao Banheiro ou Sujou a Fralda

Se o seu filho acorda todas as manhãs com a fralda encharcada, é possível que o material úmido e frio ou a ardência causada pela urina o impeça de dormir profundamente. Mesmo se uma fralda úmida nunca o incomodou antes, isso pode tornar-se um problema, à medida que ele cresce.

Se a sua criança já se livrou das fraldas e quando acorda faz bastante xixi, a bexiga cheia provavelmente o impede de voltar confortavelmente ao sono quando desperta brevemente. Sonambulismo, fala durante o sono ou terror noturno também são indicações de que a bexiga cheia pode estar incomodando, já que alguns especialistas em sono descobriram uma possível ligação entre esses problemas.

Tente restringir o consumo de líquidos durante duas horas antes de dormir. Se ele usa fralda para dormir, garanta que elas têm capacidade de grande absorvência e proteja o lençol com material impermeável. Se o seu filho usa o banheiro, leve-o até lá algumas vezes, durante a rotina de dormir, incluindo uma última vez antes de ir para a cama. Se ele recém-largou as fraldas, não tenha pressa em fazê-lo dormir sem fraldas durante a noite. É perfeitamente natural recorrer a fraldas noturnas, até ele permanecer seco a noite inteira por conta própria. Preocupações com a possibilidade de molhar a cama podem impedir um sono tranquilo (veja a página 247).

Ele Tem Pesadelos ou Terror Noturno

Se o seu filho desperta chorando ou demonstra muita dependência de você ao acordar, mas volta a dormir facilmente com um pouco de carinho, é possível que sonhos ruins, pesadelos ou medos sejam os responsáveis por isso. Ele pode até fazer algum comentário que o leve a pensar que teve um sonho ruim ou que algo o assusta quando desperta à noite.

Assim como sua mente começa a vagar pouco antes de você adormecer, crianças pequenas podem ter pensamentos muito assustadores depois que as luzes são apagadas e a casa fica em silêncio. Não se trata exatamente de um pesadelo, mas algumas ideias são muito assustadoras. Leia sobre pesadelos na página 203 e sobre terror noturno na página 225, e aprenda algumas soluções para isso.

Se o seu filho tem pensamentos perturbadores, talvez você consiga descobrir sua origem. Com frequência, eles vêm de programas de TV, livros, conversas ouvidas entre adultos ou interpretação incorreta de brincadeiras de irmãos mais velhos. Talvez isso lhe cause surpresa, mas algumas preces infantis tradicionais podem contribuir para preocupações em vez de acalmarem, como aquelas que fazem referência à morte ou ao mal. Essas orações podem criar inquietação ou temores pouco antes de a criança adormecer.

Algumas histórias e filmes infantis contêm cenas perturbadoras e assustadoras para crianças pequenas. Não se esqueça de que as crianças interpretam as coisas muito diferentemente do modo como os adultos fazem; assim, talvez você precise observar seu filho com mais atenção para entender o que o assusta.

Se qualquer das ocorrências mencionadas acima tem a ver com seu filho, alguns ajustes na rotina diária, garantias verbais e o cultivo de pensamentos e imagens positivas na mente da criança poderão ser o bastante para ajudá-la a voltar a dormir.

Canções e versos agradáveis antes de dormir podem plantar pensamentos felizes na mente de seu filho. Você pode encontrar a letra de muitas canções infantis na internet, ou pode criar uma musiquinha ou poema reconfortante para terminar o dia.

Não se esqueça de prestar atenção nas coisas que podem afetar adversamente os pensamentos de seu filho durante o dia e reaparecer à noite. Terminar a rotina para dormir com livros, histórias ou músicas agradáveis pode ser útil para afastar temores e pesadelos.

O Cronograma de Cochilo Está Perturbado

Um cronograma inconsistente para cochilos, sono insuficiente durante o dia ou um cochilo diurno que dura demais ou ocorre muito tarde podem aumentar o número de vezes em que uma criança desperta à noite. Estudos demonstram que muitas crianças até quatro ou cinco anos de idade ainda precisam de cochilos e sem isso elas têm mais perturbações no sono, incluindo despertar à noite, pesadelos e insônia.

Confira a tabela de cochilo na página 35 para o número médio de horas de cochilo que a maioria das crianças precisa e veja até onde os cochilos de seu filho se encaixam nela. Depois, releia a seção sobre soluções para problemas com o sono diurno, *Problema na Hora da Soneca: "Não Quero Dormir!"*, que começa na página 235.

Ele Dorme Tarde Demais ou Não Está Dormindo o Bastante

Com muita frequência, quando o horário de dormir das crianças é tarde demais ou se elas não dormem o bastante, ocorre um estado de privação crônica do sono. Esta condição nem sempre é fácil de se identificar e se mostra como impaciência, choramingos, reclamações ou ataques de birra. Ironicamente, a privação do sono em geral não leva as crianças a dormirem como pedra; em vez disso, ela faz com que o sono seja menos repousante e leva as crianças a despertarem com frequência muito maior durante a noite. O pior é que ela exacerba quaisquer problemas com o sono como pesadelos, terror noturno, bruxismo e insônia.

Consulte novamente a tabela do sono na página 35 e releia as *Partes I* e *II* deste livro. O sono saudável não é conquistado com um foco sobre uma solução isolada, mas pelo foco sobre a situação de sono de seu filho como um todo.

O Ambiente onde Ele Dorme Não Conduz ao Bom Sono

Quente demais; frio demais; tem mosquitos; tem barulho; é quieto demais... a lista é interminável. Algumas crianças são muito mais sensíveis ao ambiente em que dormem que outras, assim como acontece com os adultos. Essas crianças sensíveis podem despertar facilmente se qualquer coisa no ambiente não estiver perfeita, e depois de despertarem, elas não voltam a dormir com facilidade.

Para ver se você esqueceu-se de algo que possa interferir na capacidade de seu filho para dormir confortavelmente a noite inteira, revise a lista e as informações na página 87 relacionadas com a criação de um ambiente aconchegante para dormir. Para descobrir quaisquer condições que exijam correção, preste atenção às queixas ou pedidos de seu pequeno. Talvez você descubra que meias macias para esquentar os pés, uma mudança na temperatura do quarto para refrescá-lo ou aquecê-lo, um tipo diferente de pijama ou um cobertor de tecido diferente aumentam a capacidade de ele dormir a noite inteira.

Ele Sente Fome ou Consome Alimentos Inapropriados Antes de Dormir

As crianças não crescem no mesmo ritmo do nascimento à adolescência. Elas apresentam picos de crescimento em que parecem esticar vários centímetros de uma vez só. É durante esses períodos que uma criança precisa de repente de mais alimentos. Para complicar ainda mais as coisas, bebês e pré-escolares muito ativos não identificam facilmente os sinais de fome e podem não abastecer adequadamente seu crescimento durante o dia. Assim, a fome aparece quando finalmente se aquietam.

Além da fome pura e simples, alguns alimentos conduzem mais a uma noite de sono repousante que outros. Alergias alimentares podem causar perturbação no sono; assim, considere a eliminação de quaisquer alimentos aos quais seu filho seja sensível, da dieta que ele consome.

Você pode ler sobre o melhor momento para lanches e os melhores tipos de alimentos para consumir antes de dormir na Dica 6 da página 99. Mais informações sobre alergias e sono são oferecidas na página 293.

Ele Está Aprendendo a Andar, Correr, Saltar, Ler ou Usar o Computador

Se você tem a impressão de que subitamente seu filho começou a despertar mais durante a noite, investigue se ele também não está dominando novas e excitantes habilidades, como aprender a andar, correr, saltar, ler ou usar o computador. Essas habilidades podem tornar-se grandes paixões, ocupando a mente infantil dia e noite. Assim, quando a criança deveria despertar apenas parcialmente, ela acorda de todo, pronta e disposta para começar a praticar sua atividade recém-descoberta.

Em uma situação assim, você pode ajudar seu pequeno se mantiver um equilíbrio em seus dias. Proporcione tempo para praticar e aprender novas habilidades, tempo para as antigas atividades e um pouquinho de tempo ocioso, para que ele possa brincar sem pressão. Além disso, evite deixar que ele se envolva em uma nova atividade pouco antes de dormir.

Ele Parece Sentir Ansiedade de Separação

A ansiedade de separação é muito comum durante os anos da pré-escola. Todas as crianças passam por esse estágio, mas ele é mais pronunciado em algumas crianças. Até mesmo aquelas que não exibem traços óbvios de ansiedade de separação detestam ser separadas de seus pais. É um temor compreensível: crianças que se sentem seguras e protegidas quando os adultos estão próximos podem sentir-se inquietas quando despertam sozinhas no escuro da noite.

Algumas crianças desenvolvem mais ansiedade de separação após algumas mudanças de vida, como começar a frequentar uma creche, ser desmamada ou mudar do berço para uma cama. Alterações na vida dos pais também podem afetar o senso de segurança, como quando os pais separam-se ou se casam novamente, quando o pai muda de emprego ou quando a mãe engravida, tem um novo bebê ou volta a trabalhar. Perturbações no sono são uma resposta natural durante períodos de transição.

Manter uma rotina para dormir estável e consistente é um componente importante para superar a ansiedade de separação. Além disso, contribuir para que seu filho tenha um plano para quando desperta à noite pode dar-lhe confiança se isso ocorrer. O plano pode envolver ir até a cama dos pais, tomar um gole de água, aconchegar-se a um bichinho de pelúcia ou pensar em coisas alegres.

Pode ser útil incentivar o apego da criança a um brinquedo específico ou a um cobertor especial – esses objetos são chamados de objetos de transição e podem fazer companhia à criança, quando os pais não estão próximos. Garanta ao seu filho todas as noites, quando ele for dormir, que você está ali perto e que o verá assim que ele despertar pela manhã. Às vezes, uma conversa antes de dormir sobre o que acontecerá de manhã pode ajudar na promoção de uma noite de sono tranquilo.

Ele Está com Dentinho Novo

Se alguém tentar convencê-lo de que o surgimento de um dentinho novo não mantém uma criança acordada, é porque nunca teve dor de dente, nem olhou dentro da boca de um bebê e viu gengivas inchadas e vermelhas. É razoável suspeitar que a dor da dentição pode impedir que uma criança durma a noite inteira. Você encontrará sinais comuns do nascimento de dentes e diversas sugestões para aliviar este desconforto na página 285.

Por Temperamento, Ele Tem Sono Leve

Sempre acho estranho quando pessoas, que só têm um filho que dorme profundamente, afirmam que têm todas as respostas para um sono perfeito. Eu tenho quatro filhos e todos eles tinham hábitos de dormir totalmente diferentes quando bebês – e isso acontece ainda hoje. Pergunte a qualquer pai ou mãe que tenha mais de um filho sobre seus padrões de sono e você ouvirá as mais diferentes histórias. Pense em você mesmo, seu parceiro, seus pais, irmãos e amigos. Será que todos dormem exatamente da mesma forma? É claro que não, e o mesmo ocorre com crianças pequenas. Em resumo, os traços de personalidade afetam a maneira como um ser humano dorme.

Uma criança especialmente sensível, persistente, tímida, intensa ou carente por atenção tenderá a despertar mais à noite que outra de temperamento mais tranquilo. Essas crianças precisam de abordagens mais sensíveis para aqueles momentos em que despertam à noite.

Além disso, os estágios do desenvolvimento podem afetar os padrões de sono noturno de uma criança. Existem momentos em que qualquer bebê ou pré-escolar demonstrará maior dependência dos adultos e se mostrará mais choroso ou carente por atenção do que o normal, o que pode afetar claramente o seu sono. Considere a personalidade de seu filho ao decidir sobre soluções para despertares durante a noite.

Crianças com necessidades especiais, aquelas adotadas há pouco tempo ou crianças doentes com frequência têm dificuldades com o sono. Para essas, é importante prestar atenção nos fatores que ajudam a trazer um sono tranquilo e criar e seguir uma rotina bem pensada para a hora de dormir (para dicas adicionais, consulte as seções envolvendo cada uma dessas situações).

Ele Tem Insônia

Se uma criança leva muito tempo para adormecer na maior parte das noites, mesmo quando cansada, e se permanece acordada por muito tempo quando desperta à noite, ela pode estar sofrendo de insônia (incapacidade para dormir, apesar do cansaço).

Muitas ideias apresentadas neste livro podem ajudar crianças com dificuldade para adormecer, já que, com frequência, isso está relacionado com higiene deficiente do sono (hábitos relacionados ao sono), horários para dormir inapropriados ou inconsistentes, ausência de cochilos, extremo cansaço e privação crônica do sono. Todos esses problemas são abordados quando uma boa rotina para o sono é colocada em prática. Ao definir um plano de sono para seu filho e segui-lo fielmente, você poderá perceber que o sono torna-se muito bem-vindo.

Outra razão possível para a insônia pode ser encontrada na dieta infantil. Refrigerantes e chocolate que contêm cafeína impedem o sono. Alimentos muito açucarados, corantes artificiais e conservantes alimentares, além de alimentos com alto teor de proteína ou carboidratos simples podem impedir o sono fácil, quando consumidos perto demais da hora de dormir. Substitua-os por alimentos que promovam o sono. Listas completas de alimentos impróprios e recomendáveis podem ser encontradas na Dica 6 da página 99.

Crianças com alergias, asma, infecções de ouvido, refluxo ou outros problemas de saúde podem também ter insônia. Portanto, se você puder identificar esses problemas e resolvê-los, provavelmente os problemas de sono de seu filho cessarão.

Ele Tem um Distúrbio Não Diagnosticado do Sono

Uma grande porcentagem de problemas de sono entre crianças não tem diagnóstico e não é tratada. Distúrbios do sono, que são perturbações do sono causadas por doenças ou por problemas físicos, compreendem uma ampla faixa de problemas. Até mesmo uma lista parcial excede cinquenta problemas diferentes. Se o seu pequeno parece ter qualquer problema ainda não identificado com o sono, esse o impedirá de dormir bem – não importando quantas outras soluções você aplique com toda a dedicação.

Observe a lista de sintomas na página 328 que podem indicar um distúrbio do sono. Se o seu filho exibe qualquer um deles, talvez seja útil conversar com um especialista do sono, para uma avaliação médica. Além disso, se você seguiu as dicas apresentadas neste livro, mas não houve qualquer melhora no sono, a causa talvez seja um distúrbio do sono, e uma vista a um clínico especializado pode revelar a verdadeira razão (Consulte *Será que ele Tem um Distúrbio do Sono?*, na página 327).

Ele Tem Alergias ou Asma

Crianças que sofrem de tosse noturna crônica, coriza, sono ruidoso ou dificuldades respiratórias podem ter alergias ou asma. Você pode identificar sintomas também durante o dia – por exemplo, respiração ofegante depois de correr ou durante brincadeiras agitadas. Ele também pode ter coriza, espirros ou tosse quando está perto de animais, plantas ou flores, quando está em ambiente com pó ou terra, em um cômodo onde há fumaça de cigarro ou em clima frio.

Alergias e asma são duas das doenças pediátricas mais comuns. Uma vez que ambas podem causar excesso de muco e inchação dos tecidos nasais, pode ser difícil para a criança respirar quando está deitada, o que por sua vez perturba a qualidade do sono. Alguns dos alimentos mais comuns que podem causar sintomas de perturbação do sono são laticínios, ovos, nozes e trigo. Se você suspeitar que seu filho tem algum desses problemas, converse com um profissional da saúde (consulte também o capítulo relacionado, Alergias, Asma e Refluxo Gastresofágico, na página 293).

Se o seu filho já tem alergia ou asma diagnosticados e toma medicamentos, converse com o médico sobre as possíveis reações adversas a esses medicamentos. Às vezes, essas substâncias podem causar sonolência, mas outras podem impedir o sono.

Ele Tem Dor de Barriga

Se um bebê sufoca ou tosse enquanto dorme ou sai do sono profundo para o despertar total e chora, talvez haja uma razão médica para o despertar. Crianças podem ter sensações desconfortáveis, mas talvez não possam explicá-las ou descrevê-las. O refluxo (doença do refluxo gastresofágico, ou RGE) pode ser o culpado. A seção com informações sobre refluxo e como saná-lo está na página 293.

Há Algo Novo Acontecendo na Vida Dele

O nascimento de um irmãozinho; mudança de residência; divórcio dos pais; uma creche nova; a volta da mamãe ao trabalho; largar a mamadeira, o seio ou a chupeta; a visita de avós que moram longe são apenas alguns dos eventos que podem afetar os padrões de sono de uma criança pequena. Os padrões de sono são perturbados por três razões principais: (1) excitação ou estresse, (2) fuga total da rotina e (3) tumulto emocional dos pais, que é absorvido pela criança.

Em geral, o sono de uma criança é perturbado por uma alteração temporária em sua rotina, mas depois tal alteração torna-se um hábito permanente. Portanto, é útil identificar as situações que podem estar afetando o sono de seu filho e tomar medidas cuidadosas para ajudá-lo a fazer ajustes sem permitir que a rotina normal desapareça totalmente.

Paciência, amor e um pouco de atenção adicional podem fazer maravilhas. Após uma perturbação, volte à rotina, anotando sua rotina para dormir e seu plano de sono e os seguindo todas as noites. A boa notícia é que, se as mudanças forem recentes, não levará muito tempo para a vida voltar ao normal.

Ele Tem Fortes Associações para o Início do Sono

Se o seu pequeno está acordando quatro ou mais vezes por noite, talvez ele *não consiga* voltar a dormir por conta própria e, assim, precise de sua presença praticamente todas as vezes que desperta brevemente durante a noite. Ele precisa que você recrie a situação que considera necessária para voltar a dormir. Isto é chamado de associação para o início do sono. Talvez vocês estejam fazendo as coisas sempre do mesmo jeito, desde que ele nasceu, o que provavelmente é o caso com uma criança que mama no peito ou na mamadeira para dormir, sempre que desperta. Ou, ainda, talvez ele tenha se habituado a necessidade ao longo do tempo ou em virtude de uma situação específica. Talvez seu filho estivesse doente ou vocês estivessem de férias, e a rotina para dormir mudou, porque você o encheu de atenções ou dormiu com ele a noite inteira. Qualquer que tenha sido a duração disso ou a maneira como começou, sua presença tornou-se a principal sugestão de sono para ele.

Esse problema é importante. Com frequência, é bastante difícil mudar esta situação, mas não é impossível. Muitas das soluções a seguir podem ajudar seu filho a desenvolver novas associações para o sono, de modo que possa voltar a dormir com conforto, sem o auxílio atual – *você*.

Se o seu filho precisa mamar para voltar a dormir, leia *A Mamada no Meio da Noite*, na página 169. Com muita frequência, esta é a situação mais difícil de mudar, de modo que ideias específicas lhe oferecerão a orientação necessária. Se o seu filho começa a noite em sua própria cama, mas depois se transfere para a cama de casal, leia *O Visitante Noturno*, na página 213 (confira também o capítulo *"Mãe, Fica Mais um Pouco!": Pedido de Ajuda aos Pais para Adormecer*).

Soluções, Ideias e Pensamentos a Considerar

Agora que abordei muitas das razões para o despertar durante a noite, você pode ver que as possibilidades são intermináveis. Seu filho pode até ter muitos motivos para acordar durante a noite, além da idade, biologia e maturidade. É importante recordar que todos os seres humanos têm períodos de sono leve e breves despertares durante a noite, de modo que o fato de acordar não é o problema. Esta realidade mais a incrível lista de possíveis soluções explicará por que um plano único como "deixar chorar" voltado para todas as crianças não faz sentido, e por que muitas vezes não funciona.

Portanto, todas as crianças despertam à noite, mas se o seu filho está perturbando o *seu* sono, sempre que isso ocorre, então este é o problema real. Um bom ponto de partida é descobrir as razões de seu filho para despertar. Depois, você deve procurar – e aplicar – as melhores soluções para ajudá-lo a aprender como voltar a dormir por conta própria, sempre que acordar.

Além das soluções específicas mencionadas na lista anterior de possibilidades, as dicas a seguir podem ajudar, em muitos casos. Examine-as e acrescente quaisquer soluções prováveis ao seu plano geral para o sono.

Crie um Novo Arranjo para a Hora de Dormir

O ambiente em que seu filho dorme pode ser um componente fundamental para adormecer à noite e novamente quando desperta. Observe como seu filho adormece à noite. O que acontece durante os quinze ou vinte minutos em que ele resvala para o sono? Qual é a aparência, sensação e sons no quarto? Esse contexto é importante para avaliar a facilidade com que uma criança adormece.

Algumas podem adormecer sob um conjunto de condições, mas continuar dormindo sob condições diferentes. Esse é mais um daqueles mistérios envolvidos na criação de nossos filhos. Para muitas crianças, porém, quando as condições mudam entre o momento de ir para a cama e o momento em que desperta à noite, elas podem sentir-se inquietas e ter maior dificuldade para adormecerem novamente.

Uma vez que você tenha identificado uma diferença entre as duas situações, tente imaginar como pode torná-las mais semelhantes. Existem várias soluções que você pode implementar, por exemplo, se ainda está claro lá fora quando seu filho vai dormir, mas totalmente escuro quando ele desperta durante a noite. Cubra as janelas com cortinas ou persianas escuras, ou até mesmo papelão, e depois use uma pequena lâmpada noturna durante o fim da rotina para dormir. Se a casa está muito barulhenta na hora de dormir, adicione algum ruído branco capaz de mascarar esses sons na hora de dormir ou mesmo durante toda noite, para uma criança com sono leve (pense no som reconfortante das ondas do mar).

Se você criar um ambiente que induz o sono para o momento em que seu filho cai no sono, à noite, e torná-lo similar para aqueles momentos em que ele desperta no meio da noite, isso o ajudará a voltar a dormir por conta própria.

Tenha em mente que o arranjo para a hora de dormir é apenas um dos aspectos do plano total de sono de seu filho. Os maiores benefícios serão colhidos com a organização de uma estratégia completa para o sono diurno e noturno.

Monitore Suas Respostas ao Seu Filho Durante a Noite

Quando seu pequeno desperta no meio da noite, esta é uma oportunidade para oferecer conforto e ajudá-lo a voltar a dormir, mas *não* para acender a luz, conversar, comer, assistir TV ou cantar musiquinhas. Também não é hora de demonstrar raiva, fazer ameaças ou suplicar, já que isso não resolverá o problema e, na verdade, poderá piorá-lo.

No meio da noite, você deve apaziguar e oferecer conforto, mas também deve ser rigoroso. Cuide de seu filho com o mínimo possível de conversas e movimento – quase como se você estivesse dormindo – isso deve ser fácil, já que provavelmente você *estará* quase dormindo.

O importante é que você o faça deitar, fechar os olhos e voltar ao sono tão rapidamente quanto possível, com o mínimo de agitação. É preciso manter a expectativa de que a noite serve para deitar na cama e dormir, nada mais que isso.

Deixe Que Sua Presença Adormecida Dê o Recado

Bebês maiores e pré-escolares que despertam à noite, às vezes, simplesmente precisam da presença de um dos pais, e até mesmo um pai ou mãe *dormindo* pode servir para reconfortá-los. Se você suspeitar que isso pode dar certo com o seu pequeno, experimente fazer o seguinte: coloque um saco de dormir, edredom ou colchão sobre o chão, próximo de sua cama. Explique ao seu filho que entende que ele, às vezes, quer ficar perto de você no meio da noite, mas quando ele o desperta, isso o deixa infeliz e mal-humorado. Mostre-lhe seu novo lugar de dormir e o convide-o usá-lo se despertar durante a noite e precisar de companhia.

Pratique durante algumas noites, antes de colocá-lo na cama, para que ele possa sentir exatamente como isto funciona. Esses ensaios também plantarão uma semente, de modo que quando ele despertar à noite e estiver sonolento, ainda estará propenso a fazer exatamente como praticou antes de ir para a cama.

Coloque-se Disponível... Mas Nem Tanto Assim

Quando seu filho desperta à noite e você vai até ele, o que acontece? Se você passa algum tempo cuidando-o, oferecendo mamadeira, embalando-o, deitando-se ao seu lado ou realizando qualquer outra atividade e mantém essa assistência, tal comportamento apenas dá continuidade à necessidade que seu filho tem de ser ajudado para voltar a dormir. Existe um modo de oferecer conforto noturno e prevenir o choro, mas ao mesmo tempo ajudando seu filho a aprender como voltar a dormir por conta própria.

Ao ir até a cama do seu pequeno, comece fazendo como sempre – mas brevemente. Depois de acomodá-lo, separe-se fisicamente dele por um minuto, mas permaneça no quarto. Não faça grande alarde sobre sua intenção, já que provavelmente ouvirá queixas! Em vez disso, ajeite seu filho e, depois, encontre algo para fazer no quarto: fechar uma janela, recolher roupas sujas ou dobrar fraldas. Sim, sei que parece estranho fazer essas coisas no meio da noite, mas o seu filho não sabe disso. Enquanto executa a sua tarefa, cante baixinho para ele. Muitas crianças aceitam uma presença reconfortante por perto e voltam a dormir enquanto suas mães estão ali pertinho fazendo outra coisa. Este é um passo importante para aprender como adormecer sem a assistência física de um dos pais, e fazê-lo pode levar a menos chamadas no meio da noite.

Você pode tentar colocar uma cadeira ou edredom no quarto dele. Depois, quando ele a chamar, acomode-o e lhe diga que é hora de ir dormir. Sente-se na cadeira ou deite-se no edredom até vê-lo dormindo.

Ofereça Companhia ao Seu Filho

Muitas crianças pequenas simplesmente não gostam da sensação de estarem sozinhas quando despertam no meio da noite. Naturalmente, quando isso ocorre, elas buscam sua companhia preferida – os pais. Pode ser útil oferecer alguma companhia noturna para o seu filho e, para isso, dou as seguintes sugestões:

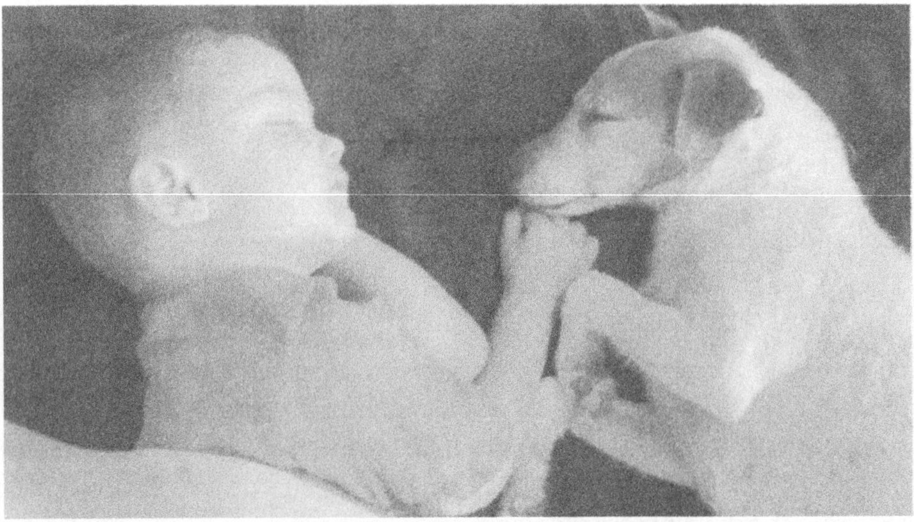

Garrett, três anos, e Kirby, onze anos

- **Um bichinho de pelúcia especial** – ou todo um zoológico de bichinhos de pelúcia.
- **Um aparelho de som** para escutar um áudio-livro, uma música relaxante ou ruído branco.
- **Um aquário com um peixinho.**
- **Um animalzinho de estimação** que possa dormir perto da criança.
- **Um irmão.** Se você tem mais de um filho, considere a ideia de dormirem juntos.

Convide Seu Filho a Criar Soluções

Muitos pais enfrentam anos de intermináveis despertares à noite e nunca chegam a pensar em incluir o filho no processo de descobrir uma solução. Pré-escolares muitas vezes podem contribuir com ideias preciosas para o plano de sono, e se forem envolvidos na criação de soluções, poderão mostrar-se mais dispostos a cooperar com o plano. Você pode dizer ao seu pequeno: "Quero que você durma a noite inteira na sua cama e deixe mamãe dormir na cama dela a noite inteira".

Encene uma Solução para o Despertar Durante a Noite

Provavelmente, as ações de seu filho seguem um padrão, sempre que ele desperta à noite – ele pode chamá-la, chorar pedindo ajuda ou sair da cama para ir ao seu encontro. Quando o despertar é apenas parcial, ele automaticamente faz o que sempre fez. Portanto, se a sua intenção é alterar este comportamento, pode ser útil definir um plano e ensaiá-lo algumas vezes antes de colocar seu filho na cama a cada noite, até que a nova rotina se torne natural.

A melhor maneira de fazer isso é tornar sua ideia interessante e divertida. Você pode começar fingindo ser o seu filho e encenar o despertar do sono noturno. Depois, deixe que ele demonstre a sequência de eventos. Você também pode optar por contar uma história que tenha o seu pequeno como personagem principal, para lembrá-lo do que deve fazer.

Se você estiver fazendo uma grande mudança naquilo que espera de seu filho quando ele acorda, não pense que a solução virá em uma só noite de instruções. Provavelmente, serão necessárias muitas noites, durante algumas semanas, para que o plano se torne uma realidade consistente.

Paciência, Paciência (e Mais um Pouco de Paciência)!

Os despertares noturnos são o problema de sono de mais difícil solução, porque os pais precisam desesperadamente de uma boa noite de sono e não têm energia para criar os filhos que os mantêm acordados a noite inteira. Provavelmente, você enfrenta esses episódios de despertares noturnos há muito tempo, talvez desde que o seu filho nasceu. Lembre-se, porém, de que você não é o único e que isso é normal. Se existisse algo como uma solução imediata para problemas de sono, acredite, todos os pais do mundo já a conheceriam e todas as outras ideias para o sono deixariam de existir!

Para incentivar seu pequeno que o mantém acordado a dormir a noite inteira, você precisará estabelecer seu plano e segui-lo com toda a dedicação. Não apenas uma vez, mas noite após noite, até que todos na casa estejam dormindo bem. Ler uma centena de boas ideias não mudará nada, se você não as implementar.

Além disso, tenha em mente que o sucesso com o sono vem em surtos. Vocês terão boas noites, seguidas por noites insones, seguidas por outras noites boas. Você observará retrocessos que causarão mais despertares noturnos, como dentição, doença, surtos de crescimento, férias e marcos do crescimento físico e emocional. O caminho para o sucesso com o sono não segue em linha reta – ele é mais semelhante a uma dança: dois passos para frente, um para trás, e até mesmo alguns passos para o lado, de vez em quando. A boa notícia é que, no fim, você terminará onde deseja chegar: com você e seu filho dormindo a noite inteira.

A Mamada no Meio da Noite

Eu adoro amamentar meu bebê durante o dia e também pouco antes de ele dormir, mas está ficando muito difícil acordar no meio da noite, quando ele chora para mamar novamente. Meu filho está com um ano e meio e ainda acorda quatro ou cinco vezes para mamar, todas as noites! Acho que já basta de ter meu sono perturbado. Anseio por dormir uma noite inteira! Além disso, ele só continua na cama se em vez de mamar lhe dermos uma chupeta. Não desejo absolutamente deixá-lo chorando até pegar no sono, assim como também não quis fazer isso logo que ele nasceu. Será que existe uma forma para desacostumá-lo a mamar durante a noite sem fazê-lo sofrer?

Esta situação é extraordinariamente comum entre mães que amamentam e não acreditam que devem deixar seus bebês chorando até caírem no sono. Este é um belo testemunho para o fato de que você se preocupa profundamente com os sentimentos de seu filho, e eu devo aplaudi-la por ser tão sensível e amorosa. Também já estive nesta situação e sei *exatamente* o que você sente – frustração, confusão, raiva ocasional e desejo desesperado por uma noite inteira de sono! Com um ano de idade, meu filho mais velho, Coleton, mamava frequentemente durante a noite. Ele acordava para mamar a cada uma hora e meia, durante a noite inteira, todas as noites – e esta foi a principal razão para eu escrever o primeiro livro da série *Soluções para Noites sem Choro.*

A associação entre mamar e dormir é uma das situações mais complicadas e difíceis de mudar, por inúmeras razões. Eu as revisarei aqui com você, e talvez isso a ajude a entender um pouco melhor o que acontece. Depois de cada ponto, incluirei algumas razões lógicas que a ajudarão a superar os bloqueios para eliminar as mamadas no meio da noite.

Depois, oferecerei uma lista de soluções para que você possa ajudar seu filho a dormir a noite inteira sem mamar.

- **O poder do leite.** Mamar é o auxílio mais perfeito para o sono proporcionado pela natureza, capaz de relaxar uma criança agitada e aquecer uma criança adormecida. Isso nem sempre acontece com um bebê maiorzinho, mas ainda assim faz parte da história dessa forte associação com o sono.

  Enquanto amamenta seu filho, você recebe os benefícios dos hormônios liberados por todas as mães, também chamados de "hormônios do amor", prolactina e oxitocina. Além de estimularem seus instintos maternos, esses hormônios a ajudam a relaxar, às vezes ao ponto de levá-la também ao sono. Essa poderosa substância – útil tanto para a mãe quanto para o filho – pode causar um profundo hábito, difícil de largar.

  O ajuste mais difícil ocorre naquele momento de transição das mamadas frequentes à noite para um sono ininterrupto durante a noite inteira. É preciso compromisso, esforço e tempo para mudá-lo. Depois de criar novas rotinas que não se baseiem em mamar para dormir, vocês dois se acostumarão a adormecer perfeitamente, sem essa rotina.
- **Os múltiplos benefícios de amamentar.** Eu levei minha primeira filha ao meu peito logo depois do parto e desmamei meu quarto filho quando ele já estava com três anos – isto é, tenho a experiência de ter passado mais de nove felizes anos amamentando meus filhos. Meu marido, Robert, referia-se com carinho a esse processo como "A Arma Secreta". Ele aprendeu desde cedo sobre o poder da amamentação para acalmar, aquietar, nutrir... e corrigir quase qualquer coisa que estivesse errada com um de nossos filhos. Tenho certeza de que você também aprendeu isso. A amamentação torna-se facilmente uma resposta automática para acalmar um bebê – de dia ou à noite. Uma vez que até agora você recorreu à amamentação, é difícil mudar e adotar outros modos de responder ao seu filho no meio da noite.

  Você pode continuar amamentando durante o dia, se quiser, por tanto tempo quanto quiser, mas precisa aprender a adotar algumas técnicas novas para acalmar seu filho no meio da noite, e aplicar algumas ideias para ajudá-lo a voltar a dormir sem mamar.
- **A relutância em substituir.** Se você ainda amamenta seu pré-escolar, já teve um relacionamento longo e próspero com seu filho ao peito. Se

o seu pequeno ainda precisa mamar no peito para dormir, este pode ser um processo fácil e tranquilo. Mesmo que não seja mais tão fácil ou tranquilo, mamar antes de dormir já virou uma rotina que parece incapaz de se mudar. Quando pensa em fazer uma mudança, ou se já *tentou* mudar este hábito, você descobre rapidamente que seu filho não está disposto a abandonar esse costume maravilhoso sem reclamar. Portanto, você descobriu que a escolha é entre a via rápida, fácil e suave para o sono ou uma batalha árdua, cansativa e cheia de lágrimas. Assim, você opta pelo caminho... rápido, fácil e suave. E sem uma solução clara, por que não deixar as coisas como estão?

Se você organizar um plano específico e seguir a rotina que criou, será possível fazer as mudanças desejadas. Sei que a transição pode ser cansativa e difícil, já que os padrões atuais existem há muito tempo. Você terá de exercer mais esforço e criatividade para manejar os despertares noturnos de seu filho, mas por pouco tempo. No fim, vocês dois dormirão a noite inteira e poderão abraçar-se de manhã. Talvez até seja possível realizar uma sessão de amamentação matinal, após uma noite de repouso.

- **Os seios são objetos de apego.** Todos nós conhecemos o valor de um objeto de apego para as crianças – tecnicamente chamado de objeto de transição. Um objeto de apego é algo que transmite conforto à criança, algo que a torna segura, em um mundo que parece mudar tanto. Muitos bebês maiores ou pré-escolares que ainda mamam adotam os seios da mãe como objetos de apego. E mesmo se têm um bichinho de pelúcia ao qual se agarram, este geralmente anda lado a lado com o *outro* objeto de apego – isto é, a criança ama o bichinho *e* os seios, ou um cobertorzinho *e* o peito da mãe (às vezes, isso é ainda mais complexo: o par é formado pelos cabelos e seios da mãe, ou a mão e os seios da mamãe).

Crianças pequenas desejam a presença do objeto de apego sempre que sentem insegurança ou desconforto, e isso inclui acordar no escuro. Talvez, lá no fundo (ou mesmo bem na superfície) você sinta orgulho deste lugar de importância que tem na vida de seu pequeno. Sempre que aquela mão pequenina estende-se para você e ele lhe dá um sorriso radiante e com bigodinho de leite, cheio de amor e gratidão, você percebe o quanto amamentar é bom para seu bebê e se enche de um sentimento muito especial de amor e orgulho.

Como mãe de três adolescentes autônomos e de um pré-escolar independente, guardo com carinho a recordação de cada um deles enquanto mamava no meu peito. Embora essa época passe, a boa notícia é que ao longo dos anos nós ainda continuamos sendo o centro do mundo dos nossos filhos – a definição apenas muda, enquanto o tempo passa. Cada marco redefine seu relacionamento, mas a ligação entre vocês apenas torna-se mais forte. Um relacionamento de amor e apego não precisa incluir mamar no peito a noite inteira.

- **Sempre foi assim.** Desde o dia em que ele nasceu, você usou a amamentação como um componente fundamental para ajudá-lo a dormir. Vocês sabem como isso funciona – é simples e sempre dá certo. A forma como vocês interagem antes da hora de dormir e as rotinas envolvidas têm sido completadas instintivamente, como acontece desde tempos remotos entre mães e seus bebês. Com frequência, o *único* componente fundamental da rotina de dormir de seu filho, e da rotina que ocorre quando ele acorda durante a noite, é a amamentação – nada mais é crítico para o processo e nada mais funciona para fazer seu filho dormir. Seu pequeno tem uma associação muito forte entre mamar e dormir, e pode até acreditar que *precisa* mamar para poder adormecer, já que raramente dorme de outra forma. Eliminar a amamentação de sua rotina para dormir exige que você faça mudanças conscientes e torne mais complexa sua rotina para dormir para que seu filho aprenda como dormir sem mamar – e tudo isso em uma hora da noite em que você está simplesmente cansada demais para tentar outra coisa.

  Crianças são criaturas apegadas a rotinas e hábitos, e não é preciso muito para criar novos hábitos. Com um plano, consistência e paciência, você logo será recompensada com novas rotinas que não envolvem acordar para amamentar. Quando estiver suficientemente motivada para fazer mudanças, reúna toda a sua coragem e faça o que é preciso – embora isso signifique piorar *ainda* mais seu estado de privação do sono, por um curto tempo. Acredite, a recompensa de um sono sem interrupções compensa o sacrifício.
- **O fenômeno do processo sagrado.** Você é uma mãe dedicada e ama seu filho. Neste amor, seu desejo é criar uma criança boa e dar o melhor de você mesma para isso. *Você* considera necessário e *certo* criar certos limites – não permitindo, por exemplo, que seu filho corra na rua, coma doces no jantar, enfie massinha de modelar no aparelho de DVD ou bata no bebê mais novo. Tudo isso é parte de sua função como mãe. No que se refere à amamentação, contudo, você considera muito difícil

dizer não. Afinal, esta ligação é muito especial, e o ato de amamentar é importante e bom para a saúde e crescimento de seu filho. Amamentar é um ato nobre e amoroso. E como dizer "não" para o amor? Com muita frequência, o desafio de sentir que é errado dizer não pode nos impedir de fazer mudanças, embora nossos filhos não sejam mais bebês pequeninos e, mesmo assim, continuem nos acordando a cada hora para mamarem, enquanto nós estamos desesperadas por uma noite inteira de sono.

Um bebê maiorzinho ou pré-escolar não sofrerá mal nenhum, se dormir sem mamar. Acredite! Milhares e milhares de crianças fazem isso, e outras milhares ainda farão. Seu filho não é mais um bebezinho de meses e não sentirá fome ou solidão sem a atenção noturna frequente da mãe. Um bom plano, que envolva uma rotina carinhosa na hora de dormir e um abraço delicioso de manhã, pode manter essa bela conexão que se criou entre vocês. Além disso, você pode ser uma mãe mais paciente e amorosa durante o dia inteiro se puder dormir tranquilamente à noite. Tenho certeza de que o seu pequeno adorará ver sua mamãe mais feliz e repousada.

- **Medo de parar de amamentar.** Às vezes, crianças ativas têm tanto a fazer durante o dia que mamam muito pouco e suas sessões junto ao peito são breves. A amamentação segue seu curso natural, de intervalos de uma a duas horas, quando seu filho era recém-nascido, a uma ou duas vezes por dia, agora. Em casos assim, algumas mães podem hesitar em abandonar a mamada da noite, por temerem que isso sinalize o desmame total, logo depois.

Eu evito usar o termo *desmamar à noite* porque, para muitas mães, isso denota o fim da amamentação por completo e atrapalha a resolução dos problemas da amamentação noturna. Embora isso possa ser verdade para algumas crianças que estão prontas para deixar de mamar no peito, muitas, *muitas* crianças abandonam a mamada da noite, mas continuam mamando ainda por muito tempo durante o dia (todos os meus filhos deixaram de mamar à noite muito antes de pararem de mamar durante o dia. Coleton parou de mamar antes de dormir com um ano e um mês, mas só desmamou totalmente após seu terceiro aniversário). A decisão de desmamar totalmente seu filho é totalmente independente da decisão de deixar de lhe oferecer o peito à noite.

A Lista de Soluções

Todos os bebês são diferentes assim como não existe uma mãe igual a outra. Não existe uma resposta perfeita que funcione para todos os pares de mãe-filho. A seguir, apresento uma lista de ideias para a criação de seu próprio plano para reduzir ou eliminar a mamada da noite.

Sugiro que você leia todas as ideias e selecione aquelas que lhe parecerem melhores. Faça um plano. Depois, escolha um dia para começar e permaneça firme no seu plano por várias semanas, antes de desistir ou revisá-lo. Lembre-se: você precisa alterar padrões que existem há muito tempo, e não é fácil fazer isso. Talvez você descubra que a cada passo à frente, vocês dão dois passos para trás. Porém, se você for em frente, acabará exatamente onde pretende chegar.

Pense em uma data daqui a aproximadamente um mês – marque-a em um calendário – e saboreie a ideia de que você poderá estar celebrando o sucesso do seu plano naquele dia. Marcar uma data a ajudará a cruzar este difícil período de transição e lhe dará força para manter-se fiel ao seu plano.

Portanto, aqui vamos nós para a nossa lista de soluções!

O Plano de Remoção Gentil de Pantley

Seu filhinho adormece depois de mamar à noite, e então desperta algumas horas depois para mamar novamente, até voltar totalmente ao sono. Ele segue este padrão sempre que acorda. O problema é que quando desperta, o que acontece normalmente entre os ciclos do sono, ele torna-se confuso e desorientado e busca seu auxílio para dormir de novo. Para que essa poderosa associação com o sono mude, ele precisa aprender como adormecer sem a sensação de mamar, de modo que não tente recriar essa condição para o sono quando despertar no meio da noite.

Para tomar as medidas necessárias e romper a associação de mamar para dormir de seu filho, você precisará complicar a situação de despertar no meio da noite por uma semana ou talvez até por um mês. Contudo, no longo prazo, você poderá desabituá-lo do uso de seu peito como sua única associação noturna. Eu gostaria que isso fosse mais simples, mas esteja preparada para perturbar as suas próprias noites por algum tempo, a fim de fazer mudanças importantes e recompensadoras no longo prazo.

Como Usar o Plano de Remoção Gentil de Pantley para Pré-Escolares

Um primeiro passo bastante útil é criar uma expressão que signifique "Já chega de mamar". Primeiro, você a usará durante o dia, após cada sessão de amamentação. Enquanto termina de amamentar, tira seu filho de seu peito e fecha a roupa, repita a frase duas ou três vezes. Escolha sua própria frase, com base na sua personalidade e na idade de seu filho. Ela pode ser algo como "Já terminamos. Você já tomou seu leite. Tchauzinho, leitinho". Isso se torna uma indicação para encerrar suas sessões de amamentação e será útil no meio da noite ou logo cedo, pela manhã, quando quiser que seu filho pare de mamar e durma.

Quando ele despertar à noite e quiser mamar, vá em frente e o amamente como normalmente faz. Lembre-se de que um bebê maior ou um pré-escolar provavelmente acorda durante a noite não porque sente fome, mas porque deseja conforto e considera a amamentação como o seu método para voltar a dormir. Assim, em vez de deixá-lo *adormecer* em seu seio, você o amamentará por alguns minutos, até sentir que ele diminui a força da sucção e está relaxado e sonolento.

Garanta que seu filho terminou de mamar (quando ele não estiver ativamente sugando e engolindo, mas apenas usando seu mamilo como chupeta). Então, tire-o de seu peito. Existem várias maneiras de se fazer isso, dependendo do que funcionar melhor para você:

- Rompa o contato com seu dedo, removendo gentilmente o mamilo da boca de seu filho.
- Use uma ruptura mais rápida e confiante. Se você estiver sentada para amamentar, levante seu filho imediatamente ao terminar e o abrace apertado enquanto o balança, brinca com ele, dá tapinhas carinhosos ou o conforta de outra maneira.
- Se estiver deitada ao lado dele, use a liberação rápida e confiante e então afaste seu seio do rosto do seu filho (talvez se virando de bruços por alguns instantes), enquanto dá tapinhas carinhosos, faz massagem ou outra coisa que o acalme.

Não use sua frase de encerramento da amamentação ainda! Com frequência, especialmente no início, seu filho ficará confuso e desejará continuar mamando, porque sempre foi assim. Tente afastar seu seio. Talvez você consiga fechar-lhe a boca gentilmente, pondo um dedo sob o queixo dele, aplicando alguma pressão ou dando leves pancadinhas no queixo, sob o lábio (isso o ajuda na transição entre a sucção e a imobilidade), e ao mesmo tempo balançando-o, enquanto diz "Shhh. Vamos dormir agora". Se ele agitar-se e reclamar, prenunciando dificuldades, vá em frente e o deixe mamar mais um pouco, já que não queremos que ele desperte totalmente e comece a chorar, mas repita o processo de remoção com a frequência necessária, até ele dormir.

Quanto tempo deve passar até você removê-lo? Cada criança é diferente, mas cerca de dez a trinta segundos entre as remoções geralmente é o bastante. Se o seu filho tem de um a dois anos e já dormiu cinco horas ou mais, ele pode estar faminto, e precisará de uma sessão mais longa. Você saberá se ele está sugando com força e engolindo regularmente; assim, espere alguns minutos até o ritmo diminuir. Não o remova no meio da sucção, porque assim você terá de manter a mão sob seu seio para cessar o fluxo do leite.

Talvez você precise de duas, três, cinco ou até mais tentativas, mas no fim seu filho aceitará o afastamento do seio e a perda do mamilo, ficará confortável e começará a adormecer sem o mamilo na boca. É *aí* que você dirá sua frase de encerramento (com calma!). Assim, você criará uma ligação entre a frase de encerramento e o término real da amamentação.

Depois de agir assim várias vezes ao longo de um período de alguns dias, você descobrirá que a remoção é muito mais fácil e que seu pequeno desperta com menor frequência. Então, você poderá usar sua expressão de encerramento mais cedo no processo e começar a demonstrar maior persistência ao terminar a sessão de amamentação.

Depoimento de Mãe

"Aqui em casa, nós chamamos o método de Grande AP (abordagem de Pantley). No início, Joshua previa o momento de encerrar a amamentação e se agarrava mais ainda ao meu mamilo – isso doía! Mas você aconselhou-nos a persistir, e foi o que fizemos. Agora, ele prevê o momento de parar e realmente larga meu seio, vira de lado e dorme! Estou impressionada."

– Shannon, mãe de Joshua, um ano e sete meses.

Enquanto o Plano de Remoção Gentil de Pantley começa a funcionar, você pode começar a tirar seu filho de seu seio cada vez mais cedo no processo.

Assim, um dia seu filho a surpreenderá, parando por conta própria. Mas para chegar lá, é preciso ser consistente.

No início, sua redução gradual será mais ou menos como abaixo:

Seu filho acorda e começa a mamar vigorosamente.
Os olhos fecham-se e a taxa de sucção diminui.
Você o remove de seu mamilo com suavidade.
Seu bebê move a boca na direção de seu seio, esperando mamar mais.
Você tenta balançá-lo ou embalá-lo, mas ele não aceita!
Você o coloca de novo para mamar.
Conte: mil, dois mil, três mil... dez mil.*
Você afasta suavemente seu mamilo.
Ele tenta mamar novamente.
Você tenta parar, acalmá-lo com tapinhas carinhosos, mas nada funciona.
Você cede e o deixa mamar novamente.
Conte: mil, dois mil, três mil...*
Você afasta gentilmente seu mamilo.
Seu filho sonolento mexe a boquinha e você a segura fechada, com carinho, pressionando levemente sob seu queixo.
Ele não resiste e está praticamente dormindo.
Você pronuncia sua expressão de encerramento.
Você o afasta de seu corpo na cama ou o coloca em seu próprio berço, dando-lhe tapinhas carinhosos para aquietá-lo.
Ele dorme.

Repita o processo de remoção gentil todas as noites, até ele aprender que pode adormecer sem mamar. Se o seu filho cochila com relativa facilidade ou você está decidida a fazer uma mudança mais rápida, use a técnica para colocá-lo para dormir na hora da soneca da tarde também. Se ele não cochila bem ou se você tem muita paciência, não se esforce demais em usar a técnica de remoção durante o dia para os cochilos, já que talvez os dois acabem frustrados. Lembre-se de que bons cochilos significam um sono melhor à noite – e melhor sono à noite significa melhores cochilos. É um círculo. Depois que ele estiver dormindo

---

* A contagem, na verdade, serve mais para você, a fim de comparar seu tempo e mantê-la calma durante suas repetidas tentativas. Você pode ser flexível e imaginar o intervalo que funciona melhor para você e seu filho.

melhor à noite, você poderá trabalhar com o sono da hora da sesta. Porém, tão logo você resolva a associação noturna e crie uma rotina para o cochilo diurno, o sono noturno poderá resolver-se sozinho (leia o capítulo sobre problemas com o cochilo, na página 235).

Paciência com seu Filho e com Você Mesma

Sempre que se sentir frustrada demais para continuar com o método de remoção, permita que seu filho mame até dormir, para que você também possa fazer isso, e tente outra vez na próxima vez que ele despertar. A menos que você tenha um prazo – se deseja engravidar ou planeja a volta ao trabalho – não se sinta pressionada a ter sucesso rapidamente. Este processo pode tomar algum tempo. Tenha paciência. Uma vez que o objetivo é evitar o choro, esta não é uma solução que dá resultados em um só dia. Contudo, dentro dos próximos trinta dias, enquanto rompe suavemente esta forte associação com o sono, você deverá ver uma grande redução no número de despertares noturnos de seu pequeno, porque não precisará amamentá-lo sempre que ele mover-se pelos ciclos de sono.

Lembre-se, também, de que todas as soluções contidas neste livro são como peças de um grande quebra-cabeça. Garanta que está aplicando todas as outras informações que aprendeu sobre o sono de seu filho, contidas em outras partes deste livro. Se o seu plano de sono é completo, você verá uma rápida melhora no sono de seu filho. Assim, certifique-se de ter uma rotina apropriada para dormir, planeje corretamente os cochilos e o sono noturno dele e aproveite os benefícios de uma música calma e de um ambiente condutivo ao sono.

Crie uma Nova Rotina para Dormir

Com frequência, a forma como seu filho adormece à noite afeta seus múltiplos despertares durante o sono. Isso ocorre por causa da associação que foi estabelecida para o sono. Parece que, não importando como ele adormeça, seu filho espera continuar assim pelo resto da noite. Você pode ajudar a reduzir a quantidade de vezes que ele a chama, criando um ritual para adormecer que pode ser aplicado no meio da noite, sem a sua presença. Perceba que eu não disse que isso a impedirá de acordar durante a noite! Se você recorda, no começo deste livro, eu disse que é perfeitamente normal acordarmos durante a noite, parti-

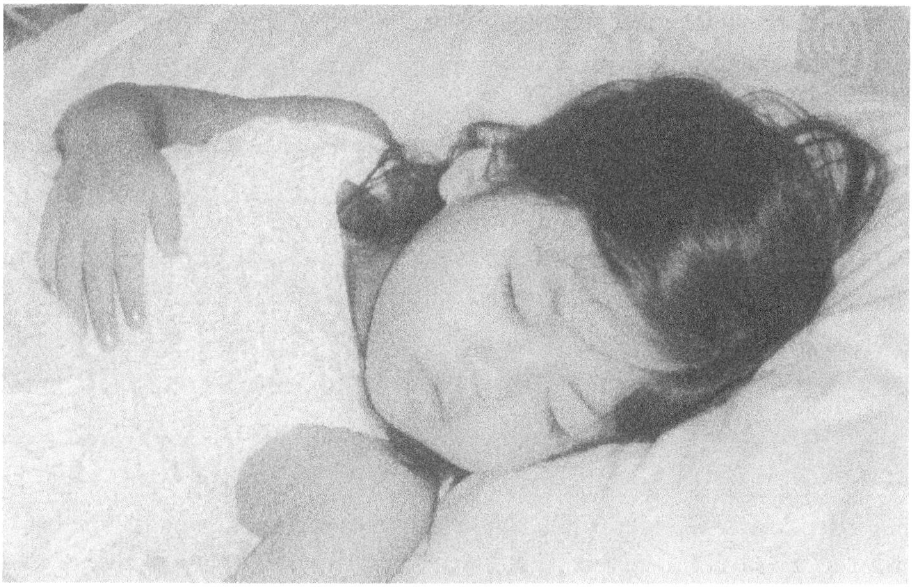

Adriane, três anos

cularmente entre os ciclos de sono. Nosso objetivo é que seu filho adormeça facilmente *por conta própria,* quando isso ocorrer.

Se puder, tente modificar a rotina para dormir de seu filho, de modo que no finalzinho ele esteja deitado sozinho na cama, sem mamar. Você pode ficar na cama, um pouco afastada, em uma cadeira perto da cama ou de pé junto à porta, e em muitos casos, esse será o único modo de impedir que seu pequeno se aborreça e desperte completamente. Qualquer que seja a rotina escolhida, seja consistente todas as noites. Não há mal em cuidar de seu filho até que ele adormeça todas as noites. O ritual de "colocar para dormir" pode ser uma conclusão carinhosa e tranquila do dia. Além disso, para muitos pais, se o filho dorme a noite inteira, não importa se é preciso fazer-lhe companhia até que ele adormeça.

O importante, aqui, é que é preciso evitar que seu filho adormeça *mamando* enquanto adormecer pela primeira vez à noite, e é aí que o processo de remoção gentil é mais útil.

Se você tem uma rotina estabelecida que termina todas as noites com seu filho adormecendo em seu seio, talvez seja preciso reformulá-la inteiramente para terminar de outra maneira. Opte por terminar sua rotina com algo que seu filho gosta de fazer e o relaxa. Você pode usar massagem ou carinhos como sua etapa final. Se adicionar música suave, áudio-livro, isso tornará mais agradável a transição para o sono.

O Ritual de Contar Histórias

Com bebês mais velhos e pré-escolares, uma ótima abordagem para abandonar a amamentação antes de dormir é o ritual de contar histórias. Introduza uma nova rotina interessante nas suas noites. Deixe que seu filho mame como sempre, mas não fale durante o processo. Depois, peça para ele deitar ao seu lado na cama, no escuro, e conte uma história. Se ele preferir, pode beber água devagarzinho, chupar chupeta ou morder um brinquedo macio durante esses momentos. O importante é deitar-se sem mamar.

A maioria das crianças adora histórias em que elas são as personagens principais. Você pode contar uma história sobre um dia real, revivendo a ida até o parque, ou contar uma história sobre algo que está programado para o dia seguinte. Transforme a narrativa em uma fantasia e invente que seu filho está construindo uma balsa e flutuando para encontrar muitos peixes e amigos interessantes no mar. Você descobrirá que não é preciso ser incrivelmente criativa para contar uma história satisfatória e, com frequência, as crianças apegam-se a certo tema e desejam escutar a mesma narrativa vezes sem conta (e por falar nisso: *era uma vez um menininho chamado Coleton que construiu um barco muito grande e navegou pelos mares...*).

O importante é que a história venha *após a amamentação* e nunca durante! Depois de fazer isso algumas vezes, seu filho começará a ansiar por esses momentos! A vantagem de terminar a rotina noturna com uma narrativa no escuro é que seu filho poderá adormecer enquanto a escuta, em oposição a ler um livrinho, o que exige luzes acesas e olhos abertos.

Estabeleça Limites de Tempo

Se há tempos você faz "plantões", amamentando sempre que seu filho desperta à noite, não é preciso parar de repente com toda a atividade de amamentação. Pode ser útil estabelecer um limite de tempo para que o leite "vá dormir" (use a expressão que sua família usa para indicar a amamentação). Explique ao seu filho que quando chegar a hora de dormir você também precisa dormir, assim como seu leite e, se você tiver de acordar muitas vezes, ficará mal-humorada e infeliz. Peça ajuda para dormir a noite inteira. Até mesmo uma criança pequena consegue entender as intenções por trás das palavras. Isso pode ajudar a avançar o processo com mais tranquilidade. Uma vez que você não está fazendo algo a ele, está recrutando a sua ajuda para que os dois possam dormir melhor.

Comece observando atentamente o padrão atual de sono e despertar de seu filho durante a noite, assim como as suas próprias necessidades. Defina um período de tempo em que dirá "não" à amamentação, como da meia-noite às seis da manhã. Durante este período, se ele despertar para mamar, diga-lhe que "o leite está dormindo" ou algo parecido, que ele possa entender. Abrace-o, dê tapinhas amigáveis, deixe que o pai ou seu parceiro o balance, mas persista na ideia de que o "leite está dormindo".

Nas primeiras vezes, isso pode ser bem difícil (ok, para falar a verdade, pode ser muito, muito difícil). Contudo, se tiver persistência, após alguns dias seu filho começará a entender e deixará de insistir. Quando isso acontecer, você poderá expandir o horário desse processo em uma hora em qualquer direção e continuar fazendo ajustes, até chegar ao ponto que atenda as suas necessidades.

Lembre-se de usar as outras ideias que apresento neste livro, em vez de escolher apenas uma delas.

Use Claro e Escuro como Indicativos da Hora de Mamar

Convide seu filho a conhecer quando pode mamar e quando deve esperar. A sugestão mais fácil para seu pequeno entender é a de claro e escuro. Para que funcione melhor, primeiro ensine-lhe a diferença entre claro e escuro, se ele ainda não entende os conceitos (leve-o até o banheiro e faça uma brincadeira. Apague a luz: "Escuro!" Acenda a luz: "Claro!". Leia livros sobre opostos. Comente sobre a hora do dia, enquanto olha pela janela).

Certifique-se de que as cortinas das janelas do quarto de seu filho estão fechadas e não há luz vindo do corredor durante o horário em que ele deve dormir (porém, se ele preferir, acenda um abajur com luz suave). Na hora de dormir, explique suas expectativas claramente. Você pode dizer-lhe, por exemplo: "Você mama quando está claro. Nós dormimos quando está escuro." Existem inúmeros livros infantis sobre o sono. Você pode ler um deles e apontar que todos dormem quando está escuro. Opcionalmente, siga as etapas que apresento em *Briga para Dormir*, na página 133, para escrever o seu próprio livro. Leia esses livrinhos como parte da rotina para dormir.

Outra variação é ajustar um alarme com ruído branco ou seu rádio-relógio em uma estação de músicas tranquilas, para que desperte no primeiro horário em que você permitirá a primeira mamada. Diga ao seu filho que se tudo estiver em silêncio, ele deve voltar a dormir. Se a música estiver tocando, ele poderá acordá-la para mamar. Sempre que seu filho despertar durante a noite, repita suas expectativas. Você deve dizer, por exemplo: "Shhh. Agora é noite. Você poderá mamar quando estiver claro. Nós dormimos quando está escuro." Ou "Temos de esperar até a música tocar". Diga-lhe que é hora de ir dormir. Então, você poderá abraçá-lo, balançá-lo, fazer-lhe carinho, cantar para ele, fazer cafuné, sussurrar palavras gentis, encostar seu rosto no dele, dar-lhe uma chupeta ou qualquer outra coisa que seja útil (é muito mais fácil descontinuar qualquer dessas técnicas que a amamentação para dormir).

Enquanto estiver executando qualquer dessas técnicas de tranquilização, evite colocar-se na posição que usa para amamentar. Por exemplo, sente-se, caso geralmente amamente deitada, evite sentar-se na poltrona que usa para amamentar e não o pegue no colo em posição de amamentar. Isso pode ser difícil se você estiver cansada, mas mantenha-se fiel ao seu objetivo – dormir!

Também pode ser útil oferecer "algo" ao seu filho, em vez de o leite da amamentação. Por exemplo, deixe um copo d'água ao lado da cama e pergunte se ele quer tomar um gole, ou ofereça uma chupeta ou mordedor, se ele costuma usar um em outros momentos do dia. Talvez você também possa ensinar seu filho a esperar alguns minutos durante o dia quando ele quiser mamar. Se ele puder aprender a esperar durante o dia, terá a prática que precisa para poder esperar à noite.

Um Lugar para Cada Coisa e Cada Coisa em Seu Lugar

Com muita frequência, as mães começam uma rotina de amamentar o filho para fazê-lo dormir em determinado lugar, como uma cama. A rotina enraíza-se no processo de adormecer, para o seu filho. Depois de meses ou anos, a associação entre o local (a cama) e a ação (mamar) torna-se tão interligada que ele tem dificuldade para ter uma coisa sem a outra. Às vezes, mudar o local da amamentação antes de dormir para outro ponto da casa totalmente sem relação com o sono pode eliminar as mamadas do meio da noite.

Escolha um local novo e confortável para amamentar seu filho antes de dormir. Este deve ser diferente do local de dormir, como na cozinha ou no sofá da sala. Diga-lhe que este será o novo lugar para mamar. Estabeleça um ritual em que primeiro ele mama, depois vai para o quarto dormir. Não há problema em apagar a luz e fazer companhia ao seu pequeno até ele adormecer ou sentir-se tranquilo ao ser deixado sozinho. Você pode fazer-lhe massagem, cantar uma música, contar uma história ou usar o exercício de relaxamento apresentado na página 113. Talvez seja preciso ter persistência nas primeiras noites, mas não ceda e não o amamente no quarto! Se ele chorar ou demonstrar aflição, tire-o do quarto, leve-o até o sofá e ofereça uma breve sessão de amamentação e depois volte ao aposento onde não amamenta mais.

Se desejar evitar mais seis meses de amamentação frequente à noite, será fundamental permanecer firme na primeira vez em que ele for dormir à noite, para estabelecer um padrão para todo o resto da noite. Se o seu filho acordar durante a noite, leve-o de volta ao sofá. Amamente-o até vê-lo sonolento. Leve-o de volta para o quarto e reinicie sua técnica de tranquilização para fazê-lo dormir sem mamar. Os primeiros dias podem ser bastante difíceis, já que você está mudando hábitos estabelecidos. Ainda assim, permaneça firme de dez dias a duas semanas e certamente você terá bons resultados.

Adicione um Pouco de Motivação

Para um bebê maior ou pré-escolar, talvez seja útil adicionar um pouco de incentivo a este processo, para incentivá-lo a entrar em uma nova rotina. Independentemente do que você sempre pensou sobre dar recompensas a crianças, nunca é tarde para mudar de opinião (provavelmente, esta não será a primeira vez que você faz isso em sua vida). Esta ideia foi votada como a *mais popular*, entre as crianças entrevistadas.

Depoimento de Mãe

"Admito que evitei usar o conceito de prêmio embrulhado para presente, porque não me sentia confortável com a ideia. Entretanto, depois de seis meses lutando para colocar minha filha de três anos para dormir sem mamar, finalmente decidi experimentar esta técnica. Inacreditável! Ela adorou acordar e ganhar um prêmio! Este foi o segredo de nosso sucesso. Obrigada por sugerir que eu fizesse a mesma coisa ao treiná-la para de usar fraldas, porque também está dando certo!"

– Ling, mãe de Xiu Mei, de três anos

Aqui está o procedimento: Compre vinte ou trinta presentinhos e os embrulhe em papel de presente. Pendure-os no corredor, do lado de fora do quarto e diga ao seu filho que, quando ele esperar até de manhã para mamar, ele poderá ganhar um prêmio. Pela manhã, você pode fazer uma grande produção, enfatizando a maravilha que foi vê-lo aguardar para mamar e tornando a rotina de abrir o prêmio uma parte da rotina matinal. Depois que todos os prêmios forem abertos, sua nova rotina estará bem estabelecida. Se o seu filho quiser mais prêmios, pergunte-lhe se quer tornar a embrulhar todos aqueles que ganhou. Surpreendentemente, a maioria das crianças acha tal ideia sensacional, já que a excitação está em abrir o presente, não necessariamente no que está dentro do pacote!

Um programa de prêmio alternativo é utilizar uma tabela ou calendário e deixar que seu filho fixe um adesivo para cada dia que esperou até a manhã para mamar, com um prêmio extra para cada cinco a dez adesivos conquistados.

Recrute a Ajuda de Outro Adulto

Você e seu filho terão mais facilidade para afastar-se da rotina de mamar à noite se o seu marido, parceiro ou outro responsável pelos cuidados infantis puder ajudá-lo a voltar a dormir. Você pode iniciar o processo pedindo que seu parceiro coloque seu filho na cama para o cochilo da tarde algumas vezes ou o envolva na rotina normal durante algumas noites, e então assumindo a rotina anterior à hora de dormir por uma ou duas noites. Além disso, você pode simplesmente saltar para os ajustes do meio da noite – qualquer dessas alternativas pode funcionar desde que todos os envolvidos concordem.

Se o seu parceiro já é parte importante da rotina do cochilo diurno e do sono da noite e puder lhe conceder essa bênção, tenha a ousadia de marcar uma noite especial livre para você, deixando que ele assuma a rotina da casa nessa noite. Isso pode funcionar especialmente bem com uma criança mais velha, capaz de alegrar-se com a novidade de uma noite especial só com a companhia do papai. Os dois poderão ter uma noite realmente agradável, se o sono for precedido por alguma diversão, um filme especial ou um lanchinho gostoso. E não se preocupe, você estará a apenas alguns metros de distância, em caso de necessidade!

Se o papai não faz parte da rotina de dormir atualmente, talvez você precise de alguns dias para acostumar seu filho à sua presença. Escolha música relaxante para dormir ou ruído branco para acompanhar sua rotina de dormir (se é que já não está fazendo isso). Comece pedindo que seu parceiro sente-se ao seu lado e fale, cante ou conte uma história – sem distrair muito, mas apenas servindo como uma presença tranquila – durante a rotina de amamentar para que seu filho pegue no sono. Após uma ou duas noites, ele pode dar tapinhas carinhosos, tocar ou segurar a mão de seu pequeno. Pense nisso como um momento especial de vínculo familiar – o que é a mais pura verdade.

A próxima etapa é amamentar seu filho e, depois, deixar que o papai termine o processo de fazê-lo adormecer com uma fricção nas costas ou alguma forma de aconchego, usando aquela música especial para dormir como um ponto de conexão familiar. Você pode ficar ou sair do quarto, dependendo do que funcionar melhor para seu pequeno e para você. Depois de mais alguns dias, veja se o seu parceiro pode realizar toda a rotina de dormir sem a sua presença. Todo esse processo de mudança passo a passo pode tomar alguns dias ou algumas semanas, dependendo da personalidade da criança, de sua própria motivação para fazer uma mudança, do grau de paciência de vocês e se há um "prazo" (uma viagem da mãe ou o nascimento próximo de um novo filho, por exemplo).

Depoimento de Mãe

"Nós concordamos que Daniel assumiria as tarefas sempre que Savannah acordasse durante a noite, por dez dias. Eu escutei junto à porta, na terceira noite, e o ouvi cantando uma canção maluca de ninar. Ele usava uma voz monótona e entediante para cantarolar boa noite para cada um dos brinquedos do quarto, e funcionou! Ela caiu no sono sem mamar."

– Annettte, mãe de Savannah, um ano e sete meses

Certifique-se de que antes da mudança na rotina de dormir, você e seu parceiro discutiram os detalhes de toda a operação, tanto na hora de dormir quanto no meio da noite. Será que seu parceiro irá até seu filho tão logo ele acorde? Como ele ajudará seu filho a voltar a dormir – com massagens nas costas, tapinhas ou uma cantiga? O que você fará, se seu filho começar a chorar? É importante que vocês dois concordem sobre a forma de lidar com os detalhes; de outro modo, o pai fará todo o possível e poderá acreditar que está indo bem, mas você escutará choro e chegará correndo no quarto, exatamente quando ele acha que está fazendo um grande progresso! Assim, decida com antecedência: quanto de choro ou choramingos você suportará, enquanto seu filho estiver sob os cuidados de seu parceiro, antes de ir amamentar seu filho para evitar uma catástrofe? Uma boa ideia é ficar em outro quarto com a porta fechada, para poder ouvir o que está acontecendo entre pai e filho. Afinal, sabemos que os pais têm maneiras muito originais de acalmar seus filhotes e ajudá-los a voltar a dormir.

Realmente é melhor deixar que seu parceiro decida quando lhe pedir ajuda. Se você se convencer de que pode confiar nele, poderá até voltar a dormir e pedir que ele a acorde se precisar. Tenha em mente que o Dr. William Sears, o "pai" mais respeitado da teoria do vínculo parental e pai de oito filhos, diz que "chorar e inquietar-se nos braços de um pai ou mãe amoroso não é o mesmo que chorar sozinho". Embora ninguém deseje uma criança histérica nos braços de um pai frustrado, um pouquinho de queixume nos braços carinhosos do pai não fará mal a nenhum deles.

Experimente esta sugestão por uma semana, no mínimo, antes de julgar sua eficácia. Muitas famílias dizem que as primeiras noites são as mais difíceis, mas depois as coisas melhoram gradativamente. Em alguns momentos, este plano não dará muito certo, particularmente se a pessoa encarregada da rotina de dormir sempre for você. A mudança para outra pessoa – não importando o quanto seja amada pela criança – pode ser demais para seu filho, e nenhum deles aguentará cinco minutos antes de seu filho berrar pela mamãe; aí, então, pai e filho se tornarão extremamente frustrados. Entretanto, essa ideia funciona bem, para muitas famílias. Elas relatam que mesmo durante a parte mais estressante do processo, a criança permanece feliz e cheia de energia como durante o dia, de modo que se o seu parceiro tiver paciência e disposição, vale a pena tentar!

Defina um Plano

Depois de revisar todas as ideias contidas nesta seção e a que apresento a seguir, monte seu plano específico para lidar com o desejo de seu filho de mamar durante a noite. É bastante útil anotar as etapas de seu plano.

Talvez você possa seguir as instruções para a criação de uma tabela do sono, que eu apresento na página 131, para ajudar seu filho a entender e a cooperar com as soluções personalizadas para a sua família em uma nova rotina. Isso tornará a sua rotina mais previsível e adicionará também um pouco de diversão.

Depoimento de Mãe

"Eu descobri que era praticamente impossível acalmar minha filha para que voltasse a dormir sem lhe oferecer o peito, porque ela se tornava agitada e irritada. Nossa reação foi fazer com que Papai fosse até lá quando ela acordasse, para acalmá-la. Nas primeiras noites, ela mostrou-se muito zangada por ver o Papai, não a Mamãe, vindo em seu auxílio. Contudo, no fim da semana já estava totalmente apaixonada pelo pai. Meu marido ainda diz que ajudá-la a deixar de mamar à noite (embora na época ele dormisse muito pouco) foi um dos modos mais importantes para formar um vínculo mais profundo com nossa menina. Eu percebi imediatamente a proximidade do relacionamento dos dois, que ainda permanece, embora já tenha passado muito tempo."

– Deirdre, mãe de Violet, um ano e sete meses

Decida por quantos dias durará seu plano – de dez a quatorze dias geralmente é o bastante para haver pelo menos um sucesso suficiente (se não uma mudança completa!) para motivá-la a permanecer na trilha certa. Marque esses dias em um calendário e planeje alguns cochilos para você durante o dia, caso esteja cansada demais e possa reservar esse tempo.

Um lembrete sobre paciência e complacência: se a qualquer momento da noite, você, seu parceiro ou seu filho estiverem cansados demais para seguir o plano, vá em frente e o amamente sem culpa, para que volte a dormir. Não há razão para colocar tanta pressão sobre todos vocês. Apenas volte a tentar na próxima vez em que ele acordar, ou depois. Como mãe de três adolescentes, acho que é meu dever lembrá-la de que no grande esquema de sua vida esse tempo é apenas uma fração desprezível. Assim, respire fundo – e tire um cochilo, se puder – e tente novamente na noite seguinte. Principalmente, lembre-se de quatro palavrinhas importantes: "*Isso também vai passar*".

Como Continuar Dormindo com Seu Filho – Sem Amamentar a Noite Inteira

Adoramos ter nossa filha dormindo conosco, e ainda não estamos prontos para mudá-la para a sua própria cama. O problema é que não estou dormindo o bastante, por causa das sessões de amamentação durante a noite inteira, sempre que ela pede. Será que é possível tê-la conosco, mas dormir de verdade?

Nada é tão especial quanto a doçura silenciosa de uma criancinha preciosa aconchegada ao nosso corpo durante a noite. Mães e pais me contam que este é um daqueles momentos intensos de prazer que se sente por ter filhos – e meu marido e eu concordamos. Porém, um incômodo comum é que mães que amamentam frequentemente durante a noite chegam a um ponto em que começam a sofrer com as interrupções no sono e podem até mesmo ter grande frustração e raiva por serem continuamente acordadas do sono profundo. Com algumas crianças que dormem com os pais e mamam durante a noite, não há como dormirem perto da mãe sem mamarem. Elas simplesmente acostumaram-se ao prazer constante e não conseguem entender por que precisariam parar. Outras crianças, porém, *podem* aprender a realmente *dormir* perto da mãe a noite inteira, sem terem de mamar em meio ao sono. Se isso é o que você quer, aqui estão algumas ideias que poderão ajudá-la.

Espere um Minuto!

Muitas mães que dormem com os filhos e os amamentam respondem instintivamente às suas necessidades noturnas desde o momento em que nasceram. Sempre que o pequeno faz algum ruído – ainda que tão sutil quanto uma fungadela ou um suspiro –, a mamãe o leva automaticamente ao seio. A beleza desse processo é que a criança e a mãe dormem melhor, já que nenhum dos dois desperta totalmente, em qualquer momento durante a noite. O problema é que após um, dois ou *mais* anos neste processo, a mãe começa a ressentir-se com os frequentes cutucões para acordar e amamentar.

A notícia surpreendente é que, para muitas delas, não há por que continuar assim. Acredite se quiser, mas, às vezes, quando as mães acordam, as crianças ainda estão dormindo! Crianças fazem muitos ruídos enquanto dormem: elas gemem, grunhem, ressonam, emitem sons de lamentação, riem e até mamam, *mesmo durante o sono!* Esses sons não significam que precisam mamar, porque nem mesmo estão acordadas, ou podem estar apenas parcialmente despertas, mudando entre os ciclos do sono.

Uma etapa importante para ajudar seu filho a dormir sem mamar é determinar a diferença entre ruídos do sono e aqueles que ele faz quando está acordado. Quando seu filho fizer algum ruído à noite, pare, escute e espere. Ao atentar para esses sons, você poderá se sentir surpresa ao ver que ele volta a dormir e aprenderá que metade de suas sessões de amamentação noturna tem sido feitas enquanto seu filho ainda dormia. Portanto, refreie um pouco a sua reação automática de responder a ele e escute com atenção, em vez disso. Ele poderá surpreendê-la e pegar no sono novamente, sem qualquer ajuda.

Encurte o Tempo das Mamadas Noturnas

Quando seu filho era mais novinho, era importante alimentá-lo adequadamente quando despertava à noite, para que seu desenvolvimento ocorresse da melhor maneira possível. Talvez você tenha adquirido o hábito de adormecer enquanto amamentava, de modo que seu bebê permanecia junto ao seu seio, mesmo depois de dormir. Agora que ele está com mais de um ano (ou, talvez, até mais que dois anos), as mamadas no meio da noite não dizem mais respeito a alimentar-se. Elas servem unicamente para obter conforto ou devem-se a uma associação entre mamar e dormir. Portanto, não é preciso oferecer uma sessão de amamentação extensa no meio da noite. Você pode ajudar seu pequeno para que aprenda a adormecer sem esse auxílio, encurtando o tempo de amamentação durante a noite.

Quando tiver certeza de que ele está desperto e quer mamar, vá em frente e o amamente por um breve período. Fique acordada! Tão logo ele diminua o ritmo e, em vez de beber o leite, comece a hesitar e simplesmente permanecer no seu seio, remova-o gentilmente, enquanto lhe faz um carinho (Consulte o *Plano de Remoção Gentil de Pantley*, na página 175).

Você pode pousar a mão dele sobre o seu seio ou em seu braço durante a remoção, já que muitas crianças aceitam essa espécie de toque como um substituto de mamar. Isso parece manter vocês dois conectados, e ele sabe que o leite está próximo se precisar.

Outra opção interessante é tornar essa ligação um pouco menos confortável e conveniente para o seu filho. Em vez de deitar-se barriga contra barriga, com seu filho aconchegado em seu braço, mude levemente de posição, para que ele precise esforçar-se um pouco para manter o mamilo na boca. Com frequência, as crianças decidem que o esforço não vale a pena e desistem. Além disso, após amamentar, deite-se de bruços ou cubra completamente os seus seios, de modo a dificultar o acesso de seu pequeno parcialmente desperto.

Depois de usar essas técnicas com meu filho Coleton, ele próprio começou a desligar-se, virando-se de costas para mim e adormecendo. Foi maravilhoso! Talvez apenas uma mãe que dorme com o filho e o amamenta no meio da noite possa entender como pode ser doce a visão das costas de uma criança nesse momento! Coleton, na verdade, fez isso até perto de completar dois anos. Ele mamava até sentir-se confortável, depois se afastava de mim e dormia. Eu o deixava na cama com seu irmão, David, em nosso quarto de dormir, e me liberava para ir ao encontro de meu marido em nossa própria cama, para dormir sem as crianças e poder namorá-lo um pouco.

Mude o Lugar de Amamentar

Aqui está outra ideia especialmente para mães que dormem com seus filhos. Depois de amamentar, afaste-se de mansinho de seu filho. Se ele estiver aconchegado junto ao seu corpo, ainda acordará e desejará mamar com maior frequência – às vezes, como eu já mencionei, mesmo durante o sono. Se o seu pequeno está acostumado à proximidade de seu corpo, talvez você possa lhe dar um substituto tátil. Um bichinho de pelúcia é perfeito para essa tarefa. Simplesmente ponha o brinquedo perto do corpo do seu filho (mas afastado do rosto) ao afastar-se, para que ele sinta algo pertinho do corpo.

Para aqueles esfomeados noturnos persistentes, você pode até tentar mudar seu arranjo de dormir por algumas semanas, até controlar os despertares noturnos frequentes. Durante a transição, você pode dar-lhe o mamá em uma cama; depois que ele adormecer, mude para outra. Esta pode estar em outro quarto ou a uma pequena distância no mesmo cômodo, mas mudar o lugar de amamentar pode evitar que a criança desperte outras vezes.

Deixe-me dizer-lhe, porém, que alguns "mamadores noturnos" muito persistentes que dormem com suas mães têm um radar que os avisa sobre o afastamento, e podem continuar despertando muitas vezes, até quando mãe e filho estejam dormindo em quartos diferentes. Se você experimentar minhas outras ideias e descobrir que o seu pequeno ainda acorda com frequência, terá de tomar uma decisão extrema: o que é mais importante agora, dormir junto ou apenas dormir? Eu não posso responder por você, e não existe uma resposta certa. Examine as necessidades de cada membro da família para determinar o caminho a ser seguido. Se você decidir mudar o lugar onde seu filho dorme, lembre-se de que mesmo depois que ele se acostumar a dormir a noite inteira, você sempre poderá recebê-lo de volta em sua cama.

Quando você estiver pronta para mover seu filho para uma cama onde ele durma sozinho, talvez seja útil ler as seções sobre a transferência da cama de casal para uma cama de solteiro, na página 257, e sobre visitas à cama dos pais, na página 213.

O Madrugador: Acordando Cedo Demais

Eu não preciso de um relógio despertador. Minha filha me acorda cedo todos os dias – em geral, antes das seis da manhã. Há alguma maneira de dormir mais de manhã ou ela é simplesmente madrugadora?

É verdade que algumas crianças parecem ser naturalmente matinais, mas apenas 10 a 15% têm tendência biológica real para madrugarem. Outra pequena porcentagem acorda cedo, mas a maioria dos madrugadores simplesmente acorda cedo por razões externas que afetam o horário de despertar, e tais fatores podem ser mudados.

Seu filho é *realmente* madrugador se:

- acorda sozinho e se mostra alegre e tagarela;
- é mais ativo e cheio de energia do fim da manhã ao começo da tarde;
- tem sono profundo;
- cansa-se após o jantar;
- vai para cama cedo e sem relutância ou
- desperta cedo, não importando a hora em que vai para a cama.

Se isso parece descrever aquele pequeno pássaro matinal em sua casa, ele é realmente madrugador. Mesmo assim, talvez você possa ganhar um pouco mais de tempo de sono pela manhã se fizer algumas mudanças nas rotinas de seu filho, aplicando as ideias a seguir.

Se o seu madrugador não se ajusta na descrição acima, acordar tão cedo provavelmente não lhe é natural, e você terá sucesso incentivando um horário mais tardio de despertar depois que começar a usar as ideias a seguir.

Atenção aos Fundamentos do Bom Sono

Uma das razões comuns para alguém despertar cedo é simplesmente o fato de já ter dormido o suficiente. Dê uma boa olhada na Tabela 1.2, na página 35, e some o número de horas de sono noturno e diurno de seu filho. Se, por exemplo, seu filho de dois anos cochila por duas horas e, então, dorme o suficiente à noite, isso dá onze horas de sono noturno. Se ele vai para a cama às sete da noite, adivinhe o que acontece? Onze horas depois... São 6 da manhã! Lembre-se, também, de que *cedo* tem uma definição diferente para cada pessoa; muitas acordam às cinco da manhã ou mesmo antes e não consideram esse horário cedo demais

Mesmo se o seu filho dorme menos do que você vê na tabela, ele pode ser uma daquelas raras crianças que precisa de um pouco menos de sono que a média. De qualquer modo, você não pode esperar que ele durma até mais tarde de manhã, simplesmente, porque *você* foi para a cama à meia-noite ou ficou acordada a noite inteira por causa do nenê mais novo e ainda está cansada (ah, se pelo menos as coisas fossem assim!).

Se isso é o que acontece em sua casa, sugiro-lhe duas opções. Mude gradualmente o horário de dormir de seu pequeno, cerca de dez a quinze minutos por vez, até que ele esteja indo para a cama uma hora mais tarde e (tomara!) pela manhã esteja acordando uma hora mais tarde. Se você já leu a *Parte I* deste livro, sabe que dormir mais cedo à noite com frequência é melhor para uma criança, e às vezes uma mudança no horário de dormir não afeta o horário de despertar, mas certamente é possível experimentar, para ver se você pode descobrir um meio-termo que dê certo.

A outra opção, naturalmente, é adiantar o seu próprio horário de dormir, de modo que também possa acordar mais cedo, todas as manhãs. Isso pode ser mais agradável do que você pensa, já que a maioria das pessoas que acordam cedo se sente animada de manhã e mal-humorada à noite. Assim, ajustar os horários de sua família trará mais bom humor para todos quando estiverem juntos.

Outras Razões para Acordar Cedo Demais

Se você já somou as horas de sono de seu filho e determinou que um excesso não é a causa do despertar precoce, talvez seja possível adicionar mais tempo de sono de manhã cedo. Antes de chegarmos às dicas gerais para promover um tempo maior de sono, pode ser útil descobrir por que seu filho desperta cedo e como abordar esse problema. Alguns possíveis motivos para ele acordar cedo:

- **Claridade.** A luz do dia, luzes da rua ou de dentro da casa podem despertar quem tem sono leve.
  Solução: Cubra as janelas e mantenha o quarto escuro.
- **Ruídos.** Algumas crianças despertam facilmente quando escutam vozes, ruídos de tráfego, animais de estimação, sons do encanamento ou barulhos de vizinhos.
  Solução: Use um rádio sintonizado em uma estação de música clássica ou de entrevistas com volume baixo para encobrir ruídos externos. Você pode ajustar um despertador para soar em volume baixo, mais ou menos uma hora antes do horário típico de despertar de seu filho, de modo que outros ruídos não o despertem (não se preocupe – se mantiver o volume baixo, isso não o despertará). Outra opção, se você puder, é colocar seu filho para dormir em um lugar mais silencioso.
- **Chamados da natureza.** Talvez as fraldas ou roupas íntimas estejam molhadas ou a criança precise ir ao banheiro.
  Solução: Dê-lhe menos líquidos uma ou duas horas antes de ir para a cama. Faça-o ir ao banheiro várias vezes antes do horário de dormir. Coloque forros dentro das fraldas noturnas ou compre fraldas reforçadas. Se ele já tiver se livrado das fraldas, ensine-o como usar o banheiro sozinho durante a noite e deixe uma lâmpada noturna acesa no corredor. Se ele nunca experimentou fazer isso, talvez nem sequer tenha percebido que é possível fazê-lo.

Depoimento de Mãe

Fecho bem a cortina e ajusto o rádio-relógio para tocar música clássica de manhã cedo. Sebastian está dormindo aproximadamente uma hora a mais de manhã, em relação a antes – e isso não afetou absolutamente seu horário de dormir à noite!"

– **Candice, mãe de Sebastian, três anos**

- **Conforto.** O cobertor caiu da cama, a casa ficou fria ou o aquecimento ligou-se automaticamente e ela sente calor demais.
  Solução: Ajuste o nível de aquecimento da casa, coloque um ventilador sobre a cômoda (mantendo o frio bem afastado da criança) ou troque o tipo de roupa de dormir ou o tipo de roupa de cama.
- **Fome.** O ronco da barriguinha acorda seu filho.
  Solução: Dê-lhe um lanche pouco antes da hora de dormir. Deixe uma tigela de biscoitos e um copo de água sobre o criado-mudo.
- **Hábito.** Seu filho acordou cedo por muito tempo, e agora seu relógio interno dispara naquele mesmo horário.
  Solução: Ajuste gradualmente os horários de sono noturno e diurno até que ele durma e desperte em um horário melhor.
- **Rotina do cochilo.** Ele cochila cedo demais, tarde demais, por muito tempo ou com excessiva frequência.
  Solução: Reorganize o horário de cochilo de acordo com as informações da página 73.

Mais Dicas para Incentivar um Sono Mais Longo

Com muita frequência, uma criança faz isso por hábito e pode levar algumas semanas de mudanças consistentes antes de vermos o aparecimento de um novo horário de despertar. Tenha paciência e use as dicas a seguir em conjunção com a lista anterior e as ideias gerais apresentadas na primeira parte deste livro:

- Aplique os conceitos apresentados na página 77 e reajuste o relógio biológico de seu filho. Faça isso mantendo pouca iluminação no ambiente uma hora antes de seu filho ir dormir, mantenha o ambiente escuro durante o sono dele e muito iluminado pela manhã, na hora em que ele acorda.
- Mantenha o quarto de seu filho escuro durante todo o horário em que você o quer dormindo. Use cortinas, persianas ou mesmo um cobertor nas janelas para manter o quarto escuro. Leia para ele sob a luz mais fraca possível e termine a rotina contando histórias no escuro.
- Marque o horário de brincadeiras para a tarde ou começo da noite; além disso, brinque em outros ambientes, sempre que possível. Mantenha o

local das brincadeiras o mais iluminado possível. Talvez você possa até usar uma lâmpada especial, que emite uma luz muito clara como a luz natural do sol.

- Tente tratar o despertar nas primeiras horas da manhã como se fossem duas horas da manhã e responda ao seu filho como faria se ele despertasse durante a noite. Se as janelas estiverem cobertas e o quarto estiver escuro, seu filho poderá acreditar que ainda é noite, não de manhã.
- Crianças que despertam cedo com frequência também cochilam cedo, geralmente pegando no sono uma ou duas horas depois de terem acordado, de manhã. Esta soneca é, na verdade, o fim do sono noturno. Tente adiar o cochilo da manhã em quinze a trinta minutos todos os dias, até que esteja ocorrendo uma ou duas horas mais tarde do que agora. Depois de uma ou duas semanas você provavelmente verá um novo padrão.
- Adie o café da manhã por trinta minutos a uma hora depois que seu filho acordar. Ele pode ter ajustado o "relógio da fome" para disparar às 6 da manhã. Adiando o café da manhã, você poderá reajustar o horário em que ele sente fome. Se ele não puder esperar tanto tempo, tente um pequeno lanche, como alguns biscoitos, e adie a refeição completa um pouco mais.
- Mantenha um horário de dormir e de despertar consistente, sete dias por semana. Mudar os horários a cada fim-de-semana provavelmente impedirá o sucesso total para chegar a um horário razoável para despertar, durante a semana.

O Que Fazer, Se o Seu Madrugador Continuar Acordando Cedo

Se você já experimentou essas ideias e manteve-se fiel a elas por algumas semanas, mas seu pequeno ainda continua acordando cedo demais, talvez seja melhor aceitar que esse é o horário natural dele e abordar o problema de um jeito diferente. Aqui estão algumas dicas:

- Todas as noites, depois que seu filho for para a cama, coloque uma caixa de brinquedos perto dele. Reveze os brinquedos para que sempre haja

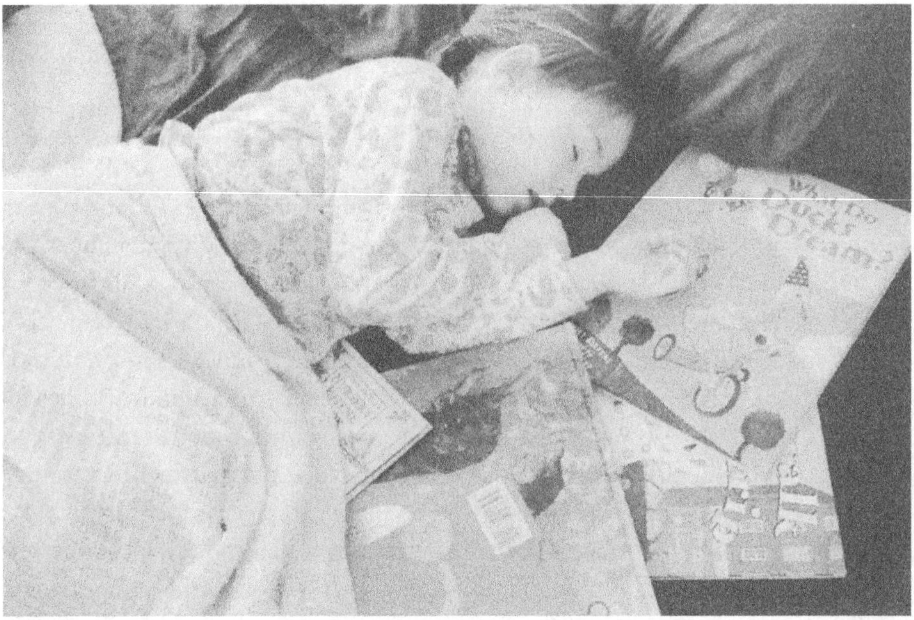

Alexandra, quatro anos

algo diferente e interessante na caixa. Diga-lhe que, quando despertar, poderá conferir o que há na caixa e brincar com o que encontrar ali. Seja criativa, mas certifique-se de que os brinquedos são seguros e, é claro, que nenhum seja barulhento (se o seu filho ainda dorme em um berço, deixe os brinquedos no pé do móvel).

- Ajuste um rádio-relógio em uma estação de música agradável e o coloque para desperta em um horário aceitável para acordar. Diga ao seu filho que ele não poderá sair do quarto para acordá-la até ouvir a música.
- Deixe um copo com água, daqueles para crianças (com canudinho) e algum lanche como biscoitos salgados ao lado da cama, para que ele tenha algo para comer quando acordar (tenha cuidado para dar-lhe algo que não o engasgue).
- Grave as músicas favoritas ou historinhas preferidas de seu filho e lhe mostre como operar o aparelho. Deixe-o ouvir sua música especial, quando acordar.
- Convide-o a ir ao seu quarto ou à sua cama. Diga-lhe que, se despertar, poderá ir até o seu quarto em silêncio. Deixe que ele suba na cama e

se aconchegue a você, ou crie uma pequena área de descanso com um saco de dormir no chão, para ele. Talvez seja até possível criar um forte, usando um cobertor sobre uma mesa e chamando esse lugar de ninho da manhã. Coloque alguns brinquedos e livros ali dentro e veja se o seu pequeno consegue brincar em silêncio por algum tempo, antes de despertá-la.

- Shhh. Não conte a ninguém que eu lhe dei esta ideia, mas como último recurso ela pode fazer toda a diferença: ajuste o DVD com o filme favorito dele e ensine-o a ligar o aparelho. Deixe um copinho com água e uma tigela de cereais secos para lanche. Isso lhe dará mais uma hora de sono tranquilo.
- Não se esqueça de cuidar da segurança! Garanta que toda a sua casa é segura para seu madrugador, de forma que se ele perambular por ali enquanto você dorme, não lhe aconteça nenhum acidente.
- Pratique. Depois de determinar o que você gostaria que acontecesse de manhã, transmita ao seu filho exatamente o que ele deverá fazer ao levantar-se. Se vocês ensaiarem algumas vezes, ele se sentirá confortável ao fazer o que você deseja quando acordar cedo demais pela manhã – brincar, subir na cama com você, ficar no forte com brinquedos ou escutar suas músicas.

Será Que um Dia meu Madrugador Dormirá Até Mais Tarde?

Ah, sim. Seu madrugador começará a acordar mais tarde de manhã... quando tiver de acordar às seis da manhã para ir à escola! Sei que é frustrante, mas é verdade. À medida que as crianças crescem, muitas entram em um estágio de corujas e têm dificuldade para adormecer em um horário razoável, mas dormem facilmente até o meio-dia (tente comprar o meu próximo livro – sobre problemas de sono em crianças em idade escolar!).

Ranger de Dentes: Mastigar e Cerrar os Dentes Durante o Sono

Nossa filha de quatro anos vem para a nossa cama com frequência durante a noite. Às vezes, ela me desperta com ruídos altos enquanto range os dentes. Para ser honesta, é bem assustador acordar com esse som! Por que ela faz isso? Será que pode prejudicar seus dentes, com esse comportamento? Há algum modo de impedi-la?

O som áspero de uma criança cerrando os dentes à noite pode ser estranho, mas na maior parte dos casos o som é o único problema com o qual devemos nos preocupar. Esta é uma condição comum, chamada de bruxismo, e quase um terço de todas as crianças range ou cerra os dentes enquanto dorme; a maioria tem menos de cinco anos de idade.

Quais São os Sinais do Bruxismo?

Em muitos casos, um dos pais ou irmãos ouve a criança rangendo os dentes durante a noite. Outros sintomas do bruxismo são dor nas mandíbulas, dentes frouxos, sensibilidade dentária ou dores de cabeça pela manhã. Uma criança mais velha pode queixar-se desses sintomas. Algumas crianças que chupam o dedo roem unhas ou mastigam a parte interna da bochecha também rangem os dentes durante a noite.

Podemos Prevenir o Ranger de Dentes?

Diversas ideias e remédios são sugeridos para cessar o ranger de dentes. Uma vez que seu filho não tem consciência de que faz isso, não faz sentido conversar com ele sobre o assunto. Fazê-lo pode piorar as coisas, já que criará estresse para seu pequeno. As ideias a seguir são intervenções simples e saudáveis, de modo que vale a pena experimentar algumas para ver se é possível reduzir o ranger de dentes noturno de seu filho.

- Crie uma rotina relaxante para dormir que inclua um banho morno, música tranquila, leitura leve ou massagem pouco antes de dormir, para reduzir qualquer estresse noturno. A própria rotina também pode criar uma sensação de segurança que ajuda a reduzir o ranger de dentes, se ele estiver relacionado com o estresse.
- Se você despertar ouvindo ranger de dentes, segure suavemente ou massageie a mandíbula de seu filho, enquanto ele dorme. Isso não resolve o problema, mas pode ser o bastante para cessar o comportamento temporariamente. Não o desperte para fazê-lo parar, porque não há consciência sobre o comportamento e acordá-lo apenas perturbará seu ciclo de sono.
- Leve seu filho ao médico e mencione suas preocupações com o ranger de dentes. Se houver alguma infecção, otite ou outro problema de saúde, o médico prescreverá medicamentos para resolver o problema.
- Ensine a criança a relaxar para dormir. Diga-lhe que ela pode usar esses métodos se despertar à noite e tiver dificuldade para dormir novamente. Você pode ler sobre técnicas específicas de relaxamento na página 113.
- Identifique quaisquer preocupações causadoras de estresse na vida de seu filho e veja se pode aliviar a tensão. Se ele sente ansiedade pelo nascimento iminente de um irmãozinho, por exemplo, ler alguns livros com ele sobre esse assunto ou conversar sobre o que acontecerá pode ajudar a aliviar temores e reduzir parte da preocupação.

Há Algum Problema Contra o Qual Devemos nos Precaver?

Na maioria dos casos de bruxismo em pré-escolares, os dentes não sofrem danos. Para garantir que este é o caso, mencione o ranger de dentes ao pediatra, na próxima consulta. Em alguns casos, um dentista é o único profissional capaz de lhe dizer se o comportamento está criando um problema para o desenvolvimento dos dentes ou mandíbulas. Se você sabe que seu filho range os dentes regularmente, é importante pedir a avaliação de um dentista.

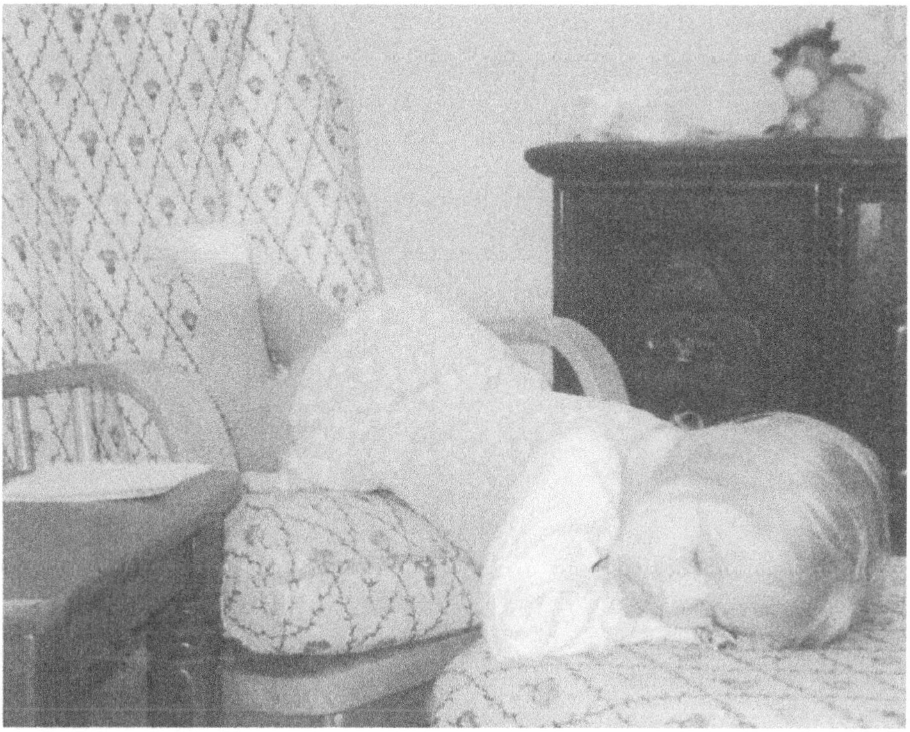

Jackie, três anos

E o Que o Dentista Fará se o Bruxismo Estiver Causando Problemas?

O dentista pode examinar seu filho para detectar sinais de desgaste excessivo, dentes trincados, lascados ou problemas nas mandíbulas. Ele também pode determinar se o alinhamento dentário precisa de correção.

Em muitos casos, ele pode apenas examinar os dentes da criança várias vezes ao ano, para monitorar seu crescimento e observar quaisquer alterações. Com maior frequência, os dentes de leite não duram o suficiente para sofrerem qualquer dano real pelo bruxismo.

Se o seu dentista achar que o ranger de dentes está criando problemas para os dentes ou para o desenvolvimento da mandíbula de seu filho, talvez uma das providências seja uma proteção bucal feita sob medida, para ser usada durante o sono. Essa proteção consiste em um aparelho semelhante àquele usado por atletas. Não tente usar esta solução por conta própria, já que um aparelho mal ajustado pode soltar-se e causar sufocamento. A maioria dos dentistas só prescreve o uso dessas proteções se a criança já tem mais de dois anos de idade.

Será Que Meu Filho Sempre Rangerá os Dentes?

Muitas crianças param de ranger os dentes quando todos os dentes de leite já nasceram, e muitas param quando todos os dentes permanentes já surgiram. Algumas crianças continuam a prática, e algumas que não rangiam os dentes quando pequenas começam a fazer isso em idade escolar. Alguns estudos mostram que até 90% das pessoas rangem os dentes em algum momento da vida, mas apenas 5% dos adultos rangem os dentes com força suficiente para precisarem de tratamento.

Sonhos Ruins, Pesadelos e Terror Noturno

Em nosso grupo de mães, temos conversado sobre os sonhos ruins dos nossos filhos. Parece que todas as crianças do grupo passam por isso, de vez em quando. Algumas têm sonhos ruins com maior intensidade ou com maior frequência que outras, mas todas enfrentam esse problema. Por que as crianças têm sonhos ruins e qual é a melhor maneira de lidar com eles?

O valor de compartilhar histórias com outros pais é que aprendemos algo muito reconfortante: não importando a situação em que nos encontremos, outros pais têm a mesma experiência. Como você descobriu neste caso, todas as crianças têm sonhos ruins. É durante o sonho que o cérebro organiza os eventos e emoções do dia. As crianças passam substancialmente mais tempo no estágio do sonho que os adultos, de modo que têm mais sonhos – tanto bons quanto ruins. A intensidade dos sonhos de crianças pequenas espelha a intensidade com que essas pequenas pessoas vivem, de modo que os sonhos podem ser exageros surreais da vida real. Além disso, a imaginação vibrante de uma criancinha, sua curiosidade e criatividade são evidentes mesmo durante o sono. Por todas essas razões, é fácil entender por que todas elas têm sonhos ruins, e por que os estudos mostram que episódios de pesadelos ocorrem mais entre os três e os seis anos de idade.

Em Que Sentido os Pesadelos Diferem dos Sonhos Ruins?

Todo mundo sonha, e os sonhos podem ser bons, neutros ou ruins. Um pesadelo é um sonho ruim que resulta em um despertar total ou parcial. A criança, que ainda estava em pleno sonho, recorda tudo e retém as emoções de medo ou ansiedade que eram o tema do pesadelo. Assim, de certo modo, um pesadelo torna-se realmente um pesadelo quando a criança desperta e pensa conscientemente sobre o sonho que acabou de ter.

O Que Devo Fazer a Respeito dos Pesadelos?

Quando adultos despertam de um sonho na cama e no escuro, não importando a vividez de suas imagens, eles identificam a experiência imediatamente como um sonho. Uma criança pequena, por outro lado, ainda não dominou o discernimento entre vida e sonho, realidade e fantasia. Quando o seu filho desperta de um pesadelo, ele tende a sentir-se confuso. Para crianças pequenas, dizer que "Foi só um sonho" não serve muito para explicar o que acabaram de vivenciar. Elas ainda não têm maturidade para entender o aspecto de fantasia dos sonhos; afinal, a maioria acredita que a Fadinha dos Dentes, o Papai Noel e o Coelhinho da Páscoa são reais. Com isso em mente, parece justo confortar as crianças como nós as confortamos quando enfrentam um perigo ou temor tangível, já que as emoções que sentem provavelmente são iguais.

A seguir, apresento algumas alternativas de ações que você pode assumir quando seu filho tem um pesadelo:

- O mais importante é estar ali e oferecer conforto, assim como você faria em qualquer outra situação em que ele sentisse medo ou se machucasse.
- Fique com seu filho até vê-lo relaxado e pronto para voltar a dormir. Se ele relutar em ficar sozinho, vá em frente e fique ali até que ele realmente adormeça.
- Fique calma. Sua atitude transmitirá a normalidade do que está acontecendo e o senso de que tudo está bem.
- Garanta-lhe que ele está seguro e que pode voltar a dormir.

Devo Permitir Que meu Filho Venha para a minha Cama?

De longe, o modo mais fácil de oferecer conforto ao seu filho – e a você mesmo! para que volte a dormir rapidamente é trazê-lo para a sua cama. Ou, se ele tem ainda a caminha menor em que dormia antes ou um colchonete, deite-se ao lado dele até que ele (e talvez você mesma) durma novamente. Se isso funcionar, então a solução mais simples já foi encontrada.

Infelizmente, porém, o mais fácil nem sempre é a resposta certa. A decisão sobre esse assunto depende do que sua família pensa sobre isso. Se a ideia de trazê--lo para a sua cama não é a mais confortável, se você está no meio de um plano para transferir seu filho da cama de casal para a sua própria cama ou há pouco tempo fez isso, pode ser melhor evitar trazê-lo para a sua cama, mesmo depois de um pesadelo. Fazê-lo pode criar uma situação em que seu filho comece subitamente a ter pesadelos, tão logo vai para a cama (o que é bastante peculiar, já que pesadelos geralmente ocorrem durante a segunda metade da noite ou de manhã cedinho. Isso apenas lhe mostra como uma criança pode ser inteligente e criativa).

Se você optar por não trazer seu filho para a cama, ainda lhe restam muitas maneiras de confortá-lo para que se aquiete e volte a dormir. Você pode sentar-se ao lado dele, levá-lo até uma cadeira de balanço e aconchegá-lo, ou ajeitá-lo com um cobertor gostoso, uma música suave, uma lâmpada noturna e um brinquedo preferido ao qual poderá aconchegar-se.

Devo Conversar com meu Filho sobre os Pesadelos?

Deixe que ele estabeleça o ritmo para a conversa sobre pesadelos. De manhã, ele pode nem lembrar o que aconteceu e mesmo que se recorde, pode não pensar muito sobre isso. Se ele trouxer o assunto à tona e quiser conversar sobre isso, deixe-o explicar o que aconteceu. Tenha em mente, porém, que a história pode ser muito fragmentada. Você pode ouvir com interesse e então contar a sua própria versão, dando ao pesadelo uma resolução e um final feliz. Escolha os pontos principais, que geralmente giram em torno de um monstro ou animal, e ajude seu filho a imaginar um modo bom de terminar a história. O monstro ou animal pode fugir ou tornar-se amigo. Se você tem uma criança mais velha, que parece querer aprofundar-se no tópico, peça-lhe para fazer um desenho ligado ao pesadelo. Depois, peça que ele desenhe um final ou se livre do pesadelo, quando estiver no papel – amassando-o e o jogando fora. Esta técnica com frequência é útil para reduzir futuros episódios de pesadelos.

O Que São Terrores Noturnos?

Terrores noturnos são completamente diferentes de pesadelos ou sonhos ruins. Esses episódios misteriosos também são chamados de *terrores do sono*, já que podem ocorrer durante cochilos diurnos, além de à noite. Qualquer pai ou mãe que tenha testemunhado uma criança no processo de um terror noturno entende totalmente a razão para o nome, pois é algo pavoroso de se observar. Durante um episódio de terror noturno, a criança desperta subitamente e pode emitir um grito de pânico ou chorar com lágrimas abundantes. Os olhos provavelmente estarão bem abertos e as pupilas dilatadas, mas a criança não está enxergando. Ela pode hiperventilar, agitar braços e pernas, falar ou gritar, de modo confuso e incoerente. Ela pode suar, exibir rubor nas faces ou ter batimentos cardíacos muito alterados. Pode saltar da cama ou mesmo correr para fora do quarto. Em uma situação assim, a criança age como se estivesse sendo perseguida ou ameaçada, parecendo aterrorizada por um pesadelo horrível.

Na verdade, seu filho não está assustado, não está acordado e não está sonhando. Ele está profundamente adormecido, em uma zona entre dois ciclos de sono, preso, por assim dizer, por alguns minutos. Quando o terror noturno passa, ele reinicia o ciclo em que estava antes de ser interrompido. A criança que tem terror noturno não está tendo um pesadelo, não tem consciência do que está acontecendo e não recordará o episódio, pela manhã. Assim, a parte do *terror*, dos terrores noturnos, recebe esse nome não pela criança, mas pelo pai ou mãe que observa a cena perturbadora.

Agora que você entende o que são os terrores noturnos, talvez esteja menos preocupado ou temeroso. Embora ainda possa ser difícil e inquietante observar um desses episódios, fique tranquilo – seu filho não está acordado, nem com medo.

O Que Devo Fazer a Respeito dos Terrores Noturnos?

Essa é a parte difícil. A resposta natural dos pais ao ver uma criança que age como se estivesse aterrorizada é abraçá-la e confortá-la, o que pode acalmar realmente a criança. Durante um terror noturno, contudo, seu filho não tem consciência de sua presença. Você pode tentar abraçá-lo, mas tentar segurar uma criança muito agitada durante um terror noturno geralmente resulta em empurrões ou francos e violentos esforços para livrar-se de você – o que torna toda a coisa ainda mais assustadora. Neste caso, você pode tentar um toque ou carícia gentil, juntamente com uma série de palavras de conforto e sons de *shhh, shhh,* mas realisticamente, isso pode servir mais para dar-lhe um senso de que está fazendo algo para ajudar, em vez de servir a algum fim real.

Se o seu filho sair da cama, você pode tentar levá-lo de volta. Se ele sentar-se, oriente-o para que se deite novamente. Não há razão para acordá-lo; na verdade, tentar fazer isso pode apenas prolongar o episódio.

Seus objetivos são manter seu filho seguro, evitando que caia da cama, das escadas ou que bata em móveis e fazê-lo voltar para a cama depois que o terror noturno terminou naturalmente.

Devo Falar sobre os Terrores Noturnos?

Uma vez que a criança não está consciente do que acontece durante o episódio, já que tende a não recordá-lo e não pode controlar os terrores noturnos, não há razão para falar com ela sobre o que está acontecendo. Na verdade, fazer isso pode perturbá-la e causar-lhe preocupação ou medo de ir dormir.

Embora você não deva falar com seu filho sobre os terrores noturnos, lembre-se de conversar com um avô, avó ou babá que possa cuidar da criança durante cochilos diurnos ou à noite. Se seu filho tem irmãos mais velhos, converse também com eles. Deixe que saibam um pouco sobre os terrores noturnos e lhes garanta que o que acontece durante um episódio desses é normal. Conte-lhes exatamente o que pode acontecer e como podem lidar com a situação. Tome cuidado para que pequenos ouvidos não ouçam a conversa, já que seu filho pode ouvir fragmentos e fazer suposições sobre o que escutar. Isso pode deixá-lo ainda mais confuso ou assustado.

Como Posso Impedir Que meu Filho Tenha Pesadelos e Terrores Noturnos?

Até certo ponto, não há como impedir uma criança de ter terrores noturnos ou pesadelos. Entretanto, algumas coisas podem reduzir o número e a intensidade

	Sonho Ruim	**Pesadelo**	**Terror Noturno**
Quando acontece?	A qualquer momento durante o sono REM.	A qualquer momento, mas geralmente na segunda metade da noite ou início da manhã.	Nas primeiras horas do sono noturno.
Durante que estágio do sono ocorre?	REM (estágio do sonho)	REM (estágio do sonho)	Sono Não-REM
Quantas crianças são afetadas?	100%	80-90%	6-15%
Em que idade as crianças são mais afetadas?	Todas as idades, porque os sonhos ocorrem mesmo antes do nascimento.	Todas as idades (alguns especialistas crêem que os pesadelos começam por volta de um ano de idade, mas outros pensam que começam algumas semanas após o nascimento).	Geralmente, entre três e 12 anos de idade, ocasionalmente já aos seis meses (apenas cerca de 1% das pessoas tem terrores noturnos até a idade adulta).
É hereditário?	Não	Não	Sim

Como a criança age?	Em geral, não há como dizer se a criança está tendo um sonho ruim; sonhos ruins ocorrem durante o sono normal. Às vezes, uma criança faz careta, geme ou se move durante um sonho ruim, mas não está acordada.	A criança desperta assustada, depois de um pesadelo e, às vezes, chora.	Os olhos da criança estão abertos, mas ela não está desperta. Ela pode chorar, gritar ou hiperventilar. Pode, ainda, sentar-se ou até sair da cama.
Como a criança responde a tentativas de acalmá-la?	Ela não sabe que o pai ou mãe está ali, porque ainda está dormindo.	Ela busca ou chama o pai ou a mãe, quer ser abraçada e confortada, e relaxa cuando tranquilizada.	Ela pode empurrar o pai para afastá-lo, tentar desvencilhar-se do abraço e agir estranhamente.
Quanto tempo dura o episódio?	Períodos de sono REM (e, portanto, de sonhos) duram tipicamente de 5 a 45 minutos).	Os pesadelos são breves, mas o período de apaziguamento da criança, depois deles, pode levar algum tempo.	Terrores noturnos tipicamente duram apenas alguns minutos, mas podem durar até meia hora.
Como e quando a criança volta a dormir?	Se a criança é acordada durante um sonho, ela geralmente volta a dormir rapidamente, após breve tranquilização pelos pais.	A criança pode permanecer acordada até o medo passar, e pode precisar da ajuda do pai ou da mãe para voltar a dormir.	A criança retorna facilmente ao sono tranquilo, depois que o episódio passa.
O que a criança recorda do acontecido?	Às vezes, a criança recorda partes de um sonho.	A criança frequentemente recorda partes ou o clima geral do pesadelo.	Em geral, a criança não recorda o que aconteceu.

desses episódios. Mesmo se não há como evitá-los, parte das dicas a seguir pode ajudar seu filho a aprender a lidar com pesadelos ou com a sensação de medo e insegurança, se despertar após um sonho ruim:

- Monitore os filmes e programas de TV aos quais ele assiste durante o dia e à noite, já que imagens assustadoras podem reaparecer nos pesadelos infantis. Preste atenção não apenas nos programas que seu filho assiste, mas também no que está na tela quando ele está presente. O fato de um programa ser criado para crianças não o torna seguro: muitos desenhos animados e programas infantis estão repletos de imagens de violência. Portanto, escolha cuidadosamente o que seu filho pode assistir. Tenha em mente que crianças pequenas podem sentir medo de coisas que adultos consideram divertidas. Observe a reação dele, mais do que o que está na tela, para uma indicação real de sua resposta.
- Evite livros com ilustrações ou estórias que possam perturbar a mente infantil. Novamente, observe seu pequeno para identificar suas emoções, já que bebês maiores e crianças pré-escolares podem ter medo das coisas mais estranhas. Por exemplo, muitos bebês maiores têm medo de palhaços, ogros, bonecos com aparência humana ou imagens distorcidas de coisas reais.
- Uma criança cansada demais ou com privação de sono terá mais episódios de pesadelos ou terrores noturnos. Se o seu filho é perturbado por problemas noturnos, a primeira etapa é conferir quantas horas ele dorme (ver tabela da página 35). Depois, leia as dicas de sono na *Parte I* deste livro para criar um plano de dormir consistente.
- Horários inconsistentes para dormir podem contribuir para terrores noturnos e, talvez, também para pesadelos. Tente pôr seu filho na cama sempre no mesmo horário todas as noites e veja se isso reduz esses problemas noturnos.
- Assegure-se de que está seguindo uma rotina calma e tranquila, mais ou menos uma hora antes do horário de dormir. Isso garantirá que seu filho adormeça sentindo-se feliz e seguro.
- Se ele toma algum medicamento, pergunte ao médico se o medicamento pode estar perturbando o sono.
- Crianças com necessidades especiais ou aquelas com problemas crônicos de saúde podem ter pesadelos ou terrores noturnos mais frequentes

ou intensos. Se o seu filho tem problemas especiais de saúde, discuta essa possibilidade com o pediatra dele, ou converse com pais de crianças com problemas semelhantes para compartilhar ideias.

- Para algumas crianças, uma refeição pesada antes de dormir pode trazer pesadelos ou terrores noturnos. Se seu filho atualmente faz uma refeição pesada antes de dormir, experimente adiantar o horário do jantar ou oferecer um lanche leve uma ou duas horas antes de ele ir dormir.
- Algumas crianças têm mais terrores noturnos se recém-pararam de usar fraldas e vão dormir com a bexiga cheia. Lembre-se de levar seu filho ao banheiro pouco antes de ir para a cama, mesmo se ele acabou de ir ou não precisa ir. Incentivá-lo a usar o peniquinho ou o vaso sanitário uma última vez antes de ir para a cama pode ajudar a prevenir terrores noturnos. Examine a situação de vida de seu filho para ver se alguma condição estressante pode ser responsável por promover os pesadelos. O estresse por situações como divórcio ou casamento dos pais, mudança para uma nova casa, nascimento de um irmãozinho ou a morte de um familiar ou animal de estimação podem manifestar-se em pesadelos. Se você puder descobrir o problema e encontrar maneiras de garantir ao seu filho que ele está seguro, isso pode ajudar a reduzir a intensidade ou a frequência dos pesadelos.
- Talvez seja útil colocar um aviso no quarto. Por exemplo: "Apenas Bons Sonhos São Permitidos" ou "Nada de Sonhos Ruins!" e decorá-lo com imagens alegres. Pendure-o na parede do quarto ou na porta.
- Tenha um "filtro de sonhos" sobre a cama ou na janela. Explique ao seu filho que este ornamento dos nativos norte-americanos, feito de tecido com trama em rede, contas e plumas, tem o objetivo de "capturar" os sonhos ruins e deixar os sonhos bons passarem, assegurando bons sonhos para aqueles que dormem.
- Seu filho pode estar incerto, sem saber se o que acontece em um sonho é real ou imaginário. Durante o dia, você pode começar a ensinar a diferença entre "real" e "faz-de-conta". Aponte coisas em um filme ou na televisão e discuta se são ou não reais. Aponte como a criança pode "ver" uma imagem em sua mente, quando você lhe conta uma história, e diga que tipo de coisa é como um sonho que ocorre quando ele está dormindo. Uma criança mais velha pode aprender a lidar com um sonho ruim acrescentando um final bom a ele.

Existe um Momento em Que a Ajuda de um Profissional é Necessária?

Nunca hesite em chamar um profissional se estiver preocupado com a qualidade do sono de seu filho. Um profissional poderá ajudá-lo de várias formas. Essas incluem técnicas que podem ser usadas para controlar episódios de terrores noturnos ou pesadelos sem o uso de medicamentos.

Você deve discutir a situação de seu filho com seu pediatra ou com um especialista em sono, se qualquer dos seguintes sinais estiver presente:

- Pesadelos frequentes e intensos.
- Terrores noturnos três ou mais vezes por semana.
- Receio de ir para a cama por causa do medo de ter pesadelos.
- Caminhar ou correr dormindo durante os episódios, o que coloca a criança em possível perigo.
- Você já experimentou todas as dicas apresentadas aqui, mas seu filho ainda tem problema com pesadelos ou terrores noturnos.

O Visitante Noturno: Visitas à Cama dos Pais

Nosso menininho de quatro anos adormece com facilidade em sua própria cama, mas, inevitavelmente, por volta de duas horas da madrugada, ouvimos ruídos leves de passos no corredor. Ele sobe em nossa cama e se aconchega pelo resto da noite. Admitimos que adoramos ter nosso garotinho acomodado ali conosco, mas também nos sentimos um pouco embaraçados por isso. Meus sogros dizem que ele está grande demais para isso e que deveria permanecer em sua cama. Eu também acho que seria agradável ter uma noite de sono ininterrupto. Mas quando não o deixo vir para a nossa cama, ele fica magoado demais e acabo dormindo com ele em sua cama. O que devemos fazer?

Exatamente como na maioria das situações envolvendo os cuidados com nossos filhos, não há uma resposta certa para essa pergunta. A resposta é diferente para cada família. Entretanto, posso ajudá-lo a descobrir a sua resposta certa. Para começo de conversa, fique tranquilo; você não está sozinho. É perfeitamente natural uma criança procurar seus pais para conforto e segurança no meio da noite – isso é um sinal de confiança e de amor profundo por você. E é perfeitamente normal que os pais ofereçam esse conforto e segurança, trazendo o filho para a sua cama ou deitando-se com ele em sua própria cama. Uma votação em curso do site *parentcenter.com* sobre esse tópico havia colhido 13.586 votos até a data em que escrevi este texto. A pergunta apresentada pelo site é: “Como você lida com as visitas de seu filho (crianças de dois a oito anos) à sua cama no meio da noite?”. Os resultados confirmam que sua casa não é única que ecoa com aqueles passinhos no meio da noite: 41% responderam: “Eu deixo que ele venha para a minha cama” e outros 4%

disseram: "Eu o deixo adormecer em um saco de dormir no assoalho, perto de minha cama". Treze por cento afirmaram: "Eu o levo de volta para o seu quarto e me deito ao seu lado até que ele durma novamente". Vinte e seis por cento disseram: "Depende da situação".

É muito comum crianças pequenas procurarem seus pais quando acordam à noite e, como você pode ver, é muito comum os pais responderem recebendo seus pequenos ou deitando-se com eles em suas caminhas. Assim, não há por que se sentir embaraçado. O que está acontecendo em sua casa é perfeitamente normal e você está obviamente em boa companhia.

Há muitas maneiras delicadas de incentivar uma criança a permanecer toda a noite em sua cama, mas antes que eu apresente essas ideias, é melhor você avaliar a sua situação. Reflita sobre suas respostas a estas perguntas, e discuta-as com seu parceiro:

- Você, seu parceiro e seu filho estão tendo uma boa noite de sono?
- Se ninguém mais no mundo soubesse ou se importasse, você estaria feliz com a rotina que tem agora?
- Você crê que estará satisfeita se tiver a mesma rotina daqui a seis meses? E daqui a um ano?
- As visitas de seu filho à sua cama estão interferindo no nível de intimidade entre você e seu parceiro, ou vocês ainda encontram tempo suficiente para atender às necessidades um do outro por proximidade física?
- Se você é mãe ou pai solteiro, a necessidade de seu filho para tê-lo em sua cama está impedindo que você passe suas noites ou manhãs fazendo coisas que precisa ou deseja fazer?
- Você está considerando mudar algo porque você quer uma mudança e porque é o melhor para a sua família – ou é para agradar um amigo, parente ou alguma outra pessoa?
- Você gostava das visitas de seu pequeno no meio da noite, mas descobre-se cada vez menos satisfeito com isso e não tem certeza sobre como fazer uma mudança?
- Se hoje à noite seu filho de repente começasse a dormir toda a noite em sua própria cama, como você se sentiria: supercontente, alegre, um pouco triste, muito triste ou deprimido?
- O que a incomoda especificamente, nas visitas noturnas de seu filho? O fato de ele o acordar. Impedir que você tenha um tempo ininterrupto

na companhia de seu parceiro. Você está preocupado porque outros se preocupam com isso. Você quer engravidar outra vez ou já está grávida e não quer a cama cheia, uma vez que o bebê novo vai chegar. Explore suas próprias razões para querer mudar as coisas.

- Por que seu filho o visita durante a noite? É simplesmente um hábito. Por medo, pesadelo, ansiedade de separação, cama molhada, alergias, dentinhos novos, refluxo ou outros problemas o acordam e o fazem ir ao seu encontro. (Leia sobre esses problemas em outras partes deste livro e lide com eles como parte de seu plano geral de sono).

O primeiro passo é reservar um tempo para ponderar sobre essas questões e examinar seus sentimentos reais sobre a situação. Frequentemente, a ambivalência e a frustração ocorrem quando não identificamos o que realmente sentimos e não temos um objetivo e finalidade claros em nossas ações. Uma vez que você tenha uma compreensão melhor sobre seus pensamentos e sobre o que o seu parceiro pensa disso, escolha um destes objetivos (ou crie os seus próprios):

- Nós continuaremos como estamos, sem culpa ou preocupação, por ___________ meses. Só então, reavaliaremos a situação e tomaremos uma nova decisão.
- Não temos pressa, mas gostaríamos de começar a mudar as coisas. Faremos mudanças graduais e prevemos que dentro de ___________ meses, nosso filho estará dormindo a noite inteira em sua própria cama.
- Queremos fazer uma mudança agora mesmo, tão logo seja possível, para podermos aderir a um plano específico e segui-lo todas as noites.

Não Ponha Tudo a Perder

Se você dividia a sua cama com seu filhinho fofo e cheiroso desde o nascimento ou começou a fazer isso há pouco tempo, posso quase garantir que, embora você tenha decidido tirá-lo dali, lá no fundo você não quer deixá-lo ir. Isso é natural, dada a preciosidade da experiência de compartilhar sua cama com o seu pequeno. Entretanto, você precisará controlar muito bem suas emoções se realmente deseja que seu filho durma em sua própria cama. Veja a seguir o relato de algumas famílias sobre as dificuldades enfrentadas durante esse processo:

- Sharon relatou que, usando as ideias de seu plano de sono, estavam tendo grande sucesso para que sua filha, Kayla, dormisse em sua própria cama. “Ela fez isso por toda uma semana e eu estava muito animada! Esta noite, enquanto ela se aprontava para ir para a sua cama, meu marido, como recompensa pelo bom comportamento, convidou-a para voltar ao nosso quarto! Assim, nem preciso dizer que voltamos à *estaca zero*, com mais resistência que antes”.
- O marido de Mônica também atrapalhou o sucesso do processo. Ela conta: “Estamos indo devagar, mas fazendo progresso, e nosso objetivo é que o nosso filho durma em seu quarto antes do novo bebê chegar. Thomas está passando cada segunda ou terceira noite em sua própria cama. Contudo, acabei de perceber que nas manhãs em que Frank acorda e encontra Thomas ao seu lado, os dois fazem muita festa e Frank diz, sem parar, o quanto adora abraçar seu “ursinho Thomas” durante a noite. Ele pergunta: ‘Quem ficou abraçadinho no papai a noite inteira?’. A alegria do pai é tão óbvia que é um claro convite para que Thomas continue dormindo com ele!”
- “Não acredito no que eu fiz!” A nova mensagem de Marisa veio apenas uma semana depois que ela me enviou um e-mail contando que Gracie estava fazendo bem menos visitas à cama de sua mamãe durante a noite. “Acordei ontem à noite e percebi que Gracie estava passando mais uma noite em sua própria cama. Eu sentia tanta falta dela perto de mim que fui ao seu quarto e deitei-me ao seu lado na cama! Hoje à noite, estávamos nos aprontando para dormir e, mais que depressa, ela perguntou se eu não iria dormir em sua cama novamente! Acho que acabei de criar um novo problema. Por favor, me ajude! Quando contei essa história à mãe de um menino de quatorze anos, ela apenas riu. ‘Você não faz ideia!’, ela exclamou. ‘Meu próprio filho dormia em um saco de dormir em nosso quarto uma ou duas vezes por semana, até fazer doze anos. Então, nós todos saímos de férias por um mês. Ao voltarmos, ele simplesmente parou de vir ao nosso quarto. Um mês se passou, e certa noite fiquei espantada ao ouvir meu marido (um homem muito independente, do tipo que não demonstra bem suas fragilidades) dizendo para nosso filho: ‘Ei, Nathan, quer acampar no nosso quarto esta noite?’ Quando ele me viu olhando-o de boca aberta, sua única resposta foi um encolher de ombros e um ‘Eu senti falta dele’”.

Qual foi a sua resposta instintiva a essas histórias? Será que você tremeu ao pensar que poderá ter seu filho dormindo ao seu lado ainda por muitos anos? Ou será que sua primeira resposta foi de alegria, por ver uma família tão unida? Você sabe que não existe uma resposta certa. Qualquer resposta é normal.

Se alguma dessas situações lhe parece muito familiar e abala sua convicção, sugiro que você retroceda algumas páginas. Releia o começo desta seção e examine seus reais sentimentos e as necessidades de sua família. Perceba, também, que este não é um estado de coisas de tudo ou nada. Nem sempre é preciso ter uma regra absoluta contra crianças na sua cama; talvez você deseje descobrir um meio-termo que se ajuste à situação única de sua família, como permitir aconchegos matinais, visitas após pesadelos ou "festa de pijamas" nos fins-de-semana.

Não Há Nada de Errado em Mudar

Para pais e mães que continuam lendo este capítulo – aqueles que decidiram que é hora de tirar o pequeno da cama de casal e dizer adeus àquelas brincadeirinhas noturnas de contar dedinhos dos pés e das mãos –, deixe-me garantir-lhes que não há nada de errado em fazer esta mudança. Não existe uma idade, momento ou situação certas; essa é apenas uma questão de escolha dos pais. Se vocês já estão prontos, então é hora. Seu filho obviamente é amado e está seguro, e essas sensações não mudarão quando você usar um método sensível e carinhoso para mantê-lo dormindo em sua própria cama a noite inteira.

O Que Fazer a Seguir

Existem vários modos de manter seu pequeno em sua própria cama a noite inteira. Uma vez que cada criança e cada situação são diferentes, cada família abordará esta situação de uma forma única. A seguir, apresento uma lista de ideias dentre as quais você poderá fazer a sua escolha. Escolha uma, duas ou mais que lhe pareçam certas e faça uma tentativa real de implementá-las. Tenha em mente que seu filho está feliz e provavelmente se sentiria satisfeito em manter as coisas como estão até ter cinco a dez anos de idade. Assim, se você deseja evitar lágrimas, brigas e ressentimento, não espere que tudo aconteça em uma ou duas noites. Tenha paciência e permaneça firme em seu plano. Durante as próximas semanas ou meses (dependendo de seu plano), você verá o sucesso.

A rapidez com que isso acontecerá dependerá da personalidade de seu filho e de seu grau de motivação para mudar as coisas. Com muita frequência, o processo é errático: seu filho passará uma noite dormindo sozinho, depois irá até a cama dos pais nas próximas duas noites, mas depois não aparecerá por mais duas ou três noites, e logo uma semana inteira passará sem uma visita dele. Se você não tem um "prazo", então é mais fácil mover-se neste ritmo. Contudo, se há uma razão para apressar o processo, como a chegada de um novo irmãozinho em breve, ou se o seu sono noturno está sendo perturbado, então seja mais persistente em suas ações e terá resultados mais rápidos.

As Soluções

A seguir, apresento uma lista de ideias que funcionaram para outras famílias como a sua. Você pode escolher entre elas ou combinar elementos de cada uma para criar uma solução totalmente sua. Tenha paciência com você mesmo e com seu filho, enquanto avança.

Da Cama para o Chão e Para o Outro Quarto

Se você não se importa que seu filho vá ao seu quarto durante a noite, mas gostaria de mantê-lo fora de sua cama, então defina um lugar de dormir para ele em seu quarto. Esse lugar pode ser um simples edredom no chão ou um cantinho elaborado, com um saco de dormir e um travesseiro.

Prepare o lugar de dormir de seu filho e mostre a ele durante o dia. Apresente-o com maneiras carinhosas e uma atitude alegre. Você pode anunciar que ele é um menino grandinho e que pode escolher onde deseja dormir: na cama dele ou no lugar especial de dormir (oferecer uma alternativa sempre é bom!). Diga-lhe que, se vier ao seu quarto, deverá ser *tão silencioso quanto um ratinho* e ir direto dormir em seu lugar especial. Uma boa ideia é ensaiar o processo algumas vezes durante o dia e novamente pouco antes da hora de dormir. Essas sessões práticas o ajudarão a recordar o que deve fazer durante a noite; de outro modo, ele apenas fará o que sempre fez.

Durante a noite, se ele esquecer e subir na cama com você, apenas o leve de volta ao seu cantinho e lembre-o de que é ali que precisa dormir. Não há problema em deitar-se com ele até que adormeça, no início. Isso o ajudará a acostumar-se com a nova rotina. Com o tempo, será mais fácil dar o próximo passo e incentivá-lo a permanecer em sua própria cama, já que estará abandonando apenas um saco de dormir no chão – em vez de a cama de casal dos pais – em favor de sua própria cama aconchegante.

O Carinho da Manhã

Esta ideia muda a visita de seu filho da madrugada para um horário matinal mais aceitável. Muitos pais também gostam deste plano, já que não precisam abandonar completamente os carinhos ao filho, mas podem fazê-los *depois* que já tiveram uma boa noite de sono.

Crie um sinal especial que transmita ao seu pequeno que ele é bem-vindo na cama com você. As crianças pequenas conseguem entender vários indicadores disso. Você pode escolher um, dependendo da idade e nível de entendimento de seu filho. Uma ideia é dizer a ele que pode vir "quando estiver claro lá fora". Isso funciona se a luz do dia aparece no momento mais adequado para você. Outra ideia é ajustar um alarme com música para disparar baixinho em um horário aceitável. Explique: "Se a música estiver tocando, você pode vir para a nossa cama. Se tudo estiver em silêncio, volte a dormir, até tocar a música". Você também pode fazer um cartaz e pendurá-lo na porta de seu quarto – um lado mostra pessoas dormindo e o outro mostra pessoas que já acordaram (fotografias tiradas de revistas funcionam, mas fotos de você mesmo fingindo dormir ou já acordados também funcionam). Quando for para a cama, pendure o lado de dormir para fora. Vire o cartaz para "acordado" quando chegar o horário aceitável para os carinhos matinais.

A Promessa do Fim de Semana

Com este enfoque, você começa explicando ao seu pequeno que deseja que ele durma em sua própria cama a noite inteira. Diga-lhe que quando estiver dormindo a semana inteira em sua cama, poderá dormir com você no fim-de-semana ou no domingo. Pendure um calendário e deixe que ele fixe ali uma estrela

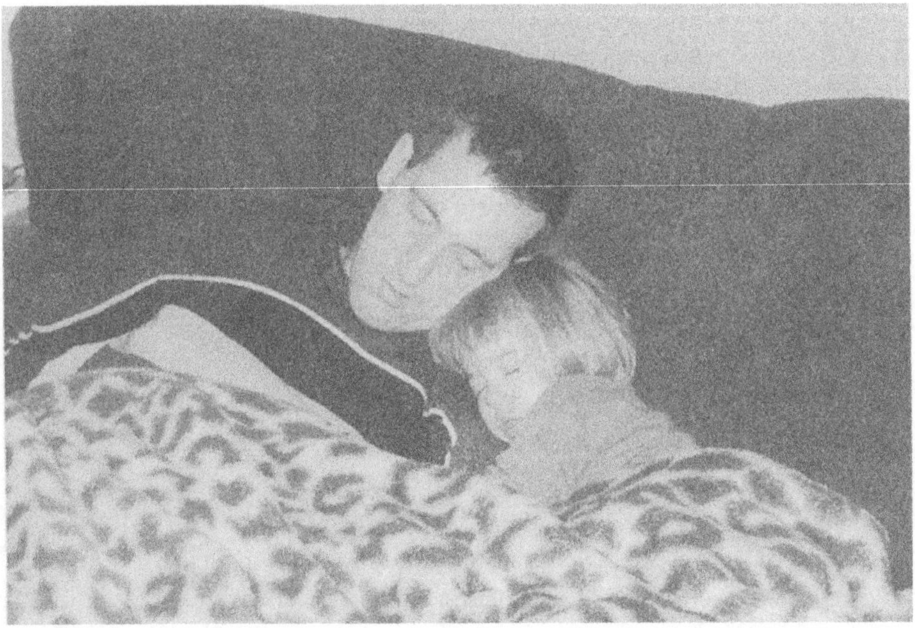

Andy e Isabel, dois anos

adesiva sempre que dormir a noite inteira em seu próprio quarto. Coloque um desenho especial nos dias de fim de semana.

Esta ideia funciona perfeitamente para algumas crianças que adoram virar o fim-de-semana na cama dos pais. Outras, porém, consideram difícil demais separar noites de *sim* das noites de *não*. Se você julgar que isso pode funcionar com o seu pequeno, experimente!

Se você decidir usar esta abordagem e ele tentar uma visita durante a semana, leve-o de volta ao seu próprio quarto, usando a abordagem do Bumerangue, apresentado a seguir.

O Quarto Especial de "Criança Grande"

Algumas crianças podem sentir-se seduzidas por seus próprios quartos se você escolher uma data especial para o acontecimento da mudança para este, como um aniversário ou o "Dia da Criança Grande", bem elaborado. Como preparação para o grande dia, você pode reorganizar o quarto, comprar roupas de cama novas, decorar as paredes com figuras ou pôsteres alegres e colar estrelinhas fluorescentes no teto (porém, não faça mudanças grandes demais no quarto. Se este se tornar completamente irreconhecível, pode não ser convidativo, quando chegar a hora de dormir).

Durante algumas semanas ou meses antes do evento, diga-lhe que ele está crescendo bastante e faça do ato de dormir a noite inteira em sua própria cama uma ocorrência marcante. Quando o grande dia chegar, faça um bolo e providencie alguns presentinhos, se desejar – coisas ligadas ao sono, como um novo livro ou um bichinho de pelúcia são boas escolhas. Tire uma foto de seu filho em seu novo quarto de criança grande e, depois, cruze seus dedos! Se ele ainda terminar a noite no seu quarto (e as chances de isso ocorrer são grandes), use o Bumerangue, apresentado a seguir, e o leve de volta à sua própria cama.

O Bumerangue

Esta é uma boa ideia para uma família que deseja fazer uma mudança rápida em sua rotina do meio da noite e para um pai ou mãe que se disponha a sair da cama repetidamente, por mais ou menos uma semana. Se você for consistente, o plano poderá dar resultado após uma ou duas semanas.

Pouco antes da rotina de dormir, explique brevemente a seu filho por que ele deve permanecer em sua cama. Diga, por exemplo: "Quando você vai ao meu quarto durante a noite, eu acordo e fico cansada ou de mau humor". Diga-lhe que você quer que ele permaneça em sua própria cama a noite inteira. Comece a noite com uma rotina agradável e tranquila para dormir. Termine-a com seu filho na cama. Sempre que ele levantar – *sempre* que sair da cama –, leve-o de volta, com calma e gentileza. Beije-o, abrace-o ou lhe faça massagem nas costas. Você pode até mesmo sentar-se ou deitar-se ao seu lado até ele dormir, se necessário.

Não fale muito, não acenda nenhuma lâmpada e escolha uma frase-chave para repetir algumas vezes, como: "Agora é noite. Mamãe ama você. Por favor, fique em sua cama e tenha bons sonhos". Talvez você precise repetir isso dez vezes no início, mas com consistência real o processo poderá reduzir as visitas noturnas rapidamente. Para que isso dê certo, você precisa ser calma, carinhosa e muito consistente.

Crie Novas Associações para o Sono

Dê uma olhada na rotina de dormir de seu filho. Como ele adormece à noite? Na primeira parte deste livro, falamos sobre associações para o sono e sobre os breves despertares entre os estágios do sono. Se você está ao lado de seu filho quando ele dorme, mas está ausente quando ele desperta entre os ciclos, é possível que você seja o auxílio necessário para que ele volte a dormir com facilidade. Se ele aprender como adormecer sem a sua presença, poderá dormir a noite inteira sem sair da cama. Se este for o caso, incorpore em seu plano de sono algumas sugestões que ofereço em *Mãe, Fique Mais um Pouco!*, na página 137.

Motivação Embrulhada para Presente

Meu levantamento do sono revelou que a maioria dos pré-escolares pode sentir-se altamente motivada para fazer mudanças ao receber prêmios (tenho certeza de que isso não o surpreende, se você tem um pré-escolar em casa). Há várias abordagem possíveis para isso.

O enfoque dos adesivos coloridos é uma opção popular. Compre um calendário e o coloque em um lugar acessível na parede. Deixe que seu filho fixe um adesivo no calendário a cada manhã em que tiver dormido a noite inteira em sua própria cama. Uma variação agradável é ter dois tipos de adesivos – maiores, que serão adesivos especiais para as noites de sucesso, e adesivos pequenos, para as noites em que ele "tentou".

A meta é conseguir certo número de adesivos grandes – quantos você desejar, mas não tantos que o faça perder o interesse durante a espera. Talvez seja melhor começar com um número pequeno – digamos três adesivos, e aumentar até dez ou algo em torno disso. Quando o número mágico de adesivos estiver no calendário, seu filho receberá um prêmio. Este pode ser um passeio para tomar sorvete, um brinquedo desejado ou um privilégio especial.

Uma alternativa é criar uma "Corrente de Prêmios", que pode ter muito sucesso com pré-escolares para objetivos tão variados quanto problemas para dormir ao treinamento para usar o vaso sanitário. Aqui está o procedimento: compre vinte a trinta prêmios pequenos, como carrinhos, baralho com figuras de super-heróis, lápis de cor ou adesivos coloridos etc. Embrulhe cada prêmio individualmente, em papel muito colorido e alegre. Deixe todos os prêmios perto da porta do quarto de seu filho. Diga-lhe que ele ganhará um prêmio a cada noite em que dormir em sua própria cama a noite toda, até de manhã.

Olhe para os prêmios e os conte, lembrando o plano a cada noite, antes de ele dormir, mas não insista demais. Pode ser preciso uma semana ou mais, para que ele "entre no clima". Mesmo depois que a dinâmica disso tudo tiver sido entendida, talvez ele ainda receba um prêmio em uma noite e vá dormir na sua cama nas três noites seguintes. Não se preocupe. Depois ele voltará a receber um prêmio, saltará uma ou duas noites e assim por diante.

E o que fazer quando os prêmios terminarem? Eu sua mente séria de adulto, isso pode parecer estranho, mas a maioria dos pré-escolares sente muita alegria ao receber *todos os mesmos prêmios* novamente embrulhados, uma segunda vez! Em geral, ao fim da segunda rodada os prêmios perdem a importância, *mas isso não importa, porque então a nova rotina já estará estabelecida.*

O tempo de duração do processo dependerá da necessidade que o seu pequeno tem de ficar com você durante a noite. Certamente, ele acha que você é um prêmio muito melhor que qualquer brinquedo oferecido; e não é incrível ser amado assim?

Temores Noturnos: Monstros no Escuro e Coisas Que Batem à Noite

Nossa filha tem medo do escuro. Ela diz que acha que monstros aparecerão para pegá-la. Isso torna as nossas noites particularmente problemáticas. Como devemos lidar com esses medos?

É perfeitamente normal que crianças pequenas imaginem monstros ou outras coisas que geram o medo do escuro – este é um dos temores mais comuns na infância. Na verdade, um medo emergente do escuro lhe diz que seu filho está crescendo, desenvolvendo-se e ficando mais esperto. Quando era bebê, ele não sabia que algo existia quando não podia ser visto; naquela época, seu filho vivia unicamente o momento. Agora ele sabe que o escuro encobre coisas que ele não pode ver e que coisas acontecem mesmo quando seus olhos não testemunham. Ainda há muito que crescer, contudo, para que ele possa entender como o mundo realmente funciona. Há um longo caminho a percorrer, antes que ele possa distinguir claramente entre o real e o imaginário. Ainda passarão muitos anos antes que ele possa conciliar os reais perigos do mundo com a forma como se relacionam com sua existência quotidiana e seu nível de segurança e proteção. Tudo tem a ver com o processo de amadurecimento, que vem com cada ano a mais de vida.

Que Mensagens Você Está Enviando?

Crianças pequenas podem parecer distraídas demais para notarem os adultos, mas não se engane: elas estão sempre observando, escutando, assimilando tudo e procurando indícios sobre como o mundo externo deve ser interpretado. Elas baseiam-se nos sinais emitidos pelos adultos, particularmente daqueles que lhes são mais próximos, para saberem se os seus temores são lógicos. Sua resposta às preocupações de seu filho dirá a ele se realmente tem algo a temer ou se tudo está seguro e tranquilo. O segredo para lidar com o medo de coisas imaginárias como monstros no escuro não é apenas *dizer* que as coisas estão bem, mas *agir* no sentido de confirmar isso. Se você fizer grande alarde sobre o medo e continuar olhando sob a cama ou conferindo no armário para garantir que tudo está bem, seu filho poderá começar a imaginar por que você ainda procura o monstro – será que espera encontrar alguma coisa?

Embora eu não recomende reações exageradas ao medo de escuro de seu filho, é preciso ser sensível às emoções infantis. Entenda que, embora o objeto do medo não seja real, o medo é. As sensações de medo de uma criança são válidas e a situação exige um enfoque diplomático e sensível.

Será Que Dá para Eliminar os Temores com Racionalizações?

Mesmo se você explicar tudo em grandes detalhes para o seu filho, e mesmo se lhe garantir que está seguro, o medo persistirá. Quando estava com três anos, meu filho Coleton começou a sentir medo do som de aviões. Certo dia, enquanto nos aprontávamos para dormir, ouvimos o som inevitável. Tenho certeza de que todos os meus comentários anteriores vieram à sua mente, enquanto ele me olhava e dizia: "Sei que eles não me farão mal, mas mesmo assim tenho medo". Foi um modo incrivelmente simples de me explicar que, embora minhas garantias de que estava tudo bem fossem importantes, minha presença ainda era muito necessária ao seu lado.

Soluções Que Você Pode Experimentar

A seção a seguir apresenta uma variedade de ideias que funcionaram para outros pais de crianças pequenas. Ao examiná-las, garanta que selecionará aquelas que parecem mais apropriadas para o seu próprio filho. Vá em frente e experimente uma ou duas, ou combine as ideias em sua própria estratégia personalizada de combate a monstros. Quaisquer que sejam as soluções escolhidas, a mensagem subjacente deve sempre ser de confiança de que realmente não existem monstros e que seu filho está em perfeita segurança no escuro do quarto e na própria cama. Sejam quais forem as etapas individuais escolhidas para abordar os medos de seu pequeno, envie a mensagem de que você sabe que ele está seguro, de que você está disponível e de que tudo está bem. No fim, com a sua ajuda, os medos passarão.

O Que É Real e o Que É Faz-de-conta?

Este é um bom momento para ensinar seu filho a discernir entre temores válidos e imaginários, ajudando-o a aprender a diferença entre real e fantasia. Essa não é uma lição única, mas um processo que ocorre *ao longo de muitas conversas*. Você pode discutir diferenças entre um coelho que vocês virem no zoológico, o Pernalonga, o coelhinho cinzento, personagem da série de animação Looney Tunes, e um coelho que existe apenas na imaginação de seu pequeno. Conversem sobre as imagens que ele cria em sua mente enquanto escuta uma historinha ou quando você lhe conta uma estória. Faça comparações com a diferença entre coisas reais, como um golfinho, e coisas imaginárias, como uma sereia. Torne tudo divertido, dizendo, por exemplo: "Será que um coelhinho de pelúcia pode tomar a sua sopa?", "Um coelhinho de verdade pode falar?", "As pessoas conseguem andar no teto?". Mostre-lhe que imaginar algo não torna a coisa real.

Examine as criaturas imaginárias que você apresentou ao seu filho, como o Coelhinho da Páscoa ou a Fadinha dos Dentes. Uma criança que aceita de bom grado e acredita que tais criaturas são reais pode ter mais razão para crer também em monstros, duendes e bicho-papão. Personagens divertidos e engraçados de faz-de-conta não precisam ser banidos de sua casa, mas eles são um aspecto dos temores noturnos que precisa ser considerado enquanto você trabalha com as incertezas de seu filho.

Táticas Práticas

Descubra como ajudar seu filho a confrontar e superar seus medos. As táticas abaixo podem ser úteis:

- Se as sombras escuras criam formas suspeitas à noite, passe algum tempo com seu filho, descobrindo sombras que possam assustá-lo ou fazendo sombras no quarto escurecido. Brinque, tentando descobrir o que as sombras realmente representam e, depois, acenda a luz para ver o que as sombras realmente são.

- Você pode dar-lhe uma lanterna para manter ao lado da cama e usar se acordar. Iluminar o corredor até o seu quarto ou o banheiro com uma lâmpada fraca à noite.
- Dar ao seu filho alguns bichinhos de pelúcia como companhia para dormir pode transmitir-lhe maior segurança. Muitas crianças sentem-se reconfortadas por bichinhos de pelúcia ou cobertores especiais. Esses objetos de transição podem ajudá-lo a sentir-se menos sozinho.
- Permita que ele adormeça com um abajur ligado, se desejar. Deixe que seu filho caia no sono com a luz acesa e a desligue antes de sair do quarto. A maioria das crianças adora luzinhas de Natal. Assim, pendurar um fio com lâmpadas verdes ou azuis (não muito claras nem brilhantes) no quarto pode ajudá-lo a adormecer sob uma claridade suave.
- Deixar música suave tocando pode ser útil, para algumas crianças. É mais fácil adormecer sob um som familiar que sob rangidos e outros ruídos estranhos que invadem o silêncio da casa.
- Uma criança mais velha que suspeita da invasão de intrusos pode ser acalmada se você explicar como a casa é protegida. Mostrar como as fechaduras de segurança, fechos das janelas ou alarme contra ladrões funcionam pode ser útil.
- Algumas crianças podem sentir-se mais tranquilas se você explicar os sons noturnos: o aquecedor que se liga, ramos de árvores batendo contra a casa em noites de vento, alguém dando descarga no banheiro. Se esses sons estranhos forem explicados, eles perderão a capacidade para assustar a criança.

Apresente Monstros Alegres ao Seu Filho

Muitos filmes e livros infantis apresentam monstros divertidos e adoráveis. Deixe que seu filho passe algum tempo assistindo *Shrek* ou *Monstros* S.A. Conhecer os personagens desses filmes pode dar-lhe uma nova visão sobre a aparência de monstros imaginários. Entretanto, escolha esses filmes ou livros com cuidado e os examine antes de mostrar ao seu filho. Muitos apresentam monstros ruins e bonzinhos, e os vilões podem assustá-lo.

Adote um Peixinho de Estimação

Se lhe agradar, coloque um aquário com um peixinho em um lugar apropriado, no quarto de seu filho. Isso pode ser o bastante para aliviar a sensação de estar sozinho. Um alerta desta mãe com muitos bichinhos de estimação: lembre-se que uma criança pequena não consegue cuidar de seu bichinho, de modo que todos os cuidados estarão sob sua responsabilidade.

Elimine o Mistério da Escuridão

Para tornar o escuro menos misterioso, planeje algumas atividades divertidas à noite. Caminhar observando as estrelas ou procurar pássaros noturnos também pode ser divertido. Faça um jantar à luz de velas ou arme uma barraca na sala de estar e conte histórias (mas nada assustador!) à luz de lanternas; isso geralmente é bem recebido até pelas crianças mais sensíveis. Qualquer dessas ideias ajudará seu filho a fazer as pazes com o escuro, de modo que quando estiver com as luzes apagadas no quarto nada parecerá tão estranho.

Monitore as Fontes de Temor

Evite que seu filho assista a programas e filmes assustadores ou que leia livros que contenham coisas amedrontadoras. Essa regra aplica-se a qualquer hora do dia, já que as crianças têm boa memória e podem recordar-se na hora de dormir de algo que viram naquela manhã. Observe-o para entender o que o amedronta; a opinião dele sobre o que é "assustador" pode não ser igual à sua. Tenha em mente que sempre que está por perto, uma criança pode estar atenta ao que você está assistindo. Por exemplo, se você vê o noticiário enquanto seu filho está na sala, os olhos e ouvidos pequeninos estão afinados com as cenas desagradáveis mostradas com tanta frequência. A falta de entendimento completo pode ampliar a intensidade dessas cenas, que poderão voltar à mente infantil na hora de dormir.

Feras Imaginárias, Soluções Imaginativas

Já que as criaturas que assustam o seu filho são fruto da imaginação, você poderá bani-las com uma solução imaginativa – um frasco de removedor de monstros (água) ou uma varinha mágica são as ferramentas mais usadas. O segredo dessa solução é deixar claro ao seu filho que os monstros são apenas de faz-de-conta, e essas duas soluções também são. Sem este alerta, você poderá piorar ainda mais as coisas, sem querer – seu filho poderá pensar: "Nossa! Até a mamãe acha que os monstros são de verdade e a única proteção que eu tenho é essa garrafinha de borrifar água!". Muitas crianças criativas, porém, adotam a ideia e criam seu próprio senso de segurança com este processo.

Crie um Pôster

Crianças que estão adquirindo interesse pelas letras, leitura e palavras podem sentir-se mais tranquilas quando anotam algo. Talvez seja útil ajudar seu filho a criar um aviso para pendurar na porta do quarto. Algumas crianças sentem-se melhor com uma declaração simples de propriedade: "Este é o quarto feliz de Sara". Outras podem querer lidar com o problema e afirmar: "Proibida a Entrada de Monstros Neste Quarto!". Qualquer que seja a opção escolhida, garanta que o aviso seja agradável. Decore-o com flores, arco-íris e outros objetos alegres.

Atenção: Um cartaz "anti-monstro" mostrando a besta temida em detalhes pode ser um lembrete terrível quando visto pouco antes de dormir, todas as noites.

Leia Alguns Livros

Uma vez que os temores noturnos são universais, muitos escritores já lançaram livros sobre esse tema. Pode ser útil ler esses livros – mas faça-o durante o dia. Evite-os pouco antes do horário de dormir e os leia sozinha antes de compartilhar o conteúdo com uma criança. Algumas das ilustrações elaboradas desses livros simplesmente colocam um "rosto" nas coisas que habitam a imaginação infantil, tornando o medo ainda mais intenso.

Pergunte!

Tente perguntar ao seu filho o que o faria se sentir melhor. Quando ele diz: "Tenho medo", apele para a simplicidade e indague: "O que o faria se sentir melhor?". Ele pode ter uma abordagem interessante e original para o problema, e não importando quanto possa parecer estranha, tente adotá-la. Um menininho disse que queria dormir com os pés virados para a cabeceira da cama, sobre o travesseiro; uma garotinha queria que os pais cobrissem a luz vermelha do detector de incêndio, pois parecia "um olho mau me olhando enquanto eu durmo". Essas soluções faziam sentido para as crianças que as imaginaram e as ajudaram a superar seus temores.

Deixe Que seu Filho Explore seus Sentimentos

Algumas crianças sentem-se obcecadas com um temor por vários dias ou semanas. Quando os sons de aviões atormentavam Coleton, ele interessou-se por ler livros sobre aviões, encontrar figuras de aviões na internet, conversar com o pai sobre o som alto das aeronaves, buscá-las no céu e brincar com miniaturas de aviões. Depois de algumas semanas, ele parecia dominar o assunto e o medo do ruído emitido por eles à noite desapareceu gradualmente. Esse é um processo muito normal, e o impulso interno de uma criança para superar seu medo guia sua curiosidade e processos de pensamento.

O Modo Certeiro de se Livrar de Monstros sob a Cama

Muitas crianças pequenas têm medo de algo à espreita no escuro, sob a cama. Muitos pré-escolares mais velhos e até as crianças que já ingressaram no ensino infantil saltam sobre o colchão para evitarem ser agarradas por algo que as espera sob a cama. A melhor solução pode ser simplesmente eliminar o espaço vazio – colocando o colchão diretamente no chão. Afinal, não pode haver algo debaixo da cama se não há uma cama.

Depoimento de Mãe

"Quando Michael começou a ter medo de monstrinhos noturnos, eu lhe garanti que Deus não criava monstros assim. Nós fizemos uma lista de tudo o que Deus criou: árvores, pássaros, montanhas, morangos... Quando estávamos envolvidos fazendo a lista, meu homenzinho esqueceu-se de todos os seus medos."

–Shayla, mãe de Michael, cinco anos

O Poder da Prece

Se a fé religiosa exerce um papel importante na vida de sua família e a fé de seu filho aumenta desde que ele nasceu, você tem uma aliada poderosa contra qualquer temor noturno. Ensine-lhe uma prece reconfortante para recitar sempre que sentir medo. Ensine como ele pode confiar em sua fé quando estiver preocupado, para saber que alguém o cuida e que estará seguro dia e noite. Você pode colocar um anjinho ou outra figura religiosa perto da cama de seu filho ou pendurar uma imagem tranquilizadora na parede.

Crie uma Rotina Tranquila e Agradável para Dormir

Ah, sim, lá vem essa recomendação novamente! Muitos problemas para dormir, incluindo temores noturnos, podem ser aliviados com uma rotina específica, regular e reconfortante para dormir (veja a página 81). Uma boa ideia é incluir uma sessão de pensamentos felizes pouco antes de apagar as luzes, para recordar os momentos divertidos do dia ou pensar nos acontecimentos gostosos que estão por vir. Isso pode dirigir os pensamentos de seu filho para coisas mais agradáveis, pouco antes de adormecer.

Esteja Disponível para o Seu Filho

Se o seu pequeno tem medo de algo durante a noite – de um monstro, do escuro, de aviões ou de uma torneira que pinga –, o mais importante é estar disponível para reconfortá-lo até que ele se sinta seguro e protegido. Dependendo de seus objetivos para o sono de seu filho, talvez você possa ir ao seu encontro quando ele sentir medo à noite e convidá-lo para dormir em seu quarto. Coloque um saco de dormir no chão, perto de sua cama, ou simplesmente o convide para deitar-se ao seu lado.

Garanta-lhe que está totalmente seguro, mas não se esqueça de dizer que, às vezes, crianças pequenas realmente sentem medo à noite e que isso é absolutamente normal. Explique o que ele deve fazer quando se sentir assim. Ter um plano pode ajudá-lo, às vezes, a tal ponto que o medo desaparece.

Quando o Medo do Escuro Desaparece?

Se você parar para pensar, quase todas as cenas assustadoras dos filmes acontecem no escuro. Um monstro perseguindo alguém em uma bela tarde de sol simplesmente não evoca o mesmo senso de terror que a mesma cena mostrada em ambiente escuro e cheio de sombras ameaçadoras. Portanto, é óbvio que até mesmo os adultos sentem apreensão diante da escuridão, embora possamos superá-la por meio de nosso entendimento de que qualquer ameaça real de perigo é improvável.

Com ajuda de adultos corajosos em suas vidas, a maioria das crianças consegue controlar seus medos para poderem sentir-se confortáveis enquanto caem no sono à noite. Contudo, é melhor estar preparada: à medida que crescem e aprendem mais sobre o mundo, as crianças podem ter uma recaída dos temores noturnos, que aparecem de outras formas. Quando isso acontecer, releia esta seção e aplique novamente essas soluções.

Existe Algum Motivo para Preocupar-me?

A maioria das crianças consegue superar os temores com a ajuda dos pais. Converse com o pediatra ou com um psicólogo se:

- O medo demonstrado por seu filho parece aumentar ao longo do tempo.
- Os temores transportam-se para o dia e ele parece obcecado por eles por mais de uma ou duas semanas.
- Nenhuma solução ou abordagem parece reduzir os temores.
- O medo torna-se excessivo.
- Ele demonstra outros problemas comportamentais que o preocupam, como ansiedade durante o dia, regressão nas habilidades já adquiridas ou sinais de estresse.

Problema na Hora da Soneca: "Não Quero Dormir!"

Minha filha de dois anos recusa-se a dormir e depois fica mal-humorada pelo resto do dia. Será que um bebê de dois anos precisa de cochilos ou devo colocá-la para dormir mais cedo, à noite? Se nessa idade ela deveria tirar cochilos, como posso fazer para criar o hábito?

Cochilos são um importante componente do crescimento mental e físico saudável de uma criança. Uma soneca diurna repousa a criança, mantendo sua energia, concentração e capacidade para aprender durante o resto do dia. Um cochilo reduz o nível de cortisol, o hormônio do estresse, ajudando a acalmar. Pense no cochilo como um momento propício para desfazer as tensões da manhã e permitir que a criança comece a tarde novamente tranquila. Alguns estudos demonstram que crianças pequenas que cochilam todos os dias são mais flexíveis e adaptáveis, têm maior alcance da atenção e são menos manhosas que aquelas que não tiram um cochilo.

A maioria das crianças que não cochila durante o dia não compensa à noite as horas correspondentes ao cochilo. Mesmo aquelas que conseguem dormir mais à noite ainda precisam lidar com o longo intervalo de tempo entre a manhã e o horário de dormir à noite. Além disso, o sono do cochilo é diferente do sono noturno, em termos de sua configuração de ciclos de sono e em seu efeito sobre a saúde e o comportamento da criança, de modo que o sono noturno adicional nem sempre oferece os mesmos resultados. Embora o cochilo possa ajudar a compensar horas de sono noturno perdidas, mais horas de sono à noite não recuperam os benefícios de um cochilo diurno.

Não é possível ditar um número de horas de cochilo ou o melhor horário para todas as crianças de determinada idade, porque todas as crianças têm necessidades de sono levemente diferentes, assim como ocorre com os adultos. Contudo, a maioria das crianças tem necessidades similares por cochilos, e precisam praticamente do mesmo número de horas *totais* de sono a cada dia. Assim, dependendo do sono da noite, os pais podem ter uma ideia do tempo necessário para o cochilo de seus filhos.

Naturalmente, sempre existem exceções (essa parece ser a regra, no que se refere a criar nossos pequenos). Contudo, essas crianças excepcionais são poucas, e sob condições perfeitas, todos os bebês que não cochilam e muitos pré-escolares que não tiram um cochilo à tarde adaptam-se a uma rotina de cochilos diários.

As Sonecas e o Sono Noturno

Existe uma correlação definitiva entre a extensão e a qualidade das sonecas diurnas e o sono noturno. Inversamente, o sono noturno afeta as sonecas, de modo que este pode ser um círculo vicioso. Muitas crianças que não dormem o suficiente à noite e à tarde geralmente levantam cedo e então, uma hora mais tarde parecem precisar tirar um cochilo. Ironicamente, crianças que não cochilam bem também não dormem bem à noite. Portanto, se você puder melhorar a rotina de sonecas diurnas de seu filho, ele poderá dormir mais tempo à noite.

Melhorar a rotina de cochilos diurnos dele poderá ajudá-lo a sentir-se mais alegre, a crescer melhor, demonstrar melhor disposição e dormir melhor à noite (e somando-se a isso, ter um pouquinho de tempo para você mesmo também pode ajudar na melhora de *seu* humor).

Como Posso Saber se o meu Filho Precisa de um Cochilo?

Crianças pequenas abraçam a vida com grande vontade. Elas têm tanto a aprender e tanto a fazer que, se deixássemos, não dormiriam – nem de dia, nem à noite – até simplesmente desabarem de cansaço. Deixar que uma criança decida se quer tirar uma soneca, portanto, é como permitir que ela escolha se quer comer vegetais ou sorvete no jantar. Assim como o sorvete venceria sem nenhum esforço, seu pequeno provavelmente não optará por *dormir,* e sim

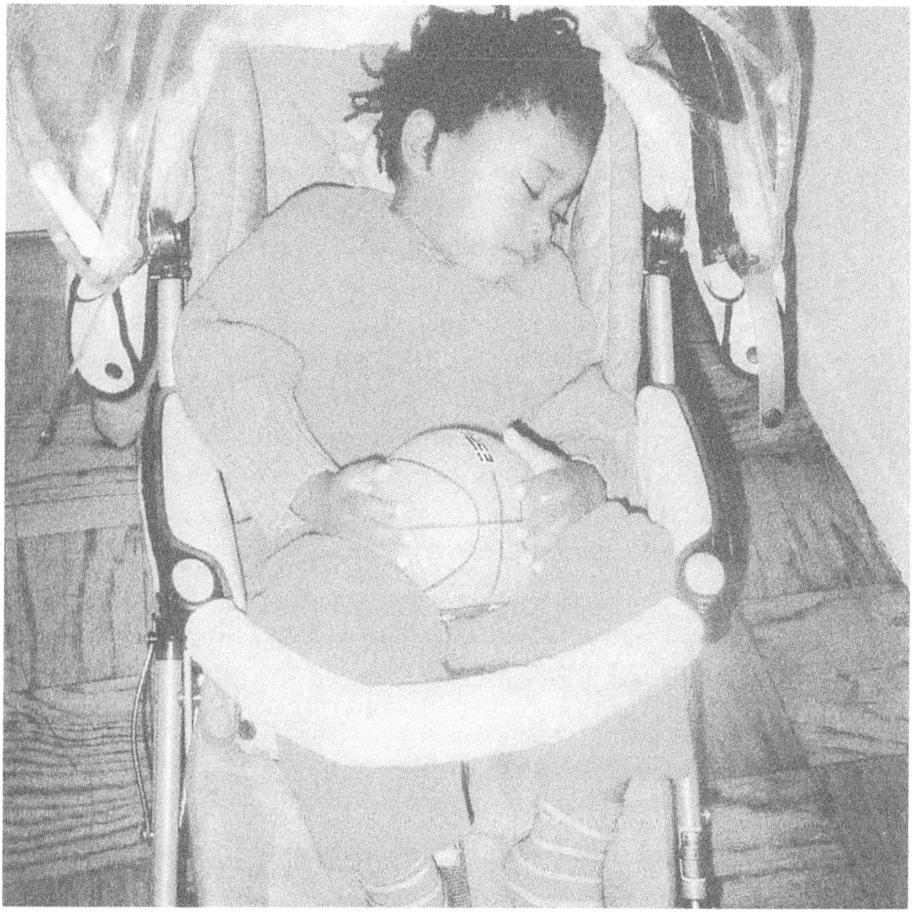

Zion, dois anos

por *ficar acordado*. Isso deixa a decisão totalmente por conta dos responsáveis por seus cuidados.

Se você observar com cuidado e souber o que deve procurar, poderá descobrir se seu filho precisa de uma soneca. Aqui, apresento duas listas. A primeira serve para determinar se seu filho precisa de uma soneca diária. A segunda lhe dirá que ele está se desacostumando a tirar cochilos durante o dia, mas às vezes ainda precisará dormir um pouco.

Sinais de Que Ele Precisa de um Cochilo Diário

- Desperta de bom humor, mas se torna "enjoado" e irritado à medida que o dia avança.

- Tem mais paciência nas primeiras horas do dia, mas a perde facilmente mais tarde.
- Chora com mais frequência e mais facilidade à tarde ou no começo da noite do que no começo do dia.
- Sua coordenação vai piorando durante o dia, por exemplo: ele começa a cair mais, não consegue montar quebra-cabeças com facilidade e tem dificuldade em amarrar o cadarço dos calçados.
- Mostra-se sonolento à tarde ou no começo da noite, mas parece readquirir toda a energia quando chega a hora de dormir.
- Apresenta sinais de cansaço, como bocejos, esfregar os olhos ou parecer "hipnotizado", à tarde ou no começo da noite.
- Parece "elétrico" ou hiperativo mais tarde e não se aquieta facilmente.
- Com frequência adormece no carro ou enquanto assiste à TV.
- Tem dificuldade para acordar de manhã, ou desperta de mau-humor e permanece assim por um bom tempo.

Mais uma Indicação Significativa de que Seu Filho Ainda Precisa de Cochilos Diários

- *Você* precisa desesperadamente de um descanso dos cuidados infantis para poder fazer coisas que adultos fazem e recarregar as baterias.

Sinais de que Seu Filho Está se Desacostumando dos Cochilos, mas Ainda Precisa deles, em Alguns Dias

- Seu temperamento geralmente é consistente da manhã até a hora de dormir, mas em dias muito ativos ele tende a tornar-se "enjoado" à tardinha.
- Demonstra bom-humor em geral, mas se mostra excessivamente mal-humorado ou chorão em dias muito agitados.
- Nos dias em que tira uma soneca, ele leva muito tempo para dormir à noite ou vai para a cama muito mais tarde que o habitual.
- Deita-se na cama por muito tempo antes de adormecer na hora do cochilo ou nunca chega a adormecer, quando colocado para tirar um cochilo.
- Em geral, vai para a cama em horário razoável e dorme bem durante a noite inteira.

Quanto Tempo Deve Durar a Soneca de meu Filho?

Se você examinou as listas anteriores e suspeita que ele precisa tirar sonecas, a próxima etapa é revisar a tabela de horas típicas de sono, na página 35. Novamente, as crianças diferem em termos de necessidade por sono. Algumas dormem naturalmente menos ou mais que o mostrado na tabela – mas esta serve como um guia geral que se aplica à maioria das crianças. Tenha em mente, porém, que mesmo se as horas de sono de seu filho parecem suficientes de acordo com a tabela, seu comportamento lhe diz mais do que qualquer tabela ou gráfico é capaz de mostrar. Quando houver dúvida, experimente levá-lo para um cochilo, já que mesmo um período de descanso em silêncio pode ajudá-lo a sentir-se mais repousado.

Quando meu Filho Deve Tirar uma Soneca?

O horário da soneca é muito importante, já que um cochilo muito tardio impedirá o cansaço necessário quando a hora de dormir à noite chegar. Consequentemente, seu filho levará mais tempo para adormecer à noite e poderá dormir até mais tarde, na manhã seguinte. Isso pode perturbar os horários de cochilar e de dormir à noite, no dia seguinte, o que com frequência gera um longo padrão de sono perturbado.

Pesquisadores também descobriram que certos momentos do dia coincidem com o relógio biológico; esses períodos mais propícios equilibram o sono noturno e o tempo desperto para afetarem o sono do cochilo e o sono noturno de forma mais positiva.

Em geral, os melhores horários para o cochilo são os seguintes:

- Se a criança cochila duas vezes por dia: no meio da manhã (das 9h às 11h) e no começo da tarde (das 12h às 14h30).
- Se a criança cochila apenas uma vez por dia: no começo da tarde (das 12h às 14h30), após o almoço.

Quanto Tempo deve Durar a Soneca?

O objetivo dos cochilos é permitir que seu filho tenha repouso adequado e energia para abastecê-lo pelo resto do dia. Um cochilo que dure menos de trinta minutos geralmente não atinge o objetivo. Um pequeno cochilo pode descansar um pouco, mas uma vez que não é suficientemente longo para completar um ciclo de sono, ele pode apenas irritar ainda mais o seu filho mais tarde. Obviamente, existem exceções (sempre existem) – aquela pequena porcentagem de crianças que consegue funcionar maravilhosamente com um cochilo de vinte minutos. Contudo, não presuma que esse seja o caso de seu filho, a menos que o tempo de seus cochilos diários e de sono noturno seja consistente e ele pareça bem repousado durante o dia inteiro (inversamente, cochilos breves são melhores para adultos).

A duração ótima dos cochilos varia de acordo com a idade, mas os melhores cochilos geralmente duram de uma a três horas. A tabela anterior sobre o sono pode lhe dar uma boa regra geral.

Se o seu pequeno tende a tirar breves sonecas, não ceda à suposição de que ele só precisa desse tempo de cochilo. Experimente algumas dessas dicas para aumentar a duração dos cochilos:

- Dê o almoço ou um lanche meia hora antes do cochilo. Inclua alimentos ricos em carboidratos, como torrada de trigo integral com queijo, ou outras opções mostradas na Dica 6 da página 101.
- Não lhe dê muito líquido na hora anterior ao cochilo e garanta que ele foi ao banheiro ou está com fraldas limpas para cochilar.
- Garanta que o quarto onde ele dorme está escuro. A luz do dia que entra pela janela pode despertá-lo antes de o cochilo acabar.
- Coloque música tranquila durante toda a soneca. Se ele despertar parcialmente, os sons suaves poderão ajudá-lo a adormecer novamente.
- Garanta que seu filho está confortável. Ele não deve sentir muito calor ou muito frio. Toda a roupa deve ser confortável. Use ar-condicionado, aquecedor, ventilador ou umidificador para manter a temperatura do ar consistente e confortável.
- Confira se algum desconforto com dentinhos novos, alergias, asma, infecções nos ouvidos ou outros problemas de saúde impedem que seu filho tire cochilos mais longos. Se suspeitar de qualquer desses problemas, marque uma consulta médica.
- Preste atenção na duração típica dos cochilos curtos de seu filho. Cerca de cinco ou dez minutos *antes* do horário habitual de despertar, coloque-se ao lado da porta do quarto e escute com atenção quaisquer sinais de movimento. No instante em que seu filho começar a mover-se ou fizer

algum ruído, entre rapidamente. Provavelmente você o encontrará em um estado sonolento, prestes a despertar. Use a técnica que seja mais útil para que ele volte a dormir, como amamentar, fazer fricção nas costas, dar tapinhas carinhosos ou simplesmente deitar-se perto dele. Se você for rápida e seu pequeno ainda estiver cansado, ele voltará a dormir. Depois de mais ou menos uma semana com este procedimento, os cochilos serão muito mais longos, sem qualquer ajuda de sua parte.

Observe os Sinais de Cansaço

Crianças cansadas adormecem com facilidade, e seu filho lhe dará sinais de que está pronto para um cochilo. Se não estiver cansado, ele resistirá ao sono, mas se você ignorar os sinais, ele poderá cansar-se tanto que não conseguirá adormecer, quando você finalmente o puser na cama.

Se você observar os sinais de seu filho por uma ou duas semanas, poderá criar um bom roteiro de soneca com base no ritmo biológico diário dele. Use o tempo escolhido como um guia e, então, use os sinais de cansaço como o principal indicador para o cochilo. Se detectar os sinais, não comece uma rotina extensa para dormir – apenas leve o seu filhote cansadinho para a cama.

Seu filho pode demonstrar um ou mais dos sinais a seguir, que lhe dizem que está cansado e pronto para um cochilo *naquele exato momento:*

- reduz o nível de atividade;
- mostra-se mais silencioso;
- perde o interesse por brincadeiras;
- esfrega os olhos;
- parece "vidrado" ou desconcentrado;
- mostra frouxidão na mandíbula, queixo e boca (aparência "caída");
- torna-se choroso e irritadiço;
- perde a paciência com brinquedos ou atividades;
- tem ataques de raiva;
- boceja;
- deita-se ou amontoa-se na cadeira;
- mostra-se inexpressivo enquanto assiste à televisão;
- acaricia um objeto querido ou um cobertor;
- pede a chupeta, a mamadeira ou o seio da mãe.

A Rotina do Cochilo

Após criar um roteiro de cochilo que funcione com os períodos diários de alerta e cansaço de seu pequeno, siga uma rotina de cochilo simples, mas específica. Seu filho se sentirá mais confortável se houver um padrão previsível em seu dia, já que crianças pequenas precisam de consistência. Ele pode vir a prever o momento da soneca e mostrar-se disposto a cooperar. Por exemplo, ele pode começar a reconhecer que depois do almoço e da hora de ouvir historinhas vem o cochilo. Além disso, se você incluir atividades tranquilas na rotina da soneca, como uma massagem, balanço, música suave, ou até uma mamadeira ou sessão de amamentação ao peito, isso pode ajudar a prepará-lo para o sono.

Como as Rotinas de Soneca Mudam

Os padrões de sono das crianças mudam ao longo do tempo, de modo que não se espera que a rotina estabelecida hoje seja a mesma daqui a um ano. Crianças pequenas trocarão dois cochilos diários por um; os pré-escolares deixarão de cochilar completamente. Essas mudanças não acontecem em um dia. A transição com frequência dá-se ao longo de semanas ou meses em que os cochilos tornam-se esporádicos. Durante esses períodos de mudança, é mais importante ler os sinais de cansaço da criança e trabalhar com seus humores diários para calibrar sua necessidade por cochilos, tirando vantagem dos "momentos tranquilos" para permitir que ela repouse, mesmo se não cair no sono.

Nos dias em que seu filho não dorme, você pode colocá-lo na cama um pouco mais cedo. Apenas um alerta: não mude drasticamente o horário de dormir em uma hora ou mais, para não se arriscar a afetar os horários do dia seguinte e iniciar uma semana inteira de perturbação no padrão de sono.

Se seu filho tem uma excelente rotina de cochilos, mas de repente começa a rebelar-se, suspeite de que ele não está se sentindo bem (veja se há uma infecção de ouvido, problemas dentários ou alergias) ou de que uma transição começa a manifestar-se. Dê uma olhada no sono noturno e diurno dele, de acordo com a tabela do sono, examine novamente as duas listas de sinais de necessidade por um cochilo (página 239) e avalie a situação para ver se é preciso mudar algo para ajustar melhor suas novas necessidades de sono.

Dicas para Aliviar a Relutância

Se o seu filho não demonstra muita disposição para cochilar e você está se esforçando para criar uma rotina para a soneca, as ideias a seguir podem ajudá-lo a incentivá-lo a dormir. Esta lista, porém, não precisa ser seguida integralmente. Escolha apenas aquelas ideias que parecem propensas a funcionar com o seu filho e as inclua em sua rotina para a soneca diária:

- Use música suave de forma consistente durante os cochilos. Você pode usar um aquário borbulhante, um ventilador ou aquecedor (cuidado para que o ambiente não fique muito quente ou muito frio), uma gravação de sons da natureza. Isso cria uma sugestão muito forte para o sono que causa relaxamento, além de bloquear ruídos domésticos ou externos que podem acordá-lo e reduzir a duração do cochilo.
- Se você tem uma criança pequena, coloque-a no carrinho e passeie com ela pela casa até ela pegar no sono. Até mesmo mover o carrinho para frente e para trás sobre uma superfície com ressalto, como o limiar de uma porta, pode funcionar. Se ela dorme apenas um pouco e começa a despertar, caminhe ou a balance até vê-la voltando ao sono. Depois que ela acostumar-se a cochilar todos os dias, você poderá fazer a transição para que ela tire a soneca na cama.
- Se você estiver procurando uma forma de incorporar exercícios no seu dia, leve o carrinho para área externa ou para a rua na hora do cochilo, todos os dias, e dê uma caminhada. A sensação é ótima, e o seu pequeno tirará o cochilo necessário.
- Certifique-se de que o quarto está escuro para a soneca. Cubra as janelas como puder. Algumas crianças são muito sensíveis à luz, que as impede de adormecer ou as acorda após um curto período de sono.
- Algumas crianças têm tanta intenção de se divertir e de aprender sobre o mundo que detestam parar até mesmo por um minuto! Se o seu filho fica abatido até com a menção de um cochilo, mude sua abordagem. Em vez anunciar "Cochilo!", diga: "É hora do silêncio", ou não diga nada e leia alguns livros, escute música tranquila, dê-lhe a mamadeira ou o amamente no peito. Se estiver cansado, o seu pequeno certamente adormecerá. Se não, esses momentos de quietude farão maravilhas em termos de aliviar o cansaço para vocês dois.

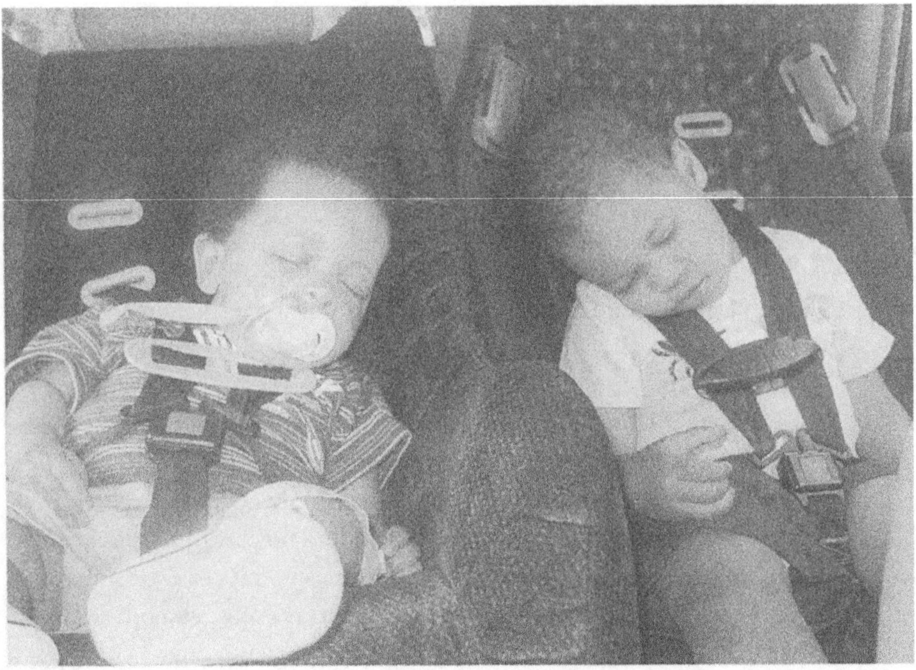

Michon, dez meses, e Avery, um ano e dez meses

- Deite-se com seu filho em um quarto escuro. Coloque música suave ou um áudio-livro e relaxe, fechando os olhos. Depois que ele estiver dormindo profundamente, você poderá levantar-se. Isso é, se você também não tiver adormecido! Se isso acontecer, é porque seu corpo precisa desse sono. Estudos demonstraram que uma curta sesta no meio do dia é saudável para adultos. Aproveite!
- Em vez de escolher um áudio-livro infantil, escolha um para você mesmo escutar. A voz melodiosa da maioria desses livros é calmante para seu filho, enquanto você põe em dia sua própria leitura para lazer ou trabalho.
- Em vez de fazer o temido anúncio da hora do cochilo, ofereça ao seu filho uma série de opções que o levem na direção que você pretende:

  Você quer ler dois ou três livros? Quer escolher?
  Quer ouvir música ou canto de pássaros, hoje?
  Quer deitar-se na sua cama ou na cama da mamãe?
  Que bichinho de pelúcia você quer abraçar hoje?

Bebês maiores e pré-escolares adoram fazer escolhas e estão mais inclinados a cooperar se nós os convidamos a tomar suas próprias decisões.

- Evite deixar que seu filho se envolva em alguma atividade excitante pouco antes da hora do cochilo. Se ele está começando a construir um incrível castelo de blocos de montar ou está começando um novo quebra-cabeça ou acabou de abrir uma caixinha de massa de modelar, você enfrentará relutância para ele abandonar o projeto e tirar uma soneca. Guarde as coisas boas para quando ele despertar.
- Ofereça-lhe algo pelo que ansiar após o cochilo. Prometa algo para "quando você levantar depois de descansar". Isso pode ser uma caminhada no parque, um joguinho, começar o novo quebra-cabeça ou brincar com a massinha de modelar ou comer biscoitos com leite. Diga-lhe o que você fará enquanto ele dorme – faça com que pareça muito chato, como "Vou escrever meu relatório enquanto você dorme." Dizer isso faz com a ele saiba que não perderá nada excitante e que as coisas divertidas acontecerão depois que ele despertar.

  Ajuste um cronômetro. Diga ao seu pequeno que deseja que ele "descanse quietinho" por pelo menos vinte minutos. Diga que você ajustará um cronômetro e que ele poderá levantar, se quiser, ao ouvir o alarme. Deixe que ele o veja ajustar o cronômetro ou o ajude a fazer isso. Se ele adormecer, lembre-se de desligar o cronômetro para que este não o desperte. Outro modo de usar esta ideia é ajustar a função de "soneca" do rádio-relógio para 60 minutos (ou pela duração do cochilo de seu filho). Escolha música suave ou uma estação com programas de entrevistas. Diga-lhe que ele poderá levantar quando a música (ou a conversa) parar.
- Se você tentou fazer seu filho dormir durante 15 ou 20 minutos, mas ele ainda está bem acordado, então o cansaço não é suficiente para fazê-lo adormecer. Deixe-o levantar-se e brincar por uma hora, mais ou menos. Deixe que ele se canse com alguma atividade; depois, quando mostrar sinais de cansaço, experimente levá-lo novamente para um cochilo, se ainda não for muito tarde para isso. Se for tarde demais, então o leve para a cama mais cedo, à noite.

Cochilo para Viagem

Quando meu quarto filho, Coleton, chegou à nossa família, seus irmãos estavam com oito, dez e doze anos. Tínhamos horários muito apertados, cheios de atividades escolares e esportivas. Teria sido totalmente inútil tentar estar em casa todos os dias, na hora da soneca. Assim, descobri as seguintes dicas para cochilos em qualquer lugar:

- Se o seu pequeno cai no sono dentro do carro, tire vantagem dessa bênção. Tente marcar suas saídas de carro para a hora do cochilo. Dê um lanche e troque as fraldas de seu filho ou o leve ao banheiro antes de sair de casa, recline o banco de trás (se puder) ou apóie a cabeça dele com um travesseiro pequeno e tire os calçados dele (se estiver comprando uma nova cadeirinha para crianças, escolha uma com braços apropriados para as crianças dormirem no carro).
- Dê-lhe seu cobertorzinho ou um objeto preferido e coloque músicas calmas ou um audio-livro. Mantenha seu próprio material de leitura ou papéis do trabalho no carro, para que ele possa continuar cochilando depois que você estacionar (JAMAIS deixe uma criança adormecida sozinha dentro do carro. Isso pode ser perigoso).
- Providencie alguns colchonetes ou cobertores dobráveis usados para esportes ao ar livre. É fácil mantê-los no carro. Se você estiver realizando algo com crianças maiores ou na casa de amigos, o cobertor pode ser colocado no chão, servindo como uma base portátil para o cochilo.
- Mantenha o carrinho de seu bebê no carro, para ter outra opção de cama portátil. Muitos bebês que resistem ao sono podem ser convencidos a dormir ao ar livre durante um passeio no carrinho.
- Modifique os horários de sono de seu filho para que se ajustem aos seus horários, se houver uma leve diferença. Por exemplo, se ele está pronto para cochilar às 13 horas, mas você precisa pegar seu filho mais velho todos os dias na escola às 13h30, mude seu cronograma para que a soneca no carro funcione a seu favor. Marque os horários de brincadeira e do almoço para que o novo horário do cochilo seja após às 13h30.

Enurese

Há tempos o meu filho de quatro anos parou de usar fraldas durante o dia, mas ainda molha a cama quase todas as noites. Será que há algo errado? Por que ele não consegue segurar o xixi, e o que podemos fazer para ajudá-lo?

O domínio do controle urinário à noite é um processo biológico. À medida que as crianças crescem e se desenvolvem, a capacidade para controlar a bexiga aumenta. Há uma faixa etária considerada normal para a aquisição desse controle noturno. A enurese, ou urinar na cama, é comum entre crianças pequenas. Uma vez que quase 50% de todas as crianças de três anos e até 40% das de quatro anos ainda molham a cama várias vezes por semana, este é considerado um comportamento normal nesta idade. Além disso, 20 a 25% das crianças de cinco anos, e 10 a 15% daquelas com seis anos não permanecem secas todas as noites. Muitas crianças que permanecem secas à noite por um longo período de tempo também podem começar a urinar na cama novamente, às vezes, após um período de mudanças ou estresse em suas vidas (se o seu filho apresentar uma alteração repentina nos hábitos urinários à noite ou durante o dia, fale com o pediatra para garantir que o seu pequeno não tenha uma infecção ou outro problema de saúde). Aos nove anos, apenas 5% das crianças ainda molham a cama, e a maioria dessas o faz apenas uma vez por mês. À medida que crescem, esses acidentes noturnos se tornam cada vez mais raros. Na maior parte dos casos, o problema desaparece mesmo quando os pais não usam qualquer tratamento especial.

As razões mais comuns para a enurese são biológicas. Os rins de seu filho não enviam um sinal para o cérebro quando ele está adormecido, a bexiga ainda não está suficientemente grande para conter o suprimento de urina de uma noite inteira, a bexiga produz urina demais à noite ou ele dorme tão profundamente que não acorda para ir ao banheiro. À medida que as crianças crescem, todos esses problemas corrigem-se sem a necessidade de intervenção.

A enurese também é hereditária, de modo que se um dos pais tinha o problema, seus filhos têm mais chance de terem o mesmo. *Diabetes*, alergias a certos alimentos (especificamente à cafeína, laticínios, frutas e chocolate), alguns medicamentos ou outros problemas de saúde podem contribuir para problemas de controle da bexiga durante a noite. A enurese também pode ser um sintoma de um distúrbio do sono. Assim, se o seu filho tem outros sinais (veja a página 328), talvez seja útil investigar esta possibilidade.

Como Ajudar Seu Filho a Permanecer Seco

Embora nesta idade não seja necessário tomar providências para que seu filho permaneça seco à noite, você pode ajudá-lo, fazendo o seguinte:

- Limite a ingestão de líquidos durante uma ou duas horas antes do horário de dormir. Entretanto, não é preciso cortar totalmente os líquidos. Limitar os líquidos apenas reduz a quantidade de urina noturna, mas não cessa as razões para ele molhar a cama.
- Leve-o várias vezes ao banheiro antes de colocá-lo na cama – uma vez no começo da rotina de dormir e novamente no finalzinho, antes de apagar a luz.
- Use uma capa de colchão impermeável. Fraldas podem atrasar o processo de desenvolvimento normal, porque a criança não consegue sentir quando urina.
- Para ajudar a aumentar a capacidade da bexiga durante o dia, incentive-o a esperar para usar o banheiro apenas quando a necessidade for intensa. Veja se ele consegue adiar a ida ao banheiro em cinco a dez minutos.
- Use reforço positivo como uma tabela de adesivos para ajudá-lo a monitorar seu sucesso.
- Mantenha uma lâmpada noturna acesa para formar uma trilha iluminada até o banheiro.

- Evite responsabilizar a criança por qualquer coisa e não a faça sentir-se culpada ou envergonhada. Deixe que ela saiba que isso é normal e que levará algum tempo para mudar.

Este É um Processo de Aprendizagem

Nenhuma criança escolhe acordar com frio e molhada. Molhar a cama quase nunca acontece porque a criança é preguiçosa ou desobediente. Isso é como aprender a caminhar ou a falar – existe uma faixa ampla de normalidade e nenhuma razão para apressar o processo.

Para um bebê maior ou pré-escolar que molha a cama, a melhor solução é a mais simples: deixe que seu filho durma de fraldas descartáveis superabsorventes ou use uma capa de colchão especial até ele começar a acordar seco todas as manhãs.

De acordo com a *National Kidney Foundation*, você precisa levar seu filho ao médico apenas se ele está com seis ou sete anos de idade ou mais ou se existem outros sintomas de um distúrbio do sono. Com crianças mais velhas, um especialista pode ajudar, orientando os pais sobre o uso de alarmes, exercícios, alterações na dieta, terapia ou medicamentos.

Existem muitas coisas com as quais os pais devem preocupar-se e tentar mudar, mas geralmente, durante os anos da pré-escola, esta não é uma dessas coisas. Tudo o que você precisa fazer é ter paciência. Com o tempo, seu filho permanecerá seco à noite sem que você precise absolutamente envolver-se em uma solução.

Sonambulismo e Falar Durante o Sono

Às vezes, nosso filho anda pela casa enquanto dorme. Ele também fala frequentemente durante o sono – principalmente murmurando coisas que nós não entendemos. Será que isso é um problema para o qual devemos buscar uma solução? Será que passa com o tempo?

O sonambulismo é um probleminha comum de sono para pré-escolares, e quase um terço das crianças tem pelo menos um episódio de sonambulismo. Os meninos estão mais propensos ao sonambulismo que as meninas. O sonambulismo tende a ser herdado, de modo que talvez você possa descobrir algumas histórias divertidas e embaraçosas de sonambulismo contadas por seus pais ou pelos pais de seu cônjuge. Com muita frequência, essas histórias têm a ver com o uso de um objeto muito estranho como toalete por aquele que anda dormindo – com frequência, uma lata de lixo ou uma caixa que estava em um armário.

O sonambulismo geralmente acontece no começo da noite, entre uma e três horas depois que a criança adormeceu. Em geral, o sonâmbulo abre os olhos, sai da cama e perambula de forma um pouco desorientada pela casa. Ele está em um estado entre o sono e a vigília e não tem consciência nem sequer de que saiu da cama! Se você falar com ele na manhã seguinte sobre seu sonambulismo, não haverá lembrança disso. Assim, é melhor não trazer o assunto à baila quando ele despertar, já que isso pode deixá-lo confuso, preocupado ou assustado.

O Que Fazer ao Descobrir Que Seu Filho é Sonâmbulo

Se você acordar e descobrir seu filho andando pela casa, leve-o gentilmente ou o guie de volta à cama. Não é preciso falar com ele, exceto algumas palavras de conforto, já que ele não o ouve realmente. Na maioria das vezes, ele adormecerá imediatamente, após voltar para a cama.

O sonambulismo não é um sinal de qualquer problema emocional ou físico, e a maioria das crianças acaba por superá-lo. A preocupação dos pais é que a criança possa sair de casa, caia nas escadas ou tropece em algo e se machuque, já que os sonâmbulos não têm consciência exata de onde estão ou aonde vão. Se você tem um pequeno sonâmbulo em casa, tome as seguintes precauções:

- Prenda uma sineta na porta do quarto ou um detector de movimentos na frente da porta do quarto dele, para alertá-lo de que ele se levantou e saiu da cama. Se você tem sono pesado e teme não escutar uma sineta ou alarme, coloque um portãozinho de segurança para crianças na porta do quarto dele.
- Uma família que aceita a presença da criança na cama do casal pode colocá-la entre os pais ou entre um deles e uma parede, para que percebam se houver qualquer tentativa de levantar-se.
- Evite colocar uma criança sonâmbula para dormir em uma cama alta ou na parte de cima de um beliche (particularmente se ele estiver usando pijamas de Super-Homem!).
- Mantenha todas as portas que dão para a rua e as janelas trancadas (pendure um bilhete para não se esquecer de conferir se estão fechadas todas as noites).
- Use protetores nas janelas (grades de metal que fiquem bem presas na janela) em janelas de pisos superiores (esta é uma ideia importante mesmo para famílias sem um sonâmbulo).Se o seu alarme contra roubos pode ser ajustado para emitir um som sempre que uma porta ou janela é aberta, tire vantagem deste recurso prático (embora incômodo).
- Instale portões de segurança para crianças no alto de escadas.
- Certifique-se de que todas as medidas de segurança para crianças foram tomadas em sua casa: produtos tóxicos ou objetos perigosos devem ficar fora do alcance de seu filho, esconda cordas e use protetor de tomadas.
- Evite deixar brinquedos e outros objetos no chão do quarto de seu filho (concordo que não é fácil fazer isso. Pelo menos, certifique-se de remover objetos pontiagudos ou duros).
- Evite dar muito líquido ao seu filho uma hora antes do horário de dormir. Faça seu filho usar o banheiro todas as noites, pouco antes de ir para a cama, para que a bexiga cheia não o faça se levantar e procurar um lugar para fazer xixi!

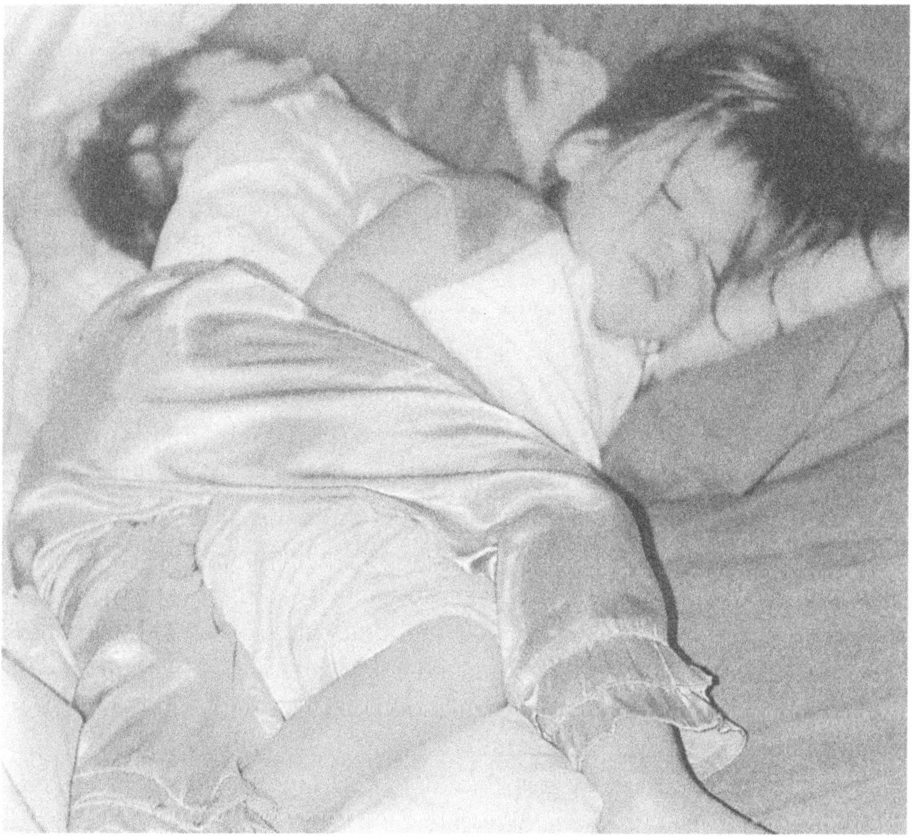

Delaney, quatro anos, e Lauren, dois anos

É Correto Tentar Cessar o Sonambulismo?

Na maioria das vezes não há razão para tentar impedir que seu filho ande dormindo. Entretanto, se este se tornou um hábito regular e você se preocupa com a segurança de seu pequeno e feliz sonâmbulo, experimente uma intervenção simples que pode restabelecer um ciclo de sono natural.

O primeiro passo é conhecer o horário típico em que seu filho sai da cama; especificamente, quanto tempo leva do momento em que ele dorme até o momento em que se levanta? Depois de fazer isso por uma semana, mais ou menos, você perceberá um padrão. Ao descobrir qual é o momento típico do sonambulismo, você poderá acordá-lo mais ou menos dez a quinze minutos antes do horário em que ele geralmente começa a andar pela casa. Leve-o ao banheiro, dê-lhe um abraço e o leve de volta para a cama. Siga essa rotina por uma semana e, depois, deixe que ele durma sem interrupções e veja se o sonambulismo cessa. Se isso não cessar o sonambulismo, converse com o médico de seu filho sobre suas preocupações.

Sei que isso não é algo que a maioria dos pais que já precisam enfrentar problemas ligados ao sono deseja muito fazer! Assim, quero dizer novamente que, a menos que a segurança de seu filho seja uma preocupação, não é preciso fazer coisa alguma sobre o sonambulismo. Com maior frequência, ele superará esta fase sem a sua intervenção.

Falar Durante o Sono

Falar durante o sono é ainda mais comum que o sonambulismo, e cerca de metade de todas as crianças terão algumas sessões de monólogo no meio da noite.

Sonâmbulos com frequência também falam durante o sono. Algumas crianças podem resmungar ou emitir sons durante o sono, enquanto outras têm longas conversas consigo mesmas. Algumas usam uma voz baixa e monótona, mas outras podem ser bastante ruidosas e emocionais. Se você tentar conversar com uma criança que fala durante o sono, ela poderá responder, mas tal resposta provavelmente terá pouco sentido.

A maior parte desses monólogos é divertida, breve e inofensiva. Se a fala não está aborrecendo ninguém, não é preciso tomar providências. Se o seu pequeno tagarela adormecido é ruidoso e os episódios são suficientemente frequentes e aborrecem outras pessoas na casa, talvez seja bom considerar algumas das soluções a seguir.

É Possível Impedir meu Filho de Andar e de Falar Durante o Sono?

As dicas a seguir podem ser úteis para reduzir um pouco o sonambulismo e a fala durante o sono. Não existe uma solução certeira, mas já que essas ideias baseiam-se em regras gerais para o sono saudável, não custa experimentar algumas.

- Alguns estudos revelam que crianças que não dormem o suficiente estão mais propensas ao sonambulismo e a falar durante o sono. Portanto, vale a pena conferir a tabela de sono na página 35 para ver se o seu pequeno está dormindo o bastante e modificar a hora de dormir, se ele precisa de mais horas de sono (se você ainda não percebeu, esta é uma razão comum para muitos problemas de sono).

- Horários inconsistentes podem contribuir para o sonambulismo e para a fala durante o sono, de modo que se você ainda não fez a mudança discutida na primeira parte deste livro, talvez seja melhor examinar novamente a definição de um horário específico para dormir e acordar para o seu pequeno sonâmbulo tagarela.
- Outra causa possível de sonambulismo e fala durante o sono é o cansaço ou o estresse e a tensão. As dicas que começam na página 109, sobre técnicas de relaxamento, podem ser úteis. Uma vez que uma refeição pesada e tardia pode contribuir para os problemas de sono, tente não oferecer uma grande refeição ao seu filho antes de dormir. A melhor opção é um lanche leve, sem temperos pesados ou açúcar. Ocasionalmente, o sonambulismo ocorre em resposta a alterações na vida da criança, como uma mudança de residência, divórcio dos pais, transferência para uma nova escola ou outro acontecimento importante. Essas situações são temporárias, e depois que seu filho estiver acostumado com a nova rotina, o sonambulismo deverá desaparecer.

Saindo da Cama dos Pais para Dormir Sozinho

Nosso filho dorme conosco praticamente desde que nasceu. Sempre foi maravilhoso, mas agora que está crescendo, achamos que deveria dormir em sua própria cama. Como podemos saber se essa é a coisa certa a fazer e qual a melhor forma de fazermos essa mudança?

Dormir com os pais é algo natural para os seres humanos desde o começo dos tempos, e ainda é comum em muitas culturas. Nossa sociedade, voltada para a independência, leva muitos a crer que isso é raro, incomum ou até mesmo estranho. Contudo, em muitas famílias, os pais dormem com seus filhos na mesma cama. De acordo com pesquisas sobre o sono, mais de 50% dos pais seguem alguma espécie de arranjo de divisão da cama, em suas casas.

Por um lado, não é da conta de ninguém onde você escolhe deixar seus filhos dormirem. Por outro, porém, seria maravilhoso se pudéssemos normalizar o conceito de partilha da cama para que todos na sociedade percebessem que esta é uma opção natural e popular para o sono da família.

Ainda que você possa estar muito feliz com seus arranjos para dormir, tudo muda e avança, assim como do peito ou mamadeira para alimentos sólidos, das fraldas para roupas íntimas, do engatinhar para o andar e do ensino infantil para o fundamental. Essa é apenas mais uma parte natural do crescimento.

Algumas famílias demonstram muita disposição para deixar que seus filhos durmam na cama de casal até que se sintam prontos para dormir em suas próprias camas, não importando se a criança tem dois ou dez anos (e isso é absolutamente normal!). Outras famílias têm as mais diferentes razões para quererem que as crianças durmam em suas próprias camas (e isso também é normal!).

Depoimento de Mãe

Enquanto líamos *One Fish Two Fish Red Fish Blue Fish,* escrito pelo Dr. Seuss, estávamos na página que mostra duas crianças dormindo com uma grande criatura felpuda e na qual lemos: 'E agora boa-noite. É hora de dormir. Assim, vamos dormir com nosso bichinho, Zeep'. Então, Gabrielle me disse: "Por que as crianças estão dormindo com Zeep? Crianças devem dormir com suas mamães".

– Ginger, mãe de Gabrielle, quatro anos

Antes de ler as ideias para ajudar seu filho a dormir sem sua companhia, garanta que isso é o que você deseja fazer, já que muitas famílias sentem conflito acerca desta mudança. Aqui estão algumas questões a considerar que o ajudarão a tomar esta decisão, antes de seguir em frente:

- Você, seu parceiro e seu filho estão tendo boas noites de sono?
- Se ninguém mais no mundo soubesse ou se importasse com o que vocês estão fazendo, será que vocês se sentiriam felizes com a rotina de sua casa? Ainda estariam felizes, daqui a seis meses? E daqui a um ano? Pai e mãe têm a mesma resposta a esta questão?
- Se você é pai ou mãe solteira, está pensando em tirar seu filho de sua cama porque acha que essa é a decisão mais correta para você e seu filho, ou porque outra pessoa acha que tal mudança é necessária?
- O fato de seu filho dormir em sua cama interfere no nível de intimidade entre você e seu parceiro, ou vocês ainda encontram muito tempo e lugares para cuidar das necessidades um do outro, namorarem e fazerem... hmmm, sexo?
- Você pensa em mudar algo porque *você* quer e porque é certo para a sua família – ou é para agradar um amigo, parente ou o seu médico?
- Algum outro acontecimento importante está ocorrendo na vida de seu filho neste momento e causando estresse ou preocupação? Se sim, é possível adiar a mudança do local de dormir até as coisas aquietarem-se? Se a mudança exige um ajuste para o sono (como o nascimento imi-

nente de um irmãozinho), será que você pode reservar um tempo para torná-la um processo gradual e suave?

- Há algum tempo você gostava de ter seu filho em sua cama, mas com o passar do tempo isso lhe agrada cada vez menos e você está incerta sobre como mudar esse estado de coisas?
- Se hoje à noite seu filho subitamente agarrasse o travesseiro, saísse de seu quarto e começasse a dormir a noite inteira, todas as noites, em sua própria cama, como você se sentiria: muito contente, contente, satisfeita, um pouquinho triste, deprimida, solitária ou nostálgica, mas contente?
- O que a aborrece especificamente no arranjo de dormir de sua família, especificamente? Será que é o fato de seu filho acordá-la? De impedi-la de ter um tempo a sós com o seu parceiro? Você se preocupa com o fato de outros se importarem com isso? Você deseja engravidar novamente ou já está grávida e não quer a cama superlotada, quando o novo bebê chegar?

Explore as suas próprias razões para desejar a mudança. Entender suas razões será útil para decidir sobre o seu plano e escolher as melhores soluções.

Tente Não Hesitar

Sem dúvida, aqueles abraços carinhosos na hora de dormir entre você e seu pequeno lhe deram as maiores alegrias, como pai ou mãe.

Não há nada tão maravilhoso ou terno quanto o seu pimpolhinho aconchegado junto ao seu corpo na sua cama, enquanto vocês deslizam para o sono. Não há dúvida de que embora você possa estar pronta para enviá-lo para outro quarto e embora ele possa ter um ou até cinco anos de idade, lá no fundo essa mudança será pesarosa. E isso é perfeitamente normal. Por esta razão, eu sugiro que você examine as questões anteriores, antes de prosseguir com a mudança. Isso a ajudará a entender seus sentimentos para ter certeza de que deseja realmente mudar algo, já que a ambivalência pode derrotar qualquer plano que você tentar colocar em ação. Se a mudança lhe parece boa e se você sente que é hora de mudar, então tal confiança será transmitida para o seu filho, por suas palavras e ações.

Depois de decidir que já é hora de levar seu filho para outra cama, vá em frente com confiança. Isso não significa que é preciso apressar o processo; apenas mantenha seu objetivo em vista e siga sem hesitar naquela direção. Todas as crianças que dormem com os pais um dia mudam para uma cama própria, e não há nada de errado em você decidir que o momento já chegou.

Embora um processo gradual seja mais fácil para a criança, algumas pessoas levam isso ao extremo e passam um ano ou mais fazendo minúsculas mudanças, uma por vez, sentindo constante agonia com a possibilidade de traumatizar os filhos. Isso coloca estresse desnecessário sobre todos na família – incluindo a criança. Pais que costumavam ter seus pequenos dormindo em sua cama não param de demonstrar amor e respeito profundos pela criança apenas porque o lugar de dormir mudou. Uma criança muito amada que dividiu a cama com seus pais será igualmente amada se dormir independentemente. Embora a descrição exata de *gradual* seja diferente para cada criança, a transição pode levar de algumas semanas até alguns meses. Entretanto, a menos que isso seja o que você deseja, ela não precisa arrastar-se por um ano.

Durante esse período de transição, garanta que seu filho recebe muitos abraços e aconchegos durante o dia. Com frequência, crianças que dormem com os pais acostumam-se a muito contato humano e carinho, e podem sentir falta disso inconscientemente, quando começam a dormir sozinhas.

É possível prevenir isso atendendo à necessidade dele de ser tocado durante o dia, especialmente antes de ir para a cama (não apresse a rotina de dormir!) e quando se levanta pela manhã.

Com métodos bem pensados e suaves, e muita paciência com a mudança, este período de transição pode ser tranquilo para todos vocês.

Criando um Plano

Depois de confirmar que deseja realmente transferir seu filho para outra cama e que isso deve ser feito agora, dê o próximo passo: estabeleça um objetivo.

Este não é o tipo de coisa que podemos forçar para que aconteça em uma noite ou uma semana. Se você não tem um prazo urgente, estabelecer o objetivo de um ou dois meses, ou mesmo mais tempo, aliviará a tensão por ter de fazer essa mudança. Um processo mais gradual e suave pode levar seu filho a dormir em sua própria cama após algum tempo, levando-o a sentir-se ainda muito amando e ligado a você, tanto durante quanto após o processo. Como mencionei anteriormente, contudo, não ter um objetivo claro pode arrastar o processo indefinidamente.

Outra coisa a considerar é que esta não é necessariamente uma decisão de tudo ou nada. Existem três graus de divisão da cama, e você pode descobrir que uma mudança no funcionamento da sua casa pode ser exatamente o que a situação exige. Abaixo, apresento várias formas comuns de se compartilhar a cama em família, e uma dessas pode ser uma nova opção para você:

- A criança compartilha a cama com os pais todas as noites e todos os dias, na hora do cochilo.
- Ela tira a soneca sozinha, mas dorme com os pais todas as noites.
- A criança adormece em sua própria cama, mas depois vai para a cama dos pais no meio da noite.
- A criança adormece na cama dos pais, mas depois é levada para a sua própria cama.
- Ela dorme em seu próprio quarto, mas chega à cama dos pais para um aconchego nas primeiras horas da manhã.
- A criança dorme no quarto dos pais, mas em seu próprio berço ou cama.
- A criança dorme na sua própria cama, mas pode ir à cama dos pais se estiver doente, tiver pesadelos, estiver de férias ou em outras situações especiais.

O Menu de Soluções

Esta seção oferece uma lista de sugestões que funcionaram para outras famílias. Examine-as e escolha algumas opções que lhe parecem certas. Você pode optar por uma ideia principal ou combinar diversas para uma solução personalizada.

Estabeleça um plano para a mudança, por escrito, e o coloque em prática todas as noites. Dê-lhe uma ou duas semanas antes de julgar sua eficácia, já que às vezes o começo é um desafio – afinal, você está mudando uma rotina muito agradável para o seu filho.

Algumas crianças aceitam bem a ideia de dormirem sem os pais, mas outras farão o impossível para manter as coisas como estão. De qualquer forma, se você escolher o plano certo, a transição poderá ser suave. Na maioria dos casos, podemos esperar resistência a qualquer tentativa de mudança, no início. Porém, não se preocupe, usando qualquer desses métodos você acabará por atingir seu objetivo.

A lista de ideias é extensa e não espero que você implemente todas elas. Apenas escolha algumas que pareçam apropriadas para a sua situação. Outra dica: se você usar as outras ideias apresentadas ao longo de todo este livro com as dicas específicas que ofereço a seguir, seu plano de dormir será bem sólido e trará uma solução mais fácil e rápida.

Um Pouquinho de Cada Vez

A transição da cama dos pais para o sono independente não precisa ser uma transformação súbita e completa e nem precisa ser para uma cama de solteiro tradicional em um quarto infantil. É possível fazê-la por etapas. Algumas famílias acham que a mudança ocorre facilmente se conseguem implementá-la aos poucos.

O processo envolve colocar uma segunda cama perto da sua. Esta pode ser um berço, uma caminha de solteiro menor ou um colchão. Comece colocando-a bem ao lado de sua cama. Talvez seja possível equipá-la com roupas de cama coloridas e divertidas e um cobertorzinho pequeno, tornando-a bem diferente e mais interessante que a sua cama. Refira-se a ela como o lugar de dormir ou como o lugar especial de seu filho. Quando chegar a hora de dormir, garanta que ele realmente adormeça ali. Se o seu pequeno geralmente aconchega-se junto ao seu corpo, o que é típico para crianças que dormem com os pais, vá em frente e se junte a ele para um aconchego, mas afaste-se um pouco enquanto ele começa a sentir-se confortável, mantendo contato com uma mão ou pé até descobri-lo dormindo sem o seu contato, à noite.

Após alguns dias ou uma semana, depois que ele estiver confortável na cama, afaste-a mais ou menos trinta centímetros da sua cama. Você ainda pode ajeitá-lo em seu lugarzinho de dormir, mas não caia no sono ali! Vá para a sua cama. A próxima etapa envolve mover a cama para o outro lado do quarto e, finalmente, para o quarto de seu filho. Ao fazer isso pela primeira vez, leia novamente as ideias que começam na página 137, sobre a necessidade da presença dos pais para adormecer, já que provavelmente o seu pequeno não saltará feliz da vida pelo corredor até o seu quarto para dormir sozinho, após um beijo de boa-noite. Contudo, você estará a caminho de vê-lo tornar-se mais independente na hora de dormir.

Faça do Horário de Dormir um Momento Familiar Especial

Estabelecer momentos em que seu filho é bem-vindo em sua cama e outros em que o incentivo é para que ele durma em sua própria cama. Você pode fazer uma conexão com a luz do dia: "*Quando estiver claro lá fora, você pode vir para a nossa cama*". Ou, ainda, você pode ligar um rádio-relógio em uma estação de rádio com músicas tranquilas para que desperte em um horário da manhã em que você está disposto a receber o visitante em sua cama. Diga que quando a música estiver tocando, ele pode ir ao seu quarto. Algumas famílias estabelecem um cronograma, definindo os fins de semana como dias para o aconchego e exigindo que cada um permaneça em sua própria cama nos dias de semana.

Explique Quem, o Que, Quando e Porque

Esta é uma abordagem singular, mas que funciona surpreendentemente bem com algumas crianças. Aqui, a criança participa do desenvolvimento do plano. Explique porque você deseja fazer a mudança e como quer fazê-la. Defina tudo com antecedência, para que todas as partes e elementos funcionem. Diga as coisas de forma simples e direta. Um exemplo disso seria: "*Mamãe está acordando muitas vezes à noite. Você poderia ajudar, dormindo em sua cama até de manhã. Eu posso ler para você, fazer massagem em suas costas e, depois, ir dormir na minha cama. Podemos nos abraçar de manhã, quando nós dois acordarmos.*"

Isso não é magia e geralmente não traz uma mudança imediata, mas envolve o seu filho no processo. Algumas crianças respondem muito bem quando sabem o que esperamos exatamente que façam e se sentem felizes por serem úteis. Talvez você possa incluir algumas opções para que ele sinta que tem algum controle sobre a situação. Por exemplo, ele pode escolher se dormirá no chão, perto da sua cama, ou em sua própria cama. Além disso, dê-lhe algumas escolhas para o meio da noite, como colocar um saco de dormir no chão, ao pé de sua cama. Depois que ele estiver "na sua equipe", talvez se mostre mais receptivo à mudança.

Descubra se Existe Algum Problema

Para muitas crianças que dormem com os pais, o único problema é que nunca dormiram sozinhas e, portanto, a perspectiva é incomum e inquietante. Para outras, a mudança para uma cama própria traz medos ou preocupações que nunca tiveram de enfrentar.

Observe e escute seu filho com atenção. Você suspeita de que ele sente medo de ficar sozinho no escuro? Será que ele tem medo de não o encontrar se procurar por você? Ele acorda de um pesadelo e não há ninguém ali para confortá-lo? Será que ele está preocupado com algo que está para acontecer, como o nascimento de um irmão ou a mudança para outra casa? Se você puder detectar quaisquer obstáculos e abordá-los primeiro, também poderá orientá-lo com confiança para dormir sozinho (para temores, ver página 225, para pesadelos ver página 203 e para a adaptação a mudanças de vida ver página 305).

Torne o Quarto Dele um Lugar Especial para Dormir

Se seu filho já tem um quarto, provavelmente o mesmo é usado como quarto de brincar, quarto do cochilo, armário extra ou sala de TV. Porém, se ele tem passado a maior parte das noites na cama de casal com você, esse quarto não será visto como o lugar para passar a noite. Pode ser útil redecorar e criar um lugar convidativo para o sono. Deixe-o ajudar a escolher novas roupas de cama, novas cortinas, decorações de parede ou um novo abajur. Um acréscimo divertido para o novo quarto é pendurar luzinhas azuis ou verdes de Natal ou fixar no teto estrelinhas e planetas que brilham no escuro.

Pense com originalidade. O quarto infantil não precisa ser enfadonho, nem mesmo tradicional. Peça-lhe opiniões sobre a decoração. Ao ser envolvido, ele talvez sinta mais vontade de dormir ali. Com um pouco de imaginação, você pode transformar o quarto no esconderijo de um urso, em um ninho de pássaro, toca de coelho, casa de macaco em uma árvore, caverna de dinossauro, garagem de caminhões ou hangar.

Se ele tem um animal ou brinquedo favorito, use a ideia como tema para o quarto de seu pequeno. Incorpore a cama como o ponto focal do seu projeto. Não é preciso gastar uma fortuna para redecorar o quarto. Materiais simples, como caixas de papelão, cartolina e retalhos de tecido podem ser usados junto com bichinhos de pelúcia e brinquedos e melhorados com a incrível imaginação infantil.

Se o seu filho tem mais de seis anos e você pretende comprar-lhe uma cama nova, considere a possibilidade de um beliche (para crianças menores, porém, esse tipo de cama é perigoso). A maioria das crianças adora beliches e anseiam por dormir neles. Inicialmente, é melhor usar protetores em torno do lado aberto e pedir que seu filho pratique subir e descer da cama durante o dia, antes de inaugurá-la para o sono noturno. Tenha em mente que ele pode descer da cama ainda sonolento no meio da noite, para usar o banheiro ou ir ao seu encontro.

Uma opção ótima para alguém que recém começou a dormir sozinho é um colchão colocado no chão. Isso é seguro (não há o medo de grandes quedas) e dá à criança a liberdade de sair e subir no colchão com facilidade. Você pode adicionar almofadas coloridas para transformá-lo em um nicho aconchegante.

Depois de ajeitar esse novo lugar de dormir maravilhoso, faça a mudança na rotina de dormir. Quando chegar a hora de ir para a cama, deite-se com seu filho no novo ambiente e demonstre alegria. Talvez seja útil permanecer com ele até que adormeça, durante uma ou duas semanas, no início, até que ele se sinta confortável com a mudança. Depois, afaste-se aos poucos, levantando-se para fazer coisas ou andando pelo quarto enquanto ele adormece ou, ainda, sentando-se em uma cadeira ao lado da cama, até vê-lo dormindo (para mais ideias, consulte "*Mãe, Fique Mais um Pouco!*", na página 137)

Deixar Dormir e Mudar de Lugar (Para Crianças Menores)

Se o seu filho ainda é quase um bebê, experimente esta abordagem. Deixe-o adormecer em sua cama, como sempre. Tão logo isso aconteça, leve-o para o seu próprio quarto e o coloque no berço ou cama (isso pode funcionar para bebês maiores e pré-escolares, mas muitos são pesados e difíceis de carregar, despertam facilmente ou tendem a aprender quando estão sendo enganados e simplesmente se recusam a dormir). Um enfoque mais sincero é descrito na página 221, o Bumerangue.

Ligue uma babá eletrônica para poder ir até o seu filho tão logo ele desperte. Quando isso ocorrer, amamente-o em uma cadeira ou o leve até a sua cama. De outro modo, aquiete-o como faria normalmente, mas o leve de volta ao berço ou cama quando estiver pronto para dormir novamente.

Se usar esta técnica, prepare-se para muitas idas e vindas pelo corredor entre os quartos, até completar a transição. Muitas crianças conseguem ajustar-se rapidamente e dormirão por um tempo bem maior do que dormiam com outra pessoa na mesma cama, já que movimentos dessa as faziam despertar (embora algumas crianças possam acordar com maior frequência, em busca de companhia). Você pode definir um horário em que parará a transferência. Por exemplo, leve seu filho de volta para o berço a cada despertar, até as três da madrugada, mas depois desse horário o deixe na cama ao seu lado, para poder dormir um pouco.

Como todas as ideias apresentadas ao longo deste livro, esta não precisa ser uma proposta rígida. Trabalhe com essa ideia durante algumas semanas, tornando a mudança mais tranquila para você e seu filho (naturalmente, se o seu desejo é que o seu pequeno mude imediatamente para o próprio quarto, você *pode* ser mais persistente e apressar a transição; isso é você quem decide).

Esta ideia funcionará melhor se a criança gostar da sua cama ou berço. Passe algumas horas agradáveis durante o dia entretendo o seu filho ou lendo historinhas enquanto ele está no berço ou na cama. Isso o ajudará a sentir-se confortável no arranjo, para que quando acordar durante a noite já se sinta familiarizado ali.

Comece com o Cochilo

Se o seu filho nunca foi independente na hora de dormir, você pode começar o processo fazendo com que ele tire cochilos em sua própria cama. Incorpore uma rotina agradável antes disso e a transforme em um processo confortável, coloque uma música suave ou deixe-o escutar um áudio-livro enquanto descansa. Depois que ele se sentir confortável por cochilar na própria cama, apresente-a como o lugar para dormir durante a semana à noite, além de incorporar algumas das outras ideias desta seção.

Crie uma Nova Rotina de Dormir

Crianças precisam ter hábitos. Se você percorre toda a rotina de dormir, mas então espera que o final ocorra em um lugar diferente, isso não parecerá certo para o seu filho. Tudo está transcorrendo normalmente, ele está entrando no clima para dormir e, então, você decide que ele precisa dormir em outro lugar. Assim, reformule a sua sequência noturna de eventos para que seja diferente da habitual.

Para ajudar seu filho a sentir-se confortável com uma nova rotina, pode ser útil fazer uma tabela com todos os passos envolvidos e ajudá-lo a "ler" este gráfico à medida que as horas avançam (veja a página 131 para saber como fazer a tabela da hora de dormir).

Vá com Ele... Por Algum Tempo

Se você está transferindo o seu pequeno da cama de casal para a caminha de solteiro, é possível tornar a mudança menos assustadora, dormindo com ele na nova cama por algum tempo.

Depois que ele estiver confortável com o novo arranjo, tente usar a técnica de "já volto": ajeite-o na cama, depois levante-se para fazer algo rápido, como ir ao banheiro, pegar um copo d'água, calçar meias ou fechar uma janela. Diga: "Eu já volto". Enquanto faz isso, saia por períodos cada vez mais longos a cada noite, até que ele adormeça esperando o seu retorno. Depois você pode mudar a frase para "Eu voltarei de manhã".

Se o seu pequeno dorme a noite inteira, deite-se com ele até vê-lo adormecer e, depois, vá para a sua própria cama. Mantenha a sua porta aberta para recebê-lo, caso ele acorde à noite. Quando isso ocorrer, você terá algumas opções: convidá-lo simplesmente para enfiar-se sob as cobertas com você, ou colocar um colchão ou um saco de dormir no chão perto de sua porta e lhe dizer que se ele se sentir solitário à noite, deverá deitar em sua caminha especial, ao seu lado. Ou, ainda, você pode carregá-lo ou acompanhá-lo até a sua cama sempre que ele a procurar.

Quando lembramos uma criança de que estamos pertinho e lhe dizemos que pode nos procurar quando precisar, não parecer tão assustador dormir sozinha.

Dê Permissão para Chamá-lo

Se você prefere não receber a visita regular de seu pequeno, não o incentive a vir até o seu quarto. Diga-lhe, em vez disso, que pode chamá-lo ou lhe dê um sininho para tocar se precisar de sua presença à noite. Você também pode usar uma babá eletrônica para que ele lhe chame se precisar. Quando ele fizer isso, vá procurá-lo e o ajeite para dormir novamente. Se ele for até o seu quarto, pegue-o no colo, devolva-o à sua própria cama com algum carinho para que volte a dormir e lembre, com gentileza, que é só chamar que você o procurará. Saber que a mamãe virá quando for preciso é muito reconfortante. Com o tempo, suas idas para lá e para cá diminuirão até o dia em que ele o surpreenderá deixando-o dormir a noite inteira!

Providencie Alguma Companhia

Se seu filho está acostumado a dormir com alguém, será estranho para ele ficar sozinho no quarto. Pode ser útil incentivá-lo a levar bichinhos de pelúcia ou um boneco favorito para a cama. Esses bichinhos ou brinquedos geralmente transformam-se em objetos de apego e proporcionam sensações de segurança capazes de se transferir para as horas em que a criança está acordada.

Ofereça ao seu filho uma pequena caixa de música (escolha uma melodia suave) ou um rádio ou tocador de CD com música tranquila ou mesmo uma gravação de papai e mamãe cantando ou lendo histórias. Depois que ele souber como usar o aparelho, poderá pressionar o botão ao sentir-se solitário.

Se a companhia inanimada não resolver o problema, tente colocar um bichinho de estimação pequeno no quarto, como um aquário com peixinhos. Incentive-o a fazer companhia ao bichinho à noite. Só isso já pode ajudar algumas crianças a permanecerem em suas próprias camas a noite inteira (como precaução de segurança, não permita que cães ou gatos durmam com crianças pequenas e evite animais noturnos, como *hamsters*, que fazem ruídos a noite inteira).

Leve-o para Acampar... ou Faça de Conta

Se você tem uma barraca pequena e está disposto a montar um *camping* em algum ponto de sua casa, talvez isso sirva como um local divertido para uma criança maior explorar a possibilidade de dormir sozinha. Ofereça um saco de dormir, uma lanterna e alguns bichinhos de pelúcia para companhia –, e ele poderá começar a pedir para ir para a cama! Você também pode transformar o quarto dele em um local de acampar e montar uma barraca com um colchão ou cobertor dentro. Certifique-se de que a segurança é completa. Confira se não há pontos ou cordas perigosas. Mantenha as persianas da janela abertas e confira a temperatura interna para garantir que não esteja muito quente ali.

Faça Parecer Grande Coisa... ou Faça uma Pequena Proposta

Algumas crianças respondem bem a uma grande celebração marcando o dia em que se tornam grandes o bastante para dormirem sozinhas. Elas podem escolher um dia especial para fazer a transformação, às vezes, vinculando-o a um aniversário ou outro acontecimento especial. O grande dia pode ser celebrado com uma festa com bolo e tudo, decorações e presentes que podem estar relacionados ao sono, como um novo cobertor, fronha ou ursinho.

Outras crianças não desejam nem sequer reconhecer que uma mudança está ocorrendo. Qualquer sugestão sobre escolher uma data tende a ter como resposta lágrimas e irritação. Para essas crianças, não é preciso mencionar o que está acontecendo. Simplesmente dê pequenos passos que levem na direção do sono independente.

Convide a Fada da Manhã a Visitá-los

As crianças sempre se animam com o Coelhinho da Páscoa, o Papai Noel e a Fadinha dos Dentes. Você pode apresentar-lhes um novo personagem: a Fada da Manhã.

Como preparação, vá até uma loja de brinquedos ou de artigos para festas. Compre mais ou menos trinta lembrancinhas, como bichinhos de plástico, adesivos, carrinhos e livrinhos de história. Embrulhe cada um em papel de presente.

Explique ao seu filho que sempre que ele dormir a noite inteira em sua própria cama, a Fada da Manhã colocará uma surpresa junto à porta do quarto dele. Sempre que ele passar a noite inteira dormindo em sua própria cama, deixe um prêmio do lado de fora do quarto dele. Depois de distribuir os trinta presentes, seu filho já terá estabelecido uma nova rotina. Então, você poderá explicar que a Fada da Manhã foi visitar outras crianças que recém começaram a aprender a dormir em suas próprias camas. Ela poderá voltar se houver alguma recaída (eu pretendia chamar a personagem de "Fada do Ei, Você Conseguiu!", mas minha filha Vanessa achou que Fada da Manhã seria melhor. É claro que você tem a minha permissão para dar o nome que quiser à sua fada).

Crie um Quarto de Dormir para Todos os Irmãos

Se você tem mais de um filho, pode ser útil providenciar um local da casa onde todos possam dormir juntos. Embora algumas crianças não desejem dormir com um irmão ou irmã, muitas adoram dividir o lugar de dormir com seus irmãos, até entrarem na adolescência. Para fins de segurança, eu recomendo que você aguarde até seus filhos terem mais de um ano e meio para colocá-los para dormir juntos, mas você pode tomar a decisão com base na idade e história do sono de todos os seus filhos.

Pessoas cujos filhos dormem juntos dizem, com muita frequência, que isso reduz a rivalidade entre os irmãos e alimenta a amizade. Sei que com os meus quatro filhos isso é verdade. Temos um "quarto de dormir" desde o início, além de cada um deles ter o seu próprio quarto. Esse cômodo tornou-se um lugar onde nos encontramos para o sono, e eu nunca sabia quantos de meus filhos eu encontraria lá, a cada manhã. Mesmo hoje, às vezes, descubro o meu menino de cinco anos na cama com um dos seus irmãos adolescentes – e pouca coisa enche tanto o meu coração de ternura quanto esta visão.

Ao estabelecer um quarto para dormir, garanta que a cama e o quarto são completamente seguros para as crianças. Há sempre a possibilidade de que saiam da cama pra brincar, quando você não estiver vendo.

O compartilhamento da cama entre irmãos pode ser útil para todos. Os pais conseguem dormir bem à noite e as crianças têm companhia. Se isso é algo inédito em sua casa, talvez seja preciso criar novas rotinas que incluam a sua presença no quarto ou próximo dele, para aquietá-los e evitar que permaneçam acordados a noite inteira, conversando e dando risadinhas. Embora alguns pais acreditem que essas sessões especiais são os momentos de maior formação de apego para seus filhos, você provavelmente não quer que isso aconteça até altas horas da madrugada.

Um arranjo para dormir que envolva um irmão também pode incluir "visitas" à cama um do outro, se cada um tem o seu próprio quarto. As crianças podem decidir, a cada noite, onde desejam dormir, revezando-se como "anfitriões".

Se você usar a ideia de deixar que seus filhos dividam a cama, poderá descobrir que após algum tempo eles desejarão dormir cada um em uma cama – primeiro uma noite, depois duas, e logo estarão em suas próprias camas, quando o momento certo de cada um chegar. Muitas crianças continuarão indo ao quarto dos irmãos por anos depois disso, mantendo a conexão especial criada pelo fato de dormirem juntos.

Observação: para maior esclarecimento e ideias, leia os tópicos *O Visitante Noturno*, na página 213 e *Mamãe, Fique Mais um Pouco*, na página 137.

Hora de Mudar: do Berço para uma Cama Maior

Como sabemos a hora de transferir uma criança do berço para uma cama? Que tipo de cama devemos comprar e qual é a melhor maneira de fazer a transição?

Quando seu filho sai do berço e começa a dormir em sua própria cama, este é um importante marco na vida dele e para vocês, pais! Obviamente, os bebês crescem um pouquinho a cada dia, mas mudar para uma cama grande é um passo muito visível na transição de bebê para criança maior. Não existe exatamente um momento perfeito para fazer essa mudança, e cada criança tem seu ritmo próprio. Tipicamente, uma cama maior entra na vida da criança entre o primeiro e o terceiro aniversário. O mais importante para o sucesso dessa transição é ter paciência e permitir que o seu filho tenha tempo para adaptar-se à mudança com tanto prazer e tão pouco trauma quanto possível.

Por Que Devo Transferir meu Filho do Berço para a Cama?

Se uma criança dorme bem no berço, geralmente é melhor esperar tanto quanto possível, antes de fazer essa mudança. Tudo está bem, e não há razão para agitar as coisas! A transferência para uma cama dá à criança um tremendo senso de liberdade e traz novos problemas com os quais os pais precisam lidar como a síndrome do ioiô (para a cama, fora da cama, para a cama etc.), ou passeios pela casa logo que o dia amanhece. Entretanto, existem muitas razões válidas que apontam para a hora de tirar a criança do berço. As mais comuns são as seguintes:

- Seu filho ganhou maior destreza física e aprendeu a escalar ou subir em coisas. Isso cria o risco de ele tentar sair do berço e se machucar em uma queda. Se ele tentar escapar, isso provará que é perigoso mantê-lo no berço por mais tempo. Esta é a razão mais importante para fazer uma rápida mudança. Muitas crianças machucam-se na tentativa de passar por cima das grades do berço. Você pode ganhar um pouco mais de tempo, baixando o colchão até o nível mais baixo e mantendo potenciais ajudas para fugas, como bichinhos e encostos almofadados, fora do berço. Muitos especialistas recomendam tirar a criança do berço quando ela está com 85 a 90 centímetros de altura, quando a altura da grade do berço é menor que três quartos da altura da criança ou quando a grade atinge o nível dos mamilos da criança. De qualquer maneira, se você olha para o seu filho e se descobre imaginando se ele conseguiria sair do berço, é seguro dizer que sim, ele poderia sair.
- Seu filho fica grande demais para o berço e começa a golpear as barras, ou acha difícil sentir-se confortável em um espaço que se tornou pequeno demais. Não interprete isso cedo demais como um sinal de mudança iminente. Você pode achar que ele está desconfortável, mas muitos bebês que dormem em berços sentem-se tão felizes em seus pequenos ninhos que preferem esse espaço aconchegante. Talvez você possa experimentar colocar uma cama menor no quarto juntamente com o berço, ou mesmo perguntar diretamente ao seu filho se ele gostaria de dormir em uma cama para crianças "grandes".
- Seu filho quer sair do berço e pede uma cama maior. Isso geralmente ocorre com crianças que têm irmãos, amigos ou primos mais velhos que já dormem em camas maiores e que desejam ser como eles. Se o seu filho realmente pedir uma cama e você sentir que ele já conseguirá dormir nela, vá em frente e faça a transição. Se você não responder quando seu filho pedir, ele poderá mudar de ideia e você perderá uma grande oportunidade.
- Seu filho está aprendendo a usar o vaso sanitário e você gostaria que ele pudesse levantar-se e usar o banheiro quando precisar. Mesmo se ele usa o vaso sanitário de forma consistente durante o dia, com frequência demora bastante antes de ele permanecer seco durante a noite inteira. Não é ruim usar fraldas noturnas; assim, não pressione por uma independência para o uso noturno do banheiro (para mais

informações, veja *Enurese*, na página 247). Contudo, se o seu filho o chama no meio da noite para ir ao banheiro, faz sentido dar-lhe a liberdade que uma cama pode oferecer.

- Um novo irmãozinho está a caminho e você quer reservar o berço para o novo bebê. O nascimento iminente de um irmãozinho é uma das razões mais comuns para transferir uma criança do berço para uma cama. Embora essa pareça uma escolha prática, deve ser tomada com cuidado. Trazer um novo bebê para a família cria muitas novas emoções para um bebê. Se o seu pequeno adora o berço, tirá-lo dali para fazer espaço para um recém-chegado pode ser um estresse desnecessário. Neste caso, é muito melhor comprar um bercinho portátil para o novo bebê ou mesmo um segundo berço e deixar que seu filho mais velho lide com uma grande mudança por vez.

Depoimento de Mãe

"Kyler ajudou-nos a desmontar o berço com seu conjuntinho de ferramentas de brinquedo. Ele nos ajudou a levar o colchão para a cama do seu irmãozinho. Nós também o deixamos transferir seu próprio cobertor e os bichinhos de pelúcia. Nós lhe explicamos que essa era, na verdade, a mesma cama, apenas com uma aparência diferente por fora."

–Maya, mãe de Kyler, dois anos

Contudo, se você achar que o momento chegou, tente fazer a mudança dois meses ou mais antes da chegada do recém-nascido. Talvez seja bom retirar o berço e guardá-lo longe da visão de seu filho por algumas semanas, ou comprar novos protetores e roupas de cama para dar uma nova aparência ao móvel, para que seu filho mais velho não sinta que o berço "dele" está sendo tomado.

Fazendo a Mudança

Depois de decidir que já é hora de fazer a mudança, pense em todos os detalhes, antes de prosseguir. Há previsão de algum grande acontecimento para breve? É melhor que essa transição do berço para a cama não coincida com outras mudanças, como começar a ir para a escola, largar a mamadeira, aprender a usar o

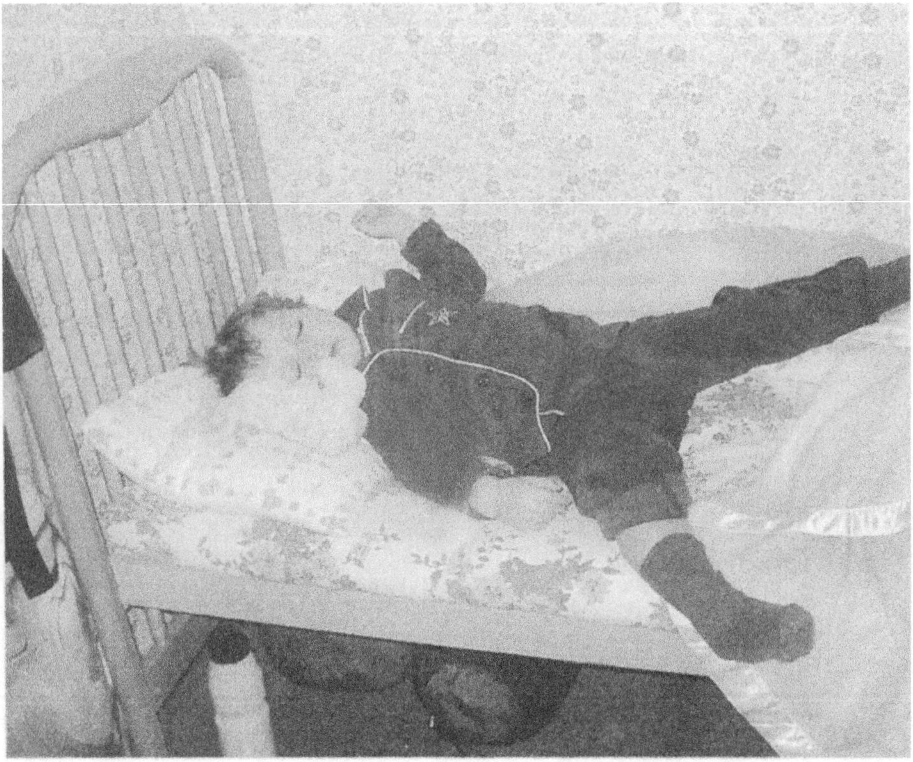

Chester, três anos

peniquinho, sair de férias, mudar para uma nova casa ou ajustar-se à separação dos pais ou a um novo casamento. Se possível, providencie a mudança para a cama grande para que ocorra quando todas as outras partes da vida de seu filho estiverem razoavelmente estáveis.

Leve a personalidade da criança em conta: como ela normalmente lida com mudanças? Como reage a novas aventuras, novos brinquedos e a coisas novas na casa? Ele responde melhor à emoção das surpresas ou a acontecimentos planejados com cuidado? Entender como a criança aborda as mudanças ajudará na decisão sobre a introdução de uma nova cama.

Pense na logística da mudança: tipo de cama, localização desta, quando remover o berço, tipos de roupas de cama e quaisquer outros detalhes envolvidos. As informações a seguir podem ajudá-lo com alguns desses detalhes.

Que Tipo de Cama É Melhor para o Meu Filho?

Na verdade, existem várias alternativas, no que se refere a tirar o seu filho do berço. Aqui estão as opções típicas:

- **Cama menor.** Existe uma gama imensa de caminhas de solteiro para crianças pequenas, e talvez o berço em que o seu filho dorme também possa ser convertido em uma pequena cama de solteiro. Esse tipo de cama é menor e mais baixo, sendo especialmente planejado para crianças entre um e cinco anos de idade, mais ou menos. Sua vantagem é a proporção perfeita para crianças pequenas, e algumas chegam a usar colchões de berços. Esses móveis geralmente vêm com grades de proteção nos quatro lados e alguns têm formatos criativos, para que seu filho possa dormir dentro de um carro, castelo, barco ou trem. A novidade dessas camas pode mostrar-se atraente para uma criança, de outro modo, relutante em sair de seu tão amado berço. Entretanto, atente para as poucas desvantagens. As grades de proteção frequentemente são bem curtas, de modo que se o seu filho se mexer durante o sono, talvez seja melhor acrescentar proteções adicionais. Além disso, a cama se tornará pequena em pouco tempo, de modo que dali a alguns anos você terá de comprar um móvel maior, embora a maioria das camas pequenas seja barata o suficiente para compensar a sua compra.
- **Cama de solteiro normal.** Uma cama normal com colchão é uma opção para o seu filho. Se você sair diretamente de um berço para uma cama normal de solteiro, é melhor garantir que todos os quatro lados estejam protegidos contra quedas. Muitas empresas fabricam protetores laterais para este fim, e atualmente eles podem ser encontrados com alturas variadas ou até mesmo com *design* acolchoado e macio. Inicialmente, talvez seja melhor oferecer maior proteção contra quedas e subidas desajeitadas acolchoando o piso em torno da cama com espuma ou cobertores dobrados, já que uma grande queda pode resultar em ferimentos ou medo de dormir na cama.

  Embora antigamente as crianças tipicamente dormissem em camas de solteiro, muitas famílias já optam por uma cama de casal ou mesmo de tamanho maior, para acomodarem o ritual de leitura noturna da família e proporcionarem espaço para um irmãozinho ou para convidados eventuais.

Se a cama tem cabeceira, talvez seja melhor atar o protetor de cabeceira do berço ali, para manter um senso de ligação com o ambiente do berço em que seu filho costumava dormir.

Ao escolher uma cama, tenha cuidado com o tipo de colchão. Embora as crianças geralmente sejam menos exigentes que os adultos, uma superfície confortável sempre é importante. (veja a página 87)

- **Colchão ou acolchoado no chão.** Uma escolha muito comum para uma criança que recém-abandonou o berço é colocar um colchão ou acolchoado no chão. Isso oferece ao seu pequeno uma cama de criança grande, mas lhe permite sair e voltar à vontade, sem o risco de uma grande queda. Um bom tamanho de colchão para o chão é um colchão de casal ou maior ainda, para que você possa unir toda a família para a leitura antes de dormir ou para aconchegos matinais. Uma das vantagens de colocar um colchão no chão é que ele serve como um grande trampolim (ai, ai, ai... não contem à minha mãe que eu incluí esse benefício!). E mantenha o trampolim... ops!... quero dizer, o colchão, longe de janelas ou de quinas dos móveis.
- **Beliche.** Uma vez que não é seguro para crianças com menos de seis anos dormir na cama de cima, é melhor evitar um beliche até mais ou menos essa idade. Mesmo se você não planeja deixar que ele durma ali imediatamente, pode ser que a atração seja grande demais; nesse caso, você o encontrará no beliche ou terá de enfrentar uma briga durante a rotina de dormir.

  Quando o seu filho fizer seis anos e você decidir comprar um beliche, procure um com proteções laterais altas cercando a cama de cima, ou adicione proteções (procure aquelas desenhadas para acomodar este tipo de uso, como proteções estofadas de tecido, não proteções de madeira que exigem uma estrutura forte para estabilidade). Procure um beliche com escada fácil de usar e, se possível, faça seu filho experimentá-la enquanto você observa e avalia a capacidade dele para subir nela, antes de comprar a cama.

  Ao comprar um beliche, considere os estilos que têm uma cama mais larga embaixo e uma de solteiro na parte de cima. Isso lhe dará espaço para deitar-se ao lado do seu filho enquanto o prepara para dormir, para ler histórias ou aconchegar-se a ele pela manhã. A cama maior também pode acomodar um irmão, amigo ou primo, levando-os a compartilhar esse espaço. Você pode acrescentar estrelinhas que brilham no escuro no lado de baixo da cama superior, para resolver quaisquer temores do escuro.

Beliches trazem todo um novo conjunto de preocupações com a segurança, não importando a idade da criança. Assim, revise a lista de conferência de Segurança para Beliches, na página 322.

Segurança Nunca é Demais!

Independentemente do momento em que a mudança for feita ou do tipo de cama que você pretende oferecer ao seu pequeno, consulte as listas de segurança apresentadas neste livro, que começam na página 317, para garantir que oferecerá um ambiente totalmente seguro para o sono de seu filho. Isso significa que a cama será segura, o quarto não apresentará qualquer risco e toda a casa será tão segura quanto possível, para receber qualquer exploração noturna ou matinal.

Como Fazer a Mudança?

Existem muitas maneiras de fazer a transição do berço para a cama. A melhor para você dependerá de suas razões para tirar seu filho do berço, da personalidade da criança e do tamanho e configuração do quarto.

Qualquer que seja a sua escolha, tenha paciência e tolerância, e faça o possível para tornar esta experiência agradável para o seu pequeno. Tenha em mente que passos grandes assim para o crescimento, às vezes, acontecem repentinamente, e seu filho pode estar animado para receber bem a mudança em um dia, mas sentir medo no outro. Mantenha as partes importantes de sua rotina noturna e ajude seu filho a desenvolver uma associação alegre e positiva com a nova cama, já que dormirá nela por muitos anos.

Aqui estão algumas opções a partir das quais você poderá criar seu próprio plano:

- **Festinha da cama de criança grande**. Algumas crianças adoram a espera pelo grande acontecimento. Elas adoram envolver-se na escolha de uma nova cama e roupas de cama, assim como em sua arrumação. Você pode até mesmo escolher um Dia da Cama de Criança Grande oficial e dar uma festa em homenagem a isso. Decore o quarto, embrulhe alguns presentes relacionados à hora de dormir e tire fotos. Ainda que tudo isso possa ser bem excitante, quando a primeira noite de sono no novo quarto realmente chegar, seu filho poderá mostrar-se subitamente nervoso. Assim, ofereça bastante atenção e o ajude a desfrutar da experiência, sem esperar que ele se transforme em um menino grande, da noite para o dia.

- **Mudança com um passo de cada vez.** Uma variação da ideia anterior (com ou sem a festinha) é tirar o colchão do berço e colocá-lo exatamente no mesmo lugar em que o berço estava. Isso dá à criança a segurança de ver quase que exatamente o mesmo a que estava acostumada no quarto. Coloque proteções temporárias nas laterais para criar uma sensação de aconchego similar àquela que o berço proporcionava. Use todas as roupas de cama e brinquedos com os quais seu filho estava acostumado no berço. Esta é uma etapa intermediária entre o berço e uma cama de verdade. Quando estiver habituado a este arranjo, você poderá substituir o colchão do berço por outro, maior. A próxima etapa é adicionar a estrutura da cama. Mantenha as proteções laterais até sentir confiança de que o seu filho está seguro contra quedas da cama.
- **A transição gradual.** Muitas crianças não respondem bem a um anúncio de uma grande mudança, já que isso cria imensas expectativas e não deixa espaço para o processo de avanços e retrocessos que o crescimento geralmente envolve. As crianças gostam de acostumar-se gradualmente com uma ideia e testá-la um pouco de cada vez, como testar a água da piscina com um dedo do pé, depois enfiar a perna e, finalmente, cair na água. Se você acha que isso descreve o modo de pensar de seu filho, acomode a nova cama no mesmo quarto em que o berço está. Comece permitindo que ele brinque na cama. Veja se ele se interessa por tirar cochilos na cama nova. Talvez, você possa ler para ele na nova cama, na hora de dormir, ou lhe fazer massagens. Tudo isso irá ajudá-lo a acostumar-se à mudança ao longo do tempo. No fim, você poderá sugerir que ele durma ali a noite inteira e ver como ele responde. Se ele demonstrar animação, incentive-o a tentar. Se, por outro lado, o seu pequeno expressar horror pela ideia, engavete-a por mais uma semana ou por um período maior e depois volte a sugerir.
- **A surpresa.** Se o seu filho demonstra inveja da cama de um irmão mais velho, primo ou amigo e você sabe que ele adorará a ideia de

ter a sua própria cama, planeje uma mudança surpresa. Quando ele estiver fora, na casa de alguém, talvez passando o dia com os avós, prepare a nova cama e a coloque no lugar do berço. Inclua roupas de cama novinhas e lindas, mas mantenha alguns dos brinquedos favoritos, como um cobertor especial ou os brinquedos de pelúcia que lhe fazem companhia à noite.

O ponto negativo potencial desse enfoque é que a criança pode entrar em pânico e você poderá se descobrir com todo um novo conjunto de problemas na hora de dormir, ou com um projeto inesperado e tardio de retirar o berço da garagem e recolocá-lo no mesmo lugar de antes. Contudo, se o seu filho geralmente gosta de surpresas e parece interessado em ganhar uma cama, pode ser útil tentar.

E se Ele Detestar a Ideia?

Ser pai ou mãe envolve tomar muitas decisões, grandes e pequenas, e nem sempre podemos prever o futuro. Em alguns momentos, o que parecia ser a decisão certa se revela a mais errada. Simplesmente reavalie a situação e reveja a sua decisão. Dormir é um problema que se mostra ocasionalmente, e os pais precisam lidar com muitos problemas relacionados ao sono e à hora de dormir, nos primeiros anos de vida de seus filhos. Assim, eu voto por evitar um problema, se você conseguir. Se você tomou a decisão de mudar seu filho do berço para a cama e já fez esforços razoáveis para isso, mas ele de repente começa a despertar muito mais à noite, não adormece com facilidade ou chora pedindo o berço, então vá em frente e o deixe voltar à fonte familiar de conforto, se for possível. Isso não representa fracasso da parte de ninguém, é apenas uma mudança para a qual o seu filho não estava preparado. Se você planejou usar o berço para um novo irmão, veja se consegue providenciar uma solução alternativa, como colocar seu recém-nascido em um bercinho portátil por algum tempo ou comprar um segundo berço.

A Síndrome do Ioiô

Muitas crianças acostumadas ao ambiente seguro de um berço e ao fato de terem de permanecer na cama a noite inteira nem sequer pensam em escapar de suas próprias camas, embora possam fazer isso! Simplesmente comece com uma rotina consistente para dormir, ajeitando-o na cama e fazendo tudo com a suposição de que seu filho ficará ali. Garanta que os últimos quinze minutos ou mais da rotina de dormir ocorrem quando ele já está deitado. Esse tempo pode ser passado lendo historinhas, fazendo-lhe massagem nas costas ou contando histórias. O importante é deixar o quarto quando ele estiver muito sonolento, quase dormindo ou mesmo totalmente adormecido.

Se ele sair da cama, pegue-o rapidamente, explique brevemente que precisa permanecer na cama e o leve de volta. Se você for muito consistente com esse processo de levá-lo novamente para a cama, seu filho aprenderá rapidamente que precisa ficar deitado depois de dar boa-noite.

Se você descobrir que o processo não é tão simples assim, leia novamente *Briga para Dormir* (página 123) e *O Visitante Noturno* (página 213), para ideias sobre como reduzir as excursões noturnas de seu pequeno.

Tornando a Situação Permanente

Ainda que o ajuste tenha sido bem-sucedido, novos problemas com o sono tendem a surgir. Alguns podem ter ligação com a mudança, mas outros podem aparecer nessa época apenas como uma coincidência. Considere cada problema com o sono separadamente e aplique soluções a cada um que eventualmente surgir. Se você demonstrar paciência, oferecer apoio e permitir que seu filho faça a mudança para a cama maior em seu próprio ritmo, descobrirá que este é um marco maravilhoso no crescimento e desenvolvimento de seu filho.

Ansiedade de Separação

Minha filha de um ano e quatro meses sempre dormiu bem, mas de repente nossa rotina de dormir parece uma luta constante. Ela tem medo quando eu saio do quarto, agarra-se a mim e não me deixa sair. Durante a noite, ela desperta e chora até eu ir ao seu quarto. Durante o dia ela também demonstra muita dependência. Será que estou lidando com um caso de ansiedade de separação?

Parece muito provável que a ansiedade de separação esteja em operação aqui, já que essa condição normal na infância aparece mais entre o primeiro e o terceiro aniversário. Quase todas as crianças sentem a ansiedade de separação, em algum momento. Algumas apresentam reações mais intensas que outras, e a síndrome dura mais para algumas crianças. Para muitas, este temor torna-se uma causa para novos problemas na hora de dormir. O Dr. Avi Sadeh, diretor do Laboratório de Sono e Distúrbios do Despertar na Infância (EUA), explica: "A ansiedade de separação é uma das principais causas de distúrbios do sono nos primeiros anos da infância. A criança frequentemente começa a resistir ao sono imediatamente no começo dos rituais que levam à cama. Às vezes, a origem é um problema para separar-se dos pais. A recusa em deitar-se e ir dormir pode expressar ansiedade relacionada à separação pressentida, à necessidade por continuar com a agradável ligação com os pais ou ansiedades relacionadas à noite, escuridão ou a ficar sozinho no escuro".

Por Que a Ansiedade de Separação Afeta o Sono?

Se você parar para pensar nisso, geralmente a separação mais longa entre você e seu filho é durante o sono da noite, quando os dois são afastados um do outro por dez a doze horas. Durante este tempo, seu filho despertará brevemente algumas vezes, abrirá os olhos e perceberá que está sozinho. O mesmo acontece todas as noites; assim, ao perceber que esta separação está prestes a ocorrer, ele poderá começar a criar problemas na hora de dormir.

Como Saber Se o Meu Filho Tem Ansiedade de Separação?

A ansiedade da separação é bastante fácil de detectar, e você talvez esteja lendo esta seção porque identificou alguns sintomas em seu filho. A seguir, apresento os comportamentos típicos de uma criança com ansiedade de separação:

- Agarra-se aos pais.
- Recusa-se a ir dormir sem um dos pais por perto.
- Chora quando os pais estão longe de seus olhos.
- Demonstra forte preferência por apenas um dos pais, particularmente na hora de dormir.
- Tem medo de estranhos ou de novas situações.
- Desperta à noite, chamando por um dos pais.
- É facilmente confortada pelo abraço de um dos pais.

Como Ajudar Se o Seu Filho Tem Ansiedade de Separação

As crianças superam naturalmente a ansiedade da separação, mas você pode apoiar e encorajar seu filho durante o processo. Muitas dessas ideias também acelerarão o desenvolvimento emocional dele, no que se refere à separação.

- Deixe que o seu filho seja criança. Não há problema nenhum em ele demonstrar tanto apego a você e desejar a sua companhia constante. Parabéns, mamãe ou papai: essa é uma demonstração de que o vínculo que vocês se esforçaram tanto para criar está firme e forte. Assim, ignore educadamente aqueles que tentam fazer parecer o contrário.
- Não se preocupem com mimá-lo com o seu amor ou por lhe darem a atenção que precisa enquanto vai dormir ou quando desperta à noite. Quanto mais vocês atenderem a essas necessidades por ligação na hora de dormir, mais rapidamente ele superará a insegurança.
- Minimize as separações sempre que possível, especialmente na hora de dormir. Por enquanto, é perfeitamente aceitável – e até melhor – evitar aquelas situações em que você precisa separar-se de seu pequeno na hora de dormir. Logo ele superará esta fase e seguirá para o próximo marco de seu desenvolvimento. A maioria das crianças supera o pior da ansiedade de separação por volta do terceiro ano de vida, e para muitas o problema desaparece por completo por volta dos cinco anos.
- Pratique separações breves e seguras. Durante o dia, crie situações de breves separações. Quando estiver no meio da rotina de dormir de seu filho ou logo que ele se deitar, vá rapidamente a outro quarto e cante ou fale com ele, para que saiba que você ainda está ali, embora não visível.
- Não saia de mansinho quando tiver de deixá-lo, quer seja para ir rapidamente a outro cômodo ou para ir para o seu próprio quarto. Isso pode parecer mais fácil que lidar com um boa-noite choroso, mas apenas fará com que ele se preocupe constantemente por você desaparecer sem aviso a qualquer momento.
- Diga-lhe o que deve esperar. Se você sair à noite e o deixar em casa com a avó, explique aonde vai e lhe diga que vai voltar. Não espere que ele durma com facilidade na sua ausência, e prepare a avó para que ela saiba o que esperar. Uma noite dormindo tarde pode ser melhor do que fazer a vovó lidar com uma criança que chora sem parar.
- Expresse uma atitude positiva ao deixá-lo. Se pretende sair para trabalhar ou ir a um evento noturno, saia com um sorriso. Seu filho absorverá as suas emoções. Assim, se você estiver nervosa por deixá-lo, ele também ficará inquieto. Sua confiança, por outro lado, ajudará a aliviar os temores de seu pequeno.

- Deixe seu filho com pessoas conhecidas. Se você precisar sair, especialmente na hora de dormir, tente deixá-lo com alguém conhecido. Se você precisar deixá-lo com uma pessoa nova, providencie algumas visitas na sua presença, antes de deixá-lo sozinho com uma pessoa estranha pela primeira vez.
- Certifique-se de que qualquer responsável por colocá-lo para dormir conhece a rotina exata para isso. Anote os detalhes, para poder manter a consistência do ritual noturno. Isso trará conforto e segurança, aliviando a ansiedade.
- Durante o dia, permita que seu filho se separe de você toda vez que a iniciativa partir dele. Se ele sair para brincar em outro cômodo, não corra para buscá-lo. Ouça e espie, é claro, para garantir que ele está seguro, mas deixe que o seu filho saiba que pode explorar os arredores por conta própria. Essas sessões de prática aumentarão a confiança dele para separar-se de você.
- Incentive o relacionamento dele com um cobertor especial, bichinho de pelúcia ou brinquedo, se ele parece ter um preferido. Esses objetos de estima podem confortá-lo na hora do cochilo e à noite, já que criam uma sensação de segurança.
- Não leve para o lado pessoal se apenas um dos pais é aceito com facilidade para a rotina de dormir. Muitas crianças passam pelo estágio de apego a um ou outro membro do casal, e isso pode ser mais pronunciado quando a criança está cansada. O outro pai, assim como avós, irmãos e amigos, podem ter dificuldade para aceitar tal fato, mas tente garantir-lhe que essa é apenas uma fase temporária e normal do desenvolvimento, e que com o tempo e com paciência tudo se resolverá.
- Se você tem um filho um pouco mais velho ou pré-escolar com imaginação vívida, tire vantagem disso, adicionando uma nova etapa à rotina de dormir. Antes de sair do quarto, dê ao seu filho uma "Mamãe pequena" ou um "Papai pequeno" para dormir com ele. Simplesmente una as mãos, como se segurasse algo, e finja que está lhe dando uma versão pequenina de você mesma. Pergunte-lhe se também pode levar uma versão pequenina dele para o seu próprio quarto. Essa ideia da Mamãe pequena vem bem a calhar também para separações durante o dia.

Dentição

Meu bebê estava dormindo como nunca, mas de repente começou a acordar chorando várias vezes durante a noite. Suspeito que a razão é o nascimento de um dentinho. Como posso saber se este é realmente o caso, e o que posso fazer para que ele se sinta tranquilo e durma bem?

No processo de dentição, é comum a criança ter problemas para adormecer e continuar dormindo. Lembre-se da última vez em que você sentiu dor de dente, dor de cabeça, nas costas ou no pescoço. Qualquer desses desconfortos pode perturbar a sua capacidade para dormir, assim como a dentição pode perturbar o repouso de uma criança. Bebês maiores nem sempre podem nos dizer qual é o problema. Eles simplesmente sentem algum desconforto, mas não entendem a razão; assim, eles choram e se tornam enjoadinhos. Com frequência, este comportamento inicia-se antes de o dentinho despontar, de modo que pode ser difícil saber se um dente novo está contribuindo para os problemas de sono de seu filho.

Não se pode comparar a experiência de uma criança com a de outra, em relação ao nascimento dos dentes. Algumas crianças não têm indicação visual do dente novo, até o surgimento da ponta perolada através da gengiva. Em outras, a gengiva incha e fica avermelhada, branca ou apresenta calombos. Elas mastigam incessantemente, choramingam e despertam frequentemente à noite. Algumas crianças têm mais dificuldade com dentes caninos e molares do que com os dentes anteriores, em razão da localização e do tamanho desses dentes.

Quais São os Sintomas do Processo de Dentição?

Diversos sintomas típicos acompanham o processo de dentição:

- Dificuldade para adormecer ou permanecer dormindo.
- Choramingos.
- Salivação excessiva.
- Nariz escorrendo.
- Erupções cutâneas no queixo ou em torno da boca.
- Morder, abocanhar e mastigar brinquedos ou roupas.
- Bochechas avermelhadas.
- Rejeitar o seio ou a mamadeira.
- Demonstrar maior necessidade por sugar.
- Gengivas inchadas e descoloridas.
- Fezes mais moles que o habitual.
- Evidência de dor da mandíbula até o ouvido.

Alguns pais relatam que a dentição vem acompanhada por leve febre, diarreia, vômito ou assaduras. Mas uma vez que esses sintomas também podem sinalizar uma infecção ou vírus, eles devem ser sempre relatados ao pediatra.

Depoimento de Mãe

"Depois de muitos cuidados adicionais, muitos choramingos, cochilos mais curtos e muitos despertares, o novo molar de Malcolm finalmente despontou. Ontem à noite, portanto, ele conseguiu dormir muito melhor. Meu pobre menininho passa maus bocados com dentes novos, e eles sempre perturbam seu sono. Por que os bebês já não nascem com todos os dentes?!"

—Angelique, mãe de Malcolm, um ano e cinco meses

Como Aliviar o Desconforto de Seu Filho

Se você suspeita de que a culpa do desconforto de seu filho é um novo dentinho, aqui estão algumas medidas que poderão ajudá-lo a relaxar o suficiente para poder dormir:

- Dê-lhe uma fralda de pano limpa para mastigar.
- Dê-lhe um mordedor de borracha na temperatura ambiente ou resfriado no refrigerador – mas nunca o congele, já que pode trincar.
- Se o seu filho usa uma chupeta, tente refrescá-la no refrigerador e veja se o seu filho gosta disso.
- Limpe suavemente e com frequência o queixo dele.
- Ofereça água fria.
- Friccione as gengivas dele com seu dedo limpo e úmido.
- Use uma escova macia, feita especialmente para bebês, para limpar a gengiva.
- Faça pequenos picolés de suco de maçã, de laranja ou de iogurte. Chupar um picolé pouco antes de dormir pode ajudar no alívio da dor.
- Passe vaselina ou hidratante suave no queixo e na região da boca.
- Amamente-o no peito com frequência para dar-lhe conforto e nutrição.

Evite biscoitos feitos para aliviar as dores da dentição, já que esses são produzidos para bebês mais novos e sem dentes – crianças com dentes podem engasgar-se com pedacinhos desses biscoitos. Pela mesma razão, não ofereça alimentos como cenouras ou maçãs, a menos que sob supervisão direta e constante.

Medicamentos para alívio da dor na dentição podem ser eficientes (passe um pouquinho nos seus lábios e note a sensação entorpecedora e o formigamento). Eles também podem entorpecer a língua e lábios e são eliminados rapidamente pela saliva, de modo que não trazem um alívio duradouro. Portanto, use-os moderadamente e apenas com a aprovação do pediatra, que também lhe falará sobre medicamentos específicos para a época da dentição. A dificuldade para dormir é, com maior frequência, uma combinação complexa de muitos problemas; a dentição pode ser apenas um dos motivos para o seu bebê não estar dormindo tão bem quanto deveria. Assim, além de usar as ideias apresentadas nesta seção relacionadas diretamente à dentição, certifique-se de seguir todas as outras partes e todos os elementos de seu plano de sono.

Otites

Nosso bebê tem se mostrado particularmente manhoso e está acordando muito mais que o habitual. Ele desperta chorando como se sentisse dor. Assim, cogitamos se ele não está com otite ou outra infecção.

É bem possível, já que otites – infecções de ouvido – são comuns em crianças pequenas. Seus canais auditivos são curtos, largos e horizontais, o que dá a bactérias, que entram pelo nariz e pela garganta, um trajeto fácil até os ouvidos. Infecções de ouvido estão frequentemente associadas com um resfriado ou alergias, que criam mais muco no ouvido médio.

Dois terços das crianças com menos de três anos têm infecção de ouvido, e metade tem múltiplas infecções. À medida que crescem e seus canais auditivos amadurecem, as crianças perdem a suscetibilidade para essas infecções. Nesse meio-tempo, uma infecção de ouvido não tratada impedirá o bom sono, já que a dor é mais intensa quando a criança se deita do que quando está de pé.

O Que Causa as Infecções de Ouvido?

As infecções de ouvido ocorrem quando bactérias e fluidos acumulam-se na parte interna da orelha. Esta situação frequentemente ocorre após um resfriado, infecção dos seios nasais ou outras doenças respiratórias, ou em conjunção com alergias. Os fluidos ficam presos no ouvido, causando uma dor latejante.

Como Saber Se o Seu Filho Está com Otite

Seu filho pode exibir todos, alguns ou até não exibir os sintomas a seguir. É sempre importante consultar o pediatra se houver suspeita de otite. Estes sintomas *podem* indicar uma infecção:

- Alteração súbita no temperamento: mais manhas, choros ou dependência.
- Mais despertares à noite.
- Despertar chorando, como se sentisse dor.
- Febre.
- Diarreia.
- Redução do apetite ou dificuldade para engolir.
- Coriza que continua após um resfriado.
- Líquido saindo do ouvido.
- Choramingo quando se deita – que cessa quando a criança se senta ou se levanta.
- Dificuldade com o equilíbrio, quedas frequentes, sensação de tontura (esses sintomas devem ser discutidos com o pediatra).
- Sinais de dificuldade auditiva (devem ser sempre conferidos com um pediatra).

Estes sintomas quase sempre indicam uma infecção no ouvido:

- A criança puxa ou bate na orelha com frequência.
- Há um fluido esverdeado, amarelo ou branco saindo da orelha.
- Presença de uma crosta seca na porção externa da orelha após o sono.
- Odor desagradável emanando da orelha.

O Que Fazer no Caso de Otite

Se o seu filho está exibindo quaisquer dos sintomas anteriores e você suspeita de infecção no ouvido, marque uma consulta com o pediatra imediatamente. Isso é importante porque uma otite não tratada pode levar a dificuldade de fala, perda auditiva, meningite ou outras complicações.

Seu médico pode sugerir alguns dos tratamentos a seguir, se realmente houver uma infecção (*mas não tente resolver este problema por conta própria, sem orientação especializada*):

- Um analgésico (nunca dê aspirina a uma criança, a menos que sob prescrição médica, já que é perigoso para crianças).
- Manter a cabeça da criança elevada para dormir. Você pode fazer isso elevando uma das extremidades do colchão.
- Colocar uma compressa quente sobre o ouvido afetado.
- Manter as orelhas secas e não molhá-las durante o banho.
- Oferecer muito líquido ao seu filho.
- Administrar antibióticos prescritos ou instilar medicação prescrita no ouvido afetado.
- Oferecer medicamentos homeopáticos como equinácea, *goldenseal* (*Hydrastis canadensis*, camomila ou aplicar gotas de óleos de ervas no ouvido afetado (*Sempre sob prescrição médica*).

Como Reduzir a Chance de Infecções de Ouvido

Qualquer criança pode contrair otite, mas algumas medidas podem reduzir a probabilidade:

- Evite resfriados e gripes que levam bactérias para o sistema respiratório da criança. Lave as mãos (suas e de seu filho) com frequência. Sempre que possível, mantenha seu filho afastado de qualquer pessoa que esteja com resfriado ou gripe.
- Mantenha-o afastado da fumaça de cigarros. Apenas uma tarde passada na companhia de fumantes pode aumentar a probabilidade de contrair otite.
- Nunca deixe seu filho dormir com a mamadeira, a menos que ela contenha apenas água. Leite ou suco podem acumular-se na boca e vazar para os canais auditivos (além disso, esses líquidos causam cáries).

Alergia, Asma e Refluxo Gastresofágico (RGE)

Nosso filho tem tosse noturna persistente. Ele acorda algumas vezes durante a noite e nos desperta várias vezes, por causa dos ruídos que faz. O que será que está acontecendo? O que podemos fazer para cessar essa tosse?

Se uma criança tem um problema que lhe causa desconforto físico ou afeta a sua respiração, isso geralmente afeta também o seu sono. Com frequência, os pais debatem-se com uma criança que dorme mal ou desperta muitas vezes à noite, sem terem consciência de que a causa pode ser clínica. Os três responsáveis mais comuns são: alergia, asma e refluxo (RGE). Problemas médicos não identificados e não tratados podem criar uma perturbação contínua no sono infantil.

Como São Esses Problemas de Saúde

Asma

A asma é um distúrbio crônico do sistema respiratório. Ela causa inflamação das vias aéreas, dificultando a respiração. Existem vários graus de sintomas, e sua frequência pode variar de episódios diários até surtos ocasionais. A asma é o distúrbio crônico mais comum na infância.

Alergia

Uma alergia é uma suscetibilidade à determinada substância, como pêlo de animais, poeira, substâncias químicas, pólen ou certos alimentos que causam uma reação com sintomas semelhantes a resfriados ou erupções cutâneas. A insônia por alergia alimentar é um distúrbio do sono causado por uma intolerância alimentar, que pode ser resolvida pela identificação do elemento que a causa e consequente prevenção de seu consumo. As alergias são muito comuns – elas afetam mais de 20% da população.

Refluxo Gastresofágico (RGE)

O termo *gastresofágico* refere-se ao estômago e esôfago. *Refluxo* significa retorno ou volta do fluxo. O refluxo gastresofágico (RGE) ocorre quando o conteúdo estomacal volta pelo esôfago. Uma criança com refluxo tende a sentir-se mais desconfortável quando está deitada para dormir. Isso a impede de adormecer e de permanecer dormindo.

Quais São os Sintomas?

Se você suspeita de que seu filho sofre de algo além de os probleminhas comuns da infância, pode ser útil anotar todos os sintomas e conversar com um médico sobre essa lista. Além disso, se qualquer dos pais tem algum desses problemas, é possível que o filho também os apresente, já que são hereditários.

Abaixo, há uma relação dos sinais de alergias e asma. As crianças podem ter um, dois ou muitos desses sintomas:

- coriza (nariz escorrendo) ou congestão nasal crônica;
- tosse frequentemente à noite;
- fungadelas;
- espirros;
- nariz entupido especialmente ao acordar;
- coceira nos olhos, orelhas ou nariz;
- olhos avermelhados ou lacrimejantes; inchaço ou descoloração em torno dos olhos;
- irritação frequente na garganta;

- sibilos, respiração pela boca, respiração ruidosa ou falta de ar;
- roncos ou ressonar alto durante o sono;
- aperto ou dor no peito;
- erupções ou coceira na pele;
- diarreia;
- sonolência diurna;
- insônia;
- infecções de ouvido crônicas;
- aumento desses sintomas após o contato com animais, proximidade com plantas e flores, após corridas ou brincadeiras vigorosas ou durante a exposição à fumaça de cigarro.

Aqui estão alguns dos sinais mais comuns de refluxo. As crianças podem ter um, dois ou mais desses sintomas:

- tosse ou sibilos à noite;
- cospe, saliva ou vomita com frequência;
- desperta com frequência à noite;
- acorda chorando ou com dor;
- produz sons de engasto ou soluço;
- mau hálito;
- engasga-se ou sufoca-se;
- baba (salivação excessiva);
- coriza frequente;
- erosão do esmalte dentário;
- infecções recorrentes de ouvido, seios nasais ou garganta;
- sonolência diurna;
- insônia;
- ganho de peso abaixo do normal.

Apenas um médico pode lhe dizer se o seu filho tem alergias, asma ou refluxo, já que muitos dos sintomas são semelhantes àqueles normalmente atribuídos a um resfriado, congestão respiratória ou outros problemas comuns na infância. Os sintomas podem mudar, aumentar ou diminuir ao longo do tempo. Além disso, todos esses três problemas de saúde têm sintomas similares e, por isso, podem ser diagnosticados incorretamente. Se você suspeita de que o seu filho pode ter qualquer desses problemas, é importante conversar com um médico sobre suas preocupações. Ele solicitará exames para determinar a origem dos sintomas e prescreverá medicamentos apropriados.

É melhor evitar o auto-diagnóstico ou o uso de medicamentos vendidos sem prescrição, já que muitos não são apropriados para todos os pacientes e podem agravar os sintomas ou prejudicar a saúde de seu filho de outra maneira. Um profissional poderá orientá-lo sobre mudanças no estilo de vida, sobre maneiras de evitar aquilo que ativa os sintomas e sobre a escolha entre opções de medicamentos.

Se os problemas de seu filho estão ligados a um problema médico, é importante que a situação seja corretamente diagnosticada e tratada, porque qualquer sucesso na área do sono será muito difícil de conquistar, será pequeno ou apenas temporário. Com tratamento apropriado, pode melhorar não apenas o sono de seu filho, mas toda a saúde dele. Se os sintomas continuarem após o diagnóstico e o tratamento, explore a possibilidade de haver uma das outras condições ou um distúrbio do sono ainda não identificado (consulte a seção sobre Distúrbios do Sono, na página 327).

Ronco: O Barulhento

Meu filho de quatro anos ronca à noite ocasionalmente. O que causa isso? Será que devo me preocupar?

A maioria das crianças ronca de tempos em tempos, especialmente se estão resfriadas ou com congestão nasal. Estima-se que até 20% das crianças pequenas roncam com frequência, e cerca de 10% roncam todas as noites. O ronco pode ser um ruído leve e inofensivo ou um sintoma de um problema de saúde que precisa ser tratado. Para cerca de 2 a 3% das crianças, roncar é uma indicação de um distúrbio do sono ou um problema respiratório que exige atenção médica.

Por Que o Ronco Ocorre

O ronco ocorre quando os tecidos moles no fundo da garganta relaxam durante o sono e vibram. O problema pode ser causado por várias razões:

- a passagem respiratória é apertada durante o sono;
- os tecidos da garganta são excessivamente espessos;
- amídalas e adenoides apresentam aumento;
- exposição repetida à fumaça de cigarro;
- problemas de saúde como alergias, asma, refluxo, algumas condições neurológicas ou apneia do sono.

Apneia do Sono

Se seu filho tem sono muito inquieto e ruidoso, respira pela boca e ressona ou ronca alto, ele pode estar sofrendo de uma condição do sono chamada de apneia do sono (síndrome de apneia obstrutiva do sono). *Apneia* significa "ausência de respiração". O sintoma mais perturbador deste distúrbio do sono é que a pessoa realmente pára de respirar por até trinta segundos, ocasionalmente por mais tempo ainda, e então inspira ruidosamente. Isso é assustador para o pai ou a mãe que presencia e deve ser seriamente abordado, mas o problema geralmente não é uma ameaça à vida e pode ser tratado. As principais causas de apneia do sono incluem garganta ou vias respiratórias estreitas, aumento da amídala ou nódulos linfáticos e anormalidades da face.

Nem todas as crianças que roncam têm apneia do sono. Em geral, porém, se o ronco é alto ou está combinado com outros sintomas, a apneia pode ser o problema. E nem todas as crianças com estreitamento das vias respiratórias, amídala aumentada ou peso excessivo têm apneia do sono.

A apneia pode causar privação significativa do sono e aumentar outras dificuldades existentes. A apneia *contínua não tratada* pode causar problemas cardíacos, hipertensão, retardo do crescimento, comportamento hiperativo, enurese e deficiências na aprendizagem.

Qual É a Cura?

A solução mais comum para a apneia do sono na infância é a remoção ou redução das amídalas, adenoides ou ambas. Outros tratamentos envolvem o alargamento da passagem respiratória, mantê-la aberta durante o sono ou, quando o problema é causado pela obesidade, a perda de peso.

Quando Consultar um Médico

Se qualquer um dos sinais a seguir descreve o seu filho, vale a pena discutir o ronco e quaisquer outros sintomas do sono com um médico. Você deve entrar em contato com um pediatra, uma clínica do sono ou um otorrinolaringologista, se o seu filho demonstrar qualquer dos seguintes sintomas:

- roncar quase todas as noites;

- roncar alto;
- ter sono muito inquieto e ruidoso e respirar pela boca;
- engasgar-se, sufocar, sibilar ou prender o fôlego durante o sono;
- parecer cansado após uma boa noite de sono;
- transpirar muito durante o sono;
- despertar frequentemente com dor de cabeça;
- ter voz anasalada e respirar regularmente pela boca.

Para mais informações, consulte o capítulo *Quando um Plano do Sono Não Funciona*.

Retrocessos

As coisas estavam indo muito bem e conseguimos melhoras maravilhosas no sono de nosso filho. De repente, porém, ele parece estar regredindo. O que pode estar acontecendo?

Ah, as famosas idas e vindas e surpresas de ser pai ou mãe! As crianças crescem e mudam todos os dias; elas podem ser imprevisíveis, irracionais, ilógicas e francamente desconcertantes, às vezes. Em determinado dia, exatamente quando pensamos que agora sim, está tudo certo, seu pequeno lhe "passa uma rasteira" e o envia de volta à estaca zero.

A jornada para uma boa noite de sono quase nunca é uma linha reta. É mais como uma dança: dois passos para frente, um passo para trás e até alguns para o lado, de vez em quando. Ela também é um processo que diz respeito a aprender sobre o seu filho e aprender sobre os fatos ligados ao sono – e então aplicar o aprendizado, para produzir os melhores resultados possíveis.

Talvez você tenha começado com muita motivação para seguir o seu plano em todos os detalhes e, então, os desafios da vida perturbaram os seus esforços. Doenças, férias, visitas, mudanças nos horários, o nascimento de um novo filho e dentinhos novos são apenas alguns exemplos. Quando essas coisas ocorrem e seu filho responde com dificuldade para adormecer ou despertando várias vezes por noite, você pode descobrir-se desistindo no meio da noite e, então, criticando a si mesmo por abandonar seu plano, pela manhã – um exercício de frustração que apenas adiciona tensão e estresse, o que impede ainda mais o sucesso. Tenha em mente, porém, que contratempos acontecem com todo mundo.

Descubra a Razão

Quando ocorrem retrocessos no sono, pode ser útil tentar identificar as razões, se possível. Examine as gengivas de seu filho para identificar se há sinais de dentinhos novos, reveja as mudanças ocorridas em sua casa ou faça outro diário de sono para localizar com mais precisão o que está acontecendo. Se você puder identificar os problemas, tome providências para manejá-los primeiro e, depois, volte ao seu plano do sono. Às vezes, a razão não será clara e você se sentirá apenas mais confuso. Se isso ocorrer, simplesmente comece a partir do ponto original e organize um plano de sono que incorpore quaisquer das soluções que o levaram ao sucesso no passado ou implemente algo novo que talvez você tenha ignorado antes.

Você Relaxou em Seu Compromisso com o Plano?

Às vezes, simplesmente não temos tempo, capacidade ou ânimo para organizar e seguir um plano. Você pode perceber que a razão para as coisas irem tão bem antes foi a consistência. Agora, porém, você relaxou na rotina de dormir, nos cochilos diurnos ou em outros detalhes, e isso está afetando o sono de seu pequeno. Um novo compromisso em seguir o plano é o que você precisa para voltar à trilha certa.

Será Que Houve Mesmo um Retrocesso?

Às vezes, o que parece um retrocesso não o é de fato. Às vezes, a única coisa que precisa de ajuste é a sua expectativa. Você está sendo realista sobre o que esperar de seu filho? Será que não está comparando os padrões de sono de seu filho com outra criança que dorme como um anjo? Cada ser humano é diferente, e a paciência é uma virtude essencial para os pais.

Você Está Passando por um Novo Problema?

Talvez o que o incomode não seja o retrocesso, mas um problema completamente novo. Por exemplo, o nascimento de um dentinho, férias ou perturbações nos horários podem afetar igualmente crianças que dormem bem e aquelas que despertam muitas vezes à noite. Talvez a biologia de seu filho esteja ditando uma alteração de dois cochilos para um, ou ele esteja pronto para abandonar totalmente os cochilos diurnos. Assim, embora você possa pensar que está enfrentando um retrocesso, esse é apenas um dos *passos para o lado* que ocorrem durante a sua dança, lembra-se?

Será Que Você Não Perdeu o Foco?

Você parou para celebrar os sucessos que já teve com o sono de seu filho? Às vezes, a concentração nas coisas que o incomodam impedem que você veja que, no geral, as coisas estão realmente mudando para melhor. Dê a si mesmo – e ao seu filho – um cumprimento de congratulações pelas boas mudanças que estão ocorrendo.

Será Que o Foco nos Problemas de Sono Estão lhe Tirando o Prazer no Dia-a-Dia?

Às vezes, seu filho pode demonstrar sucessos maravilhosos e saltos de desenvolvimento em outras partes da vida, mas você está tão concentrado nos problemas com o sono que não se abriu para desfrutar de todos esses triunfos e prazeres diários demonstrados por seu pequeno. Pare um pouco e reflita. Se você está estressado demais com os problemas com o sono em sua casa, talvez seja bom esquecê-los por um ou dois dias, ou mesmo por um tempo maior, e recuperar as energias.

Será Que esse Momento Não Deve Ser Visto como um Ponto de Vantagem?

Independentemente dos detalhes ou razões para os retrocessos no sono, tenha em mente que, mesmo se você seguir apenas *parte* de seu plano, e mesmo se não puder ser totalmente consistente, você ainda verá *melhoras* no sono. Até mesmo algumas modificações em suas rotinas e hábitos podem trazer um sono mais repousante. Então, quando as coisas se aquietarem em casa, você estará em uma posição vantajosa para realmente concentrar-se em seu plano de sono. Portanto, respire fundo, repasse mentalmente todos os sucessos que já teve e feche os olhos para esses contratempos inevitáveis. Confie em si mesmo e em seu plano de sono. No fim, você conquistará os objetivos que busca.

Adaptação a Mudanças

Finalmente dominamos uma rotina de dormir. Quando estamos em casa, as coisas dão certo e de acordo com o plano. Entretanto, perdemos completamente o ritmo sempre que estamos longe de casa ou quando algo novo ou incomum está acontecendo na família. Como podemos ajudar o nosso pequeno a se ajustar a essas mudanças, de modo a não perturbarmos as nossas rotinas para dormir?

Embora a sua rotina para dormir possa ser perfeita e embora você possa implementá-la com consistência, sempre que algo perturba seu padrão e ritmo habitual isso tende a ter efeitos prejudiciais. Se você parar para pensar, isso também vale para você. A maioria das pessoas sofre perturbações no sono sempre que viaja ou enfrenta mudanças importantes na vida. O segredo é tentar manter-se tão próximo à rotina quanto possível e, então, tentar relaxar e seguir em frente. Depois que a vida voltar ao normal, você poderá voltar também aos seus hábitos de sono. Aqui, repassarei alguns fatores que tipicamente alteram o sono e lhe darei algumas dicas para superar esses obstáculos em seu plano de sono.

Mudanças na Família: Divórcio, Casamento, Mudança de Casa, Escola, Doença e Outros Eventos da Vida

Qualquer mudança importante na vida tende a causar um aumento nos problemas e perturbações no sono de seu filho. A combinação de estresse, aumento nas emoções, perturbações nos horários e fugas da rotina podem causar caos no padrão de sono até mesmo das pessoas que dormem muito bem. Algumas providências podem ajudar seu filho a se adaptar a qualquer situação nova de vida:

- Aborde completamente as mudanças na rotina de seu filho; não se deixe levar pelas novas situações.
- Mantenha tantas das rotinas originais de seu filho quanto possível. A consistência ajudará a facilitar a adaptação.
- Adie quaisquer mudanças adicionais, como tirar a fralda, desmamar ou a mudança para uma cama maior, até que vocês tenham se acomodado a um padrão confortável com a nova situação.
- Reconheça as coisas que precisam ser mudadas. Considere maneiras de harmonizá-las para apoiar a necessidade de seu filho por cochilos e rotinas noturnas consistentes.
- Crie ambientes familiares, onde quer que o seu filho durma. Se a alteração deve-se à mudança de endereço, à organização de duas casas separadas onde seu filho dormirá, ou ao início do período escolar, tente deixar o novo local de dormir de seu filho tão semelhante quanto possível ao tradicional local de dormir.
- Anote a rotina de cochilo e de sono noturno, problemas relacionados ao sono e ao plano de sono de seu filho. Solicite que todos os responsáveis pelos cuidados dele tratem a questão do sono da mesma forma, sempre que possível. Quanto maior for a consistência de um para outro lugar, mais rapidamente seu filho se adaptará às mudanças necessárias.
- Incentive o apego de seu filho a um objeto especial, como um cobertor ou bichinho de pelúcia. Um objeto assim oferecerá uma sensação de segurança a ele, não importando onde esteja. Leia mais sobre esses objetos especiais na Dica 5 (página 94).
- Tenha paciência. Seu filho poderá passar por um período de adaptação de várias semanas, um mês ou até mais tempo, especialmente se for sensível a novas situações. Alguma atenção extra e individualizada e maiores atenção todos os dias podem ser exatamente o que ele precisa para sentir-se confortável e para se ajustar aos novos padrões.

Depois que tudo voltar ao normal, revise suas rotinas e rituais para dormir e os siga com consistência, todas as noites.

Um Novo Bebê em Casa: Fazendo Ajustes para Dormir

Ter uma criança em casa é como ter um filho apenas, mas ter duas é como ter cinco! E se ambos o mantêm acordado à noite, pode parecer que há *uma dúzia* deles. Manter a mente aberta, ser flexível e ter expectativas realistas pode ajudá-lo a lidar com mais facilidade com os problemas de sono durante este período de transição.

Considere o que perturba o seu sono. Decida o que é mais difícil ou problemático. Determine quais desses problemas são mais fáceis de se resolver. Considere suas próprias necessidades e as de seu parceiro. Leve tudo isso em consideração enquanto trabalha para criar um novo quadro de horários. Não tente consertar tudo de uma só vez, já que isso pode ser assustador.

Lembre-se de que este é um estágio temporário – os primeiros meses com um novo bebê em casa são os mais difíceis. O importante é que você se concentre no bem-estar de sua nova família. Faça um ajuste mental para ser flexível. Não se esgote com pequenas coisas. Recrute a ajuda de outros, sempre que possível. Facilite as coisas para você mesmo, sempre que puder. Pare de dar atenção aos conselhos de outros, a menos que tenham a ver com suas próprias crenças, e faça o que funciona para você.

Coordene as Rotinas dos Irmãos

Meus três filhos mais velhos são próximos em idade, de modo que me lembro de como é tentar coordenar a falta de horários de um novo bebê com a rotina de dormir de mais dois filhos.

O segredo para o sucesso nessa tarefa monumental é *planejamento*. Se você simplesmente se deixa levar, cada noite será diferente, as crianças seguirão nas mais diversas direções, e você provavelmente se sentirá estressado e infeliz. Depois de passar pelo período inicial de transição, tire um tempo para considerar as necessidades de cada criança, bem como as suas próprias necessidades, e estabeleça um plano.

Como muitas famílias, descobri que escolher um horário de dormir, que atendesse ao máximo as necessidades de todos os meus três filhos, e depois providenciar horários de cochilos e refeições que viessem em apoio ao horário escolhido para dormir era o método mais eficiente para mim. Eu preparava lanches para os três, vestia três pares de pijamas neles, escovava três bocas cheias de dentinhos (na verdade, duas e mais uma que só tinha gengivas) e lia historinhas de dormir com uma criança de cada lado e outra mamando no meu peito.

Outros pais descobriram que colocar uma criança de cada vez na cama funciona melhor. Muitos relatam o revezamento com o parceiro, com cada um deles assumindo a rotina com um dos filhos. Alguns me contam que usavam um vídeo favorito para manter uma criança mais velha contente enquanto colocavam o bebê para dormir primeiro.

Não importando o método escolhido, *escolha* um método. Entretanto, nenhuma regra diz que você deve *sempre* seguir a trilha pela qual se decidir. Esta pode variar, depois que você descobrir o que funciona melhor ou pode mudar com o tempo, à medida que seus filhos crescem. De qualquer maneira, é melhor manter o senso de humor, manter o foco no que realmente importa na vida e tirar uma soneca sempre que você puder.

O Adeus à Mamadeira Noturna

Tirar o hábito da mamadeira não diz respeito apenas a um método de alimentar seu filho. Isso tem a ver com despedir-se de uma parte dos primeiros meses de vida de seu filho, de um objeto de conforto familiar e, muito provavelmente, de uma parte importante do ritual de dormir dele. Assim, o desmame não deve ser algo súbito.

O enfoque de "tirar de repente" pode apenas confundir seu filho e causar sofrimento a vocês dois. Um processo mais carinhoso e gradual é muito mais fácil para ele e para você também.

Muitas pessoas acham que tirar a mamadeira do dia é a etapa mais fácil do processo, em razão da distração proporcionada pelas atividades diurnas e da disponibilidade de alimentos e xícaras com canudinhos, que substituem a mamadeira. Tirar a mamadeira do cochilo da tarde e do sono da noite com frequência é a parte mais difícil do desmame. As dicas a seguir podem ajudá-lo a desacostumar seu filho da mamadeira da hora de dormir:

- Adicione um pouco de água na mamadeira a cada noite, durante algumas semanas, até que a mamadeira contenha apenas água. A água atrai menos o paladar que o leite ou suco, de modo que seu filho estará menos propenso a usá-la, e quando fizer isso, não haverá problema, pois a água não causa cáries.

- Substitua a mamadeira atual por outra menor ou por um modelo atraente com menor capacidade. Depois que seu pequeno acostumar-se com a mamadeira menor, encha-a com apenas três quartos de leite e, depois, apenas até a metade. Você também pode usar a ideia anterior de diluir o leite ou suco aos poucos, até a mamadeira conter apenas água.
- Substitua a mamadeira por uma chupeta ou um mordedor.
- Tente oferecer-lhe uma xícara nos momentos em que ele normalmente usaria a mamadeira, ou ofereça os dois: use a xícara para o leite e a mamadeira para a água.
- Ofereça um lanche e algo para beber pouco antes de ele ir para a cama. Com a barriguinha cheia, ele demonstrará menos interesse pela mamadeira. Depois, na hora de dormir, ofereça uma mamadeira ou copo com canudinho contendo apenas água.
- Revise a sua rotina de dormir para evitar os lugares e situações em que seu filho habitualmente pede a mamadeira. Por exemplo, leia histórias para dormir em um novo local (por exemplo, sentados no sofá). Use distrações e uma nova rotina que não inclua a *mamadeira*.
- Experimente as ideias apresentadas em *Best-seller da Família*, na página 133.
- Tenha paciência. Algumas crianças levam mais tempo que outras para abandonar a mamadeira da noite. Se a questão se tornar uma fonte de frustração para vocês, abandone a campanha por um ou dois meses e então tente novamente.

Ajudando Seu Filho a Abandonar a Chupeta

Alguns profissionais recomendam que as crianças devem abandonar a chupeta a partir de um ano de idade, como medida preventiva, com o argumento de que quanto maior a criança se torna, mais se apega à chupeta. Outros aconselham que, na ausência de problemas dentários ou da fala, você pode esperar até que seu filho tenha dois ou três anos de idade, ou até mais, já que então poderá usar argumentos lógicos. A maioria dos profissionais demonstra menos preocupação com o uso da chupeta, se é usada apenas na hora de dormir e não se torna um hábito do dia inteiro. No fim das contas, a decisão é sua. Você conhece seu filho melhor que qualquer pessoa. Quando não existem problemas de saúde, apenas você pode avaliar corretamente o papel que a chupeta exerce na vida e no sono de seu filho e como pode desacostumá-lo de seu uso. Aqui estão algumas ideias para acelerar o processo:

- A menos que haja uma razão específica para tirar a chupeta de seu filho, é melhor fazê-lo lentamente, mas de maneira efetiva. Tente escolher um período em que não estão acontecendo mudanças importantes na vida dele, como o nascimento de um irmãozinho, o treinamento para abandonar as fraldas, ir para escolinha, ou uma mudança de residência.
- Pode ser útil tornar o uso da chupeta mais raro, reservando-a para momentos críticos, como quando ele se machuca ou quer dormir.
- Quando seu pequeno pedir a chupeta, tente primeiro distraí-lo: cante, dê-lhe um brinquedo ou saia com ele para caminhar para que a atenção dele seja dirigida para outra coisa além da ânsia por chupar a chupeta.
- Reduza gradualmente o uso da chupeta, mantendo-a na cama ou apenas em certas áreas da casa. Algumas famílias têm uma regra de "nada de chupetas no andar de baixo" ou "apenas na cadeirinha do carro".
- Dê-lhe uma alternativa para acalmá-lo quando estiver chateado ou cansado. Um aconchego, um cobertor, bichinho de pelúcia ou brinquedo favorito podem confortá-lo sem precisar recorrer à chupeta.
- Estabeleça novas rotinas para hora de dormir, diferentes daquelas habituais, de modo que as sugestões para usar a chupeta não sejam tão evidentes. Por exemplo, se o seu filho tipicamente é balançado para dormir com a chupeta na boca, mude a rotina para o sofá ou para a cama. Se ele geralmente chupa a chupeta durante o momento em que você lê histórias, ofereça um copo de água com canudinho ou um mordedor.
- Se ele cai no sono com a chupeta na boca e acorda chorando à procura dela durante a noite, você pode desabituá-lo dessa necessidade usando o Plano de Remoção Gentil de Pantley, descrito na página 175.
- Algumas crianças aceitam a ideia da Fadinha da Chupeta. Ela, obviamente, recolhe as chupetas deixadas sob o travesseiro pelas crianças que não precisam mais delas e deixa brinquedos em seu lugar.

Viagens, Férias e Noites Fora de Casa

Viagens com os filhos podem ser imensamente divertidas e deixar boas recordações, mas tenha em mente que até os melhores planos podem dar errado. É melhor organizar-se tanto quanto possível de antemão, mas tente permanecer tranquilo, aceite as mudanças e se deixe levar durante viagens e férias.

Na correria que antecede uma viagem, pode ser fácil *deixar* que as coisas aconteçam em vez de *fazer* com que aconteçam. Seja ativo na tomada de decisões com relação a todos os detalhes, incluindo questões ligadas ao sono. Contemplar as questões a seguir e planejar as medidas certas pode trazer mais sucesso para a sua viagem:

- Seu filho dorme bem no carro? Se sim, planeje sua viagem para que coincida com o horário da sesta ou do sono noturno, de modo que ele possa dormir durante uma parte da viagem. Se não, planeje sair imediatamente após o cochilo diurno ou assim que ele despertar, de manhã. Não se engane pensando que o seu pequeno se comportará de um modo diferente do habitual apenas porque é uma ocasião especial. Se ele dorme bem na cadeirinha do carro, vista-o com roupas confortáveis, tire os seus sapatos e lhe dê um cobertor. Ele provavelmente cairá no sono com o ruído suave e a vibração do carro em movimento. Se o seu pequenino é enjoado para dormir, planeje sua viagem durante as horas do dia e leve muitos brinquedos e atividades, para mantê-lo entretido.
- A viagem precisa ser feita de uma só vez ou você pode fazer paradas ao longo do caminho? Quanto mais uma criança fica presa ao assento, maior é a probabilidade de se tornar enjoada e menores são as chances de dormir quando você mais deseja que isso aconteça. Planejar algumas paradas pode dar a ela a atividade e o exercício necessários para trazer o cansaço. Se você estiver em uma longa viagem de avião, use os corredores para caminhadas, quando seu filho estiver inquieto.
- Você tem tudo o que precisa para tornar possível o sono durante a viagem? Inclua itens como:
  - Tapa-sol para dar o efeito de um ambiente mais escuro e capaz de conduzir ao sono.
  - Embalagem térmica para manter líquidos frescos; um aquecedor de mamadeira, se necessário.
  - Cobertor, travesseiro, bichinhos de pelúcia e roupa confortável.
  - Música, cantigas de ninar, em fita cassete ou CD.
  - Espelho retrovisor, para manter um olho nele (a menos que haja um segundo passageiro sentado com o seu pequeno).
  - Livrinhos de histórias que você possa ler para ele.
  - Livros em áudio ou música suave para usar quando ele estiver dormindo.
  - Luz noturna ou lanterna a pilhas, se você estiver viajando à noite.

Dormindo em um Local Estranho

Preparação é a palavra-chave para fazer uma criança dormir em um lugar desconhecido. Obviamente, você não pode usar as mesmas rotinas que funcionam em casa, mas você pode seguir grande parte de sua rotina habitual e pode conseguir criar um arranjo de sono *semelhante* para o seu filho. Se o seu pequeno dorme em um berço, por exemplo, talvez você possa levar um berço portátil e armá-lo no quarto (deixe seu filho dormir nele algumas vezes em casa, para acostumar-se). Leve também os companheiros de berço dele, como cobertor, fronhas, travesseiro, bichinhos de pelúcia, fita ou CD com cantigas de ninar. Não se esqueça da lanterna, para aquelas idas inesperadas ao banheiro e trocas de fraldas, para evitar acender as luzes à noite e perturbar os ciclos de sono. Sua luz de proteção noturna também pode ser usada para ajeitar seu filho na cama à noite.

Para aqueles que dormem com os filhos, a primeira providência é criar um local seguro para o sono. Confira o quarto onde vocês dormirão e observe a disposição dos móveis. Se você achar que colocar a cama contra a parede, mover uma cômoda ou substituir um edredom muito fofo por um cobertor tornará a situação mais segura, explique educadamente sua situação ao seu anfitrião. Diga-lhe que você recolocará tudo no lugar depois (e lembre-se de fazer isso). Se vocês estiverem hospedados em um hotel, o pessoal da manutenção poderá ajudá-lo com essas providências, se você pedir com gentileza.

Lembre-se de que muitas sugestões diárias ajudam a manter o sono consistente. Servir refeições conhecidas em horários regulares, expor seu filho à luz do sol pela manhã e manter o ambiente com pouca iluminação à noite, além de evitar brincadeiras agitadas perto da hora de dormir, também podem ser dicas úteis para tornar a rotina e o horário de dormir mais naturais.

O Que Fazer com Diferenças de Fusos Horários

Viajar com uma criança pequena pode ser um desafio, por causa da perturbação da rotina diária, da excitação da atividade e da ansiedade por conhecer novas pessoas e se adaptar a novos ambientes. Quando somamos a isso um salto entre diferentes fusos horários, as coisas complicam-se ainda mais, já que o relógio biológico infantil (que lhe fiz quando sentir-se desperto e quando sentir-se cansado) é forçado a sair de sincronia com o relógio da parede e com as atividades diurnas. Se você já tem problemas com seu filho na hora de dormir, provavelmente descobrirá que viagens de quaisquer tipos intensificam o seu dilema. Assim, a primeira e mais importante regra é *seja flexível e tenha paciência.* Algumas outras dicas podem ajudar seu filho a superar a diferença de fusos horários com mais rapidez:

- Mantenha-o bem hidratado. Leve vários tipos de lanches saudáveis e sem açúcar. Não use medicamentos sem prescrição médica, como aqueles produzidos para aliviar a sensação de cansaço por mudança de fuso horário, auxílios para dormir ou anti-histamínicos, sem a aprovação e instruções de seu médico. Muitos desses podem ser perigosos para crianças pequenas.
- Acerte o relógio para o novo horário após chegar ao seu destino ou mesmo durante a viagem. Indicadores biológicos poderosos, como o horário de refeições e cochilos, mais a exposição à luz e à escuridão, podem ajudar para um ajuste mais rápido ao novo horário.
- Evite que seu filho tire cochilos excessivamente longos nos momentos errados. Isso apenas prolongará o ajuste. Mantenha a duração de sempre e desperte seu filho com gentileza. Provavelmente, a excitação para conhecer o novo ambiente o fará acordar mais rapidamente.
- Atente para a hora. É fácil perder horários de refeições, de cochilos e de dormir à noite, quando estamos em férias. Porém, se você aderir ao padrão habitual de seu filho, poderá evitar quaisquer grandes problemas por causa de fome e de exaustão.
- Tenha em mente que, não importando o que você faça, todos levarão alguns dias para entrarem no ritmo certo. Se possível, não superlote a sua agenda nos primeiros dias. Para evitar irritação e manhas de uma criança fora de sincronia, dê-lhe um ou dois dias para se adaptar ao novo fuso horário, antes de ingressar em um dia cheio de atividades.

Parte IV

O Sono da Família: Seguro e Tranquilo

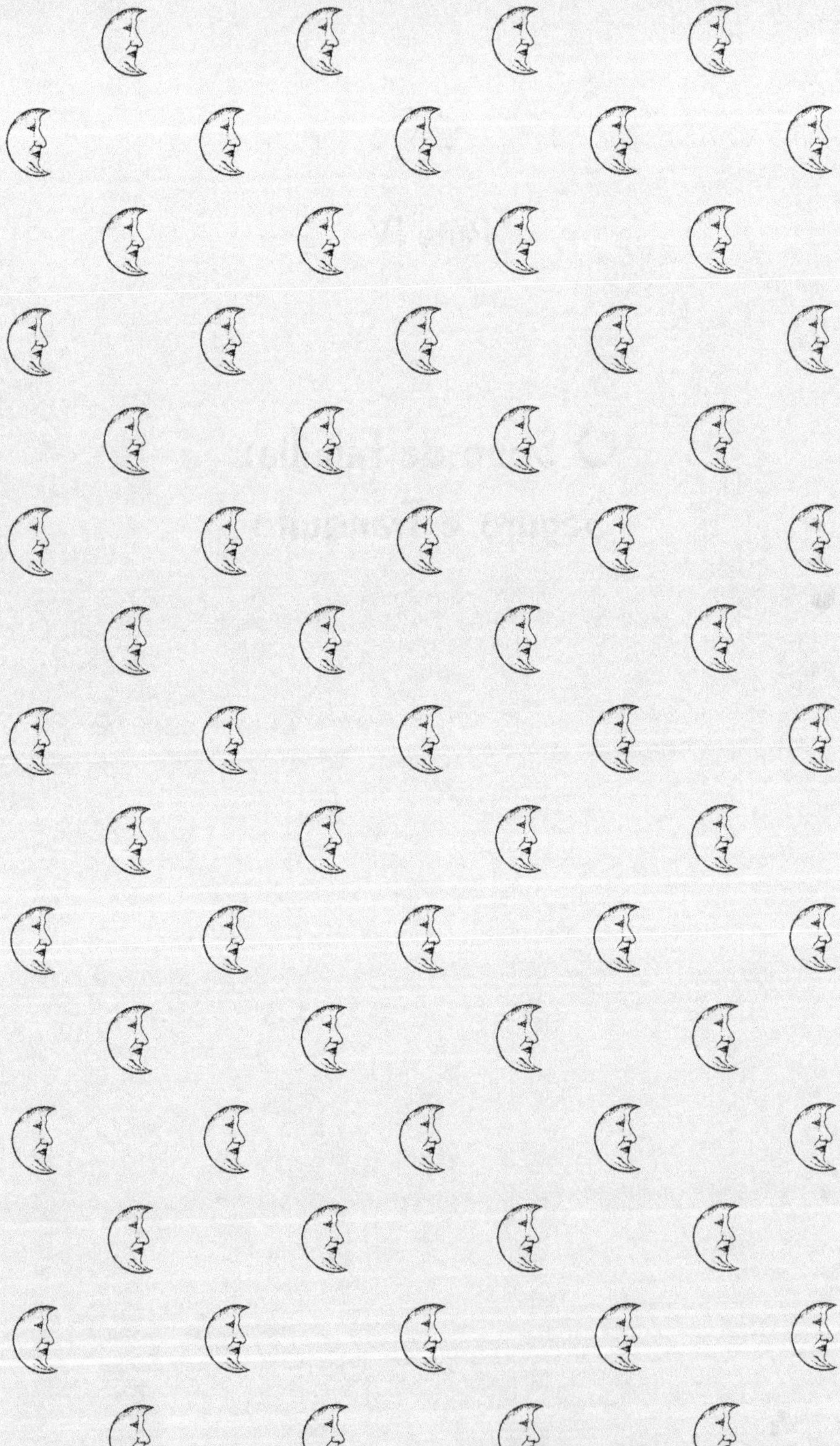

Listas de Conferência de Segurança para o Sono

As informações a seguir vêm de uma ampla variedade de fontes e autoridades confiáveis, incluindo a Comissão de Segurança de Produtos ao Consumidor (CPSC), a Campanha Nacional norte-americana SAFE Kids e a Academia Norte-americana de Pediatria (AAP). Leia esta seção e atente para o seu conteúdo. Tenha em mente que essas listas cobrem questões de segurança relacionadas ao *quarto* e ao *sono em casa*. Naturalmente, você deve conhecer muitas outras questões ligadas à segurança – em casa ou não. Além disso, uma vez que as precauções de segurança são atualizadas com frequência, e uma vez que todas as crianças e suas famílias são diferentes, nenhuma lista pode ser completa e apropriada para todos os lares. Faça a sua parte e, por favor, *coloque a segurança em primeiro lugar.*

Precauções Gerais de Segurança para o Sono para todas as Famílias

- Não use cobertores ou acolchoados grandes e pesados sob ou sobre o seu filho, já que ele pode ver-se preso neles ou correr risco de sufocamento. Em vez disso, vista-o com pijamas apropriados, quando a temperatura indicar, e use cobertores pequenos, feitos para crianças. Dê-lhe um travesseiro firme e pequeno (para crianças com mais de um ano e meio de idade).
- Mantenha o quarto em temperatura confortável para dormir, geralmente entre dezoito e vinte e dois graus centígrados. Tenha cuidado para não superaquecer ou resfriar o seu pequeno.

- Não deixe fumarem perto de seu filho. Isso vale quando ele está dormindo ou não. Crianças expostas à fumaça de cigarros têm maior risco de complicações de saúde, como apneia do sono, alergias e asma.
- Vista o seu filho com roupas de dormir resistentes a chamas ou justas no corpo, não com pijamas folgados de algodão. Tecidos esvoaçantes ou de algodão aumentam o risco de queimaduras em caso de incêndio.
- Não permita que seu filho durma em uma superfície muito macia, como travesseiro, colchão d'água, almofadas, espuma, colchão de plumas ou qualquer outra superfície flexível. Crianças pequenas devem dormir apenas em colchão firme e plano, com lençóis lisos e sem vincos que permaneçam presos em torno do colchão.
- Mantenha abajures, lâmpadas e quaisquer artigos elétricos afastados de onde o seu filho dorme.
- Não coloque uma criança para dormir perto de uma janela, cortinas, cordões de puxar ou babados.
- Compareça sempre às consultas de retorno com o pediatra. Se o seu filho apresentar febre ou mal-estar, ligue para o médico ou hospital imediatamente.
- Nunca sacuda ou bata em seu filho (o abuso infantil com frequência ocorre quando um dos pais está com privação de sono e com os nervos em frangalhos. Se você achar que sua paciência está por um fio, coloque o seu filho em um lugar seguro ou com outra pessoa e se afaste para relaxar).
- Nunca amare uma chupeta com cordão, fita ou linha, já que podem enrolar-se em torno do pescoço, mão ou dedo da criança.
- Siga todas as precauções de segurança quando o seu filho estiver dormindo fora de casa, seja no assento do carro, carrinho ou lugar com o qual não está familiarizado.
- Nunca deixe uma criança sozinha em um carrinho, banco de carro, balanço ou cadeirinha.
- Nunca deixe um animal de estimação dormir com seu filho. Tenha cautela ao deixar um animal de estimação subir na cama de seu filho.
- Aprenda a executar a ressucitação cardiopulmonar (RCP). Garanta que todas as outras pessoas responsáveis pelos cuidados de seu filho também são treinadas em RCP.

- Se o seu filho passa algum tempo com um atendente de creche, babá, avós ou qualquer outra pessoa, insista para que sigam as orientações de segurança também naquele ambiente.
- Mantenha o ambiente de seu filho limpo. Lave as roupas de cama com frequência. Lave as suas mãos após a troca de fraldas e antes de preparar alimentos. Lave as mãos e o rosto de seu filho com frequência.
- Preste atenção à sua própria saúde e bem-estar.

Precauções Gerais de Segurança para Berços e Cercadinhos

- Garanta que o berço de seu filho atende a todos os regulamentos, padrões da indústria e diretrizes de segurança mais recentes. Confira se há um selo de garantia de segurança. Evite usar berços velhos ou de segunda mão.
- Garanta que o colchão ajusta-se perfeitamente ao berço, sem folgas dos lados (se você conseguir encaixar mais de dois dedos entre o colchão e a lateral do berço, o colchão não está bem ajustado).
- Garanta que os lençóis do berço são presos com segurança e não podem se soltar se a criança o puxar, o que poderia criar um emaranhado perigoso de tecido. Não use capas plásticas de colchões ou quaisquer sacos plásticos perto do berço.
- Remova quaisquer fitas, laços ou cordões decorativos. Se você usa protetores laterais acolchoados, garanta que eles cerquem todo o berço e que são presos em vários pontos – no mínimo, em cada canto e no meio de cada lado. Ate com firmeza e corte o excesso de fitas ou cordões.
- Remova protetores acolchoados antes de seu filho ter idade suficiente para engatinhar, para que ele não os use como degraus para sair do berço. Se ele já consegue colocar-se de pé, garanta que o colchão está no ajuste mais baixo possível. Além disso, inspecione a área em torno do berço, para garantir que não existem riscos de ele conseguir descer até o chão. Quando ele conseguir escalar e sair, será hora de mudar para um colchão no chão ou uma cama juvenil.
- Certifique-se de que todos os parafusos, pinos, molas e outras ferragens e adornos estão bem firmes, e os confira de tempos em tempos. Subs-

titua quaisquer peças quebradas e reponha aquelas que estão ausentes (entre em contato com o fabricante para peças de reposição). Garanta que o berço tem um estrado resistente e forte e uma base estável, para que não balance ou se incline quando seu filho se mexer muito. Confira se todas as ripas estão no lugar, firmes e estáveis, e se o espaço entre uma e outra não é maior que 6 centímetros.

- Não pendure objetos sobre uma criança adormecida ou sozinha – e isso inclui móbiles e outros brinquedos de berço. Há um risco de o brinquedo cair sobre o seu filho ou de ele alcançá-lo e puxar o brinquedo para dentro do berço.
- Se estiver usando um berço dobrável, garanta que os dispositivos de trava estão firmes e adequadamente presos.
- Garanta que seu filho está próximo o suficiente de sua cama para você ouvi-lo, ou tenha sempre uma babá eletrônica ligada perto dele.
- Confira as instruções do fabricante sobre tamanho e limites de peso sugeridos para cada berço. Se não houver uma etiqueta no berço, ligue ou escreva para o fabricante indagando.
- Verifique se qualquer berço onde seu filho dorme quando não está em casa atende a todas as exigências de segurança mencionadas a pouco.

Precauções Gerais de Segurança para Camas Compartilhadas

Se o seu filho dorme em sua cama, ou com qualquer adulto ou outra criança durante cochilos ou à noite, adote as seguintes medidas de segurança:

- Sua cama deve ser absolutamente segura para ele. A melhor escolha para crianças bem pequenas é colocar o colchão no chão, garantindo que não existam fendas nas quais ele possa ficar preso. Garanta que o colchão é firme, plano e liso. Não permita que ele durma em uma superfície macia, como cama d'água, almofadão ou qualquer outra superfície macia ou mole.
- Garanta que os lençóis estejam bem presos e não podem ser puxados e soltos por seu filho.

- Use proteções laterais para impedir que seu filho role e caia da cama, e tenha um cuidado especial para não haver espaço entre o colchão e a cabeceira ou pé da cama.
- Se a cama estiver contra uma parede ou contra outro móvel, verifique todas as noites para garantir que não há espaço entre o colchão e parede ou móvel, onde seu filho poderia ficar preso.
- Use um colchão grande que ofereça amplo espaço para a movimentação de todos os que dormirem nele.
- Considere um arranjo no qual o berço, cama ou colchão da criança possa ser colocado ao lado ou próximo de sua cama.
- Garanta que o quarto em que o seu filho dorme e qualquer aposento ao qual ele possa ter acesso, é totalmente seguro (imagine seu filho saindo da cama enquanto você dorme, para explorar a casa. Mesmo que ele não faça isso – ainda –, pode ter certeza de que esse dia chegará).
- Nunca durma com o seu filho se você consumir álcool ou quaisquer drogas ou medicamentos, se costuma dormir profundamente ou está sofrendo de privação do sono e tem dificuldade para despertar.
- Não durma com um bebê se você é muito pesado, já que o excesso de peso de um dos pais representa um risco para uma criança que durma ao seu lado. Examine como você e seu filho se acomodam um ao outro. Se ele rola e escorrega ao seu encontro, se há um ponto mais baixo no colchão ou se você suspeita de qualquer situação perigosa, transfira seu pequeno para um berço ou cama ao lado da sua.
- Tenha cautela com relação a travesseiros e cobertores. Cobertores não devem ser grandes ou pesados demais. Os travesseiros não devem ser grandes demais, afundar ou ser excessivamente macios. Tenha em mente que o calor corporal ajuda a esquentar durante a noite. Assim, certifique-se de que o seu filho não esteja coberto demais.
- Não use quaisquer roupas de dormir com cordões ou fitas longas.
- Não use joias ou bijuterias para dormir, e se os seus cabelos são longos, prenda-os no alto da cabeça.
- Não deixe animais de estimação na cama com o seu filho, e tenha cautela ao permitir que seu pré-escolar leve um bichinho para a cama.
- Nunca deixe seu filho sozinho em uma cama de adulto, a menos que seja perfeitamente seguro para ele, como um colchão no chão em um quarto sem riscos e que você esteja próximo ou escutando o que ele faz por meio de uma babá eletrônica.

Segurança para Beliches

- Nunca permita que uma criança com menos de seis anos durma na cama de cima.
- Garanta que o colchão tem o tamanho certo para a cama e que não há espaço entre o colchão e a cabeceira ou o pé da cama.
- Escolha um beliche com proteções laterais altas cercando todo o nível superior (todos os quatro lados) e que sejam aparafusadas, pregadas ou firmadas de maneira bastante segura à cama. Se não houver proteção em todos os lados, acrescente-as por conta própria (você pode usar suportes acolchoados ou pranchas de madeira adicionais. Não use grades de cama que exigem um *box spring* para estabilidade). Certifique-se de que seu filho não consegue escorregar pelo espaço entre as ripas.
- Não coloque um beliche sem proteções laterais próximo a uma parede, já que a criança pode ver-se presa entre o móvel e a parede.
- Garanta que as ripas do estrado sob o colchão estão bem presas e não podem cair.
- Compre uma cama com uma escada de fácil uso e, se possível, peça para o seu filho experimentá-la enquanto você observa, para determinar a capacidade dele para subir na cama.
- Ensine as crianças a usarem apenas a escada para subir e descer da cama superior e a nunca saltarem dali.

Lista de Conferência para a Segurança do Quarto

Imagine seu filho explorando o quarto sozinho. Mesmo que ele durma com você, poderia levantar-se e sair pelo quarto, enquanto você está adormecido. Será que tudo está perfeitamente seguro? Use a lista a seguir para ter certeza:

- Instale protetores de tomada.
- Prenda todos os móveis para impedir que virem. Isso inclui cômodas e estantes. Use proteções nos cantos de móveis com bordas agudas.
- Mantenha cordões de cortinas e persianas fora de alcance.
- Use uma lâmpada de segurança noturna que não esquente, mesmo após algum tempo ligada.
- Instale puxadores difíceis de serem manejados por crianças em armários e gavetas que contenham artigos de toalete, soluções ou produtos que

possam causar sufocação, ou mantenha esses artigos guardados em outro cômodo fora do alcance das crianças.

- Use proteções de segurança para fios elétricos.
- Mantenha vasos com plantas fora do alcance.
- Mantenha berço e móveis afastados das janelas.
- Use caixas de brinquedos sem tampa ou com tampas seguras para crianças.
- Mantenha objetos grandes e pesados e brinquedos muito atraentes fora de prateleiras altas.
- Não use cobertores elétricos ou almofadas elétricas com uma criança pequena.
- Instale proteções nas janelas (telas não protegem de acidentes).
- Use um intercomunicador ou sineta na porta, para perceber quando o seu filho sair do quarto.
- Mantenha todos os brinquedos pequenos e objetos com risco de causar sufocamento fora do quarto.
- Use adesivos voltados para o lado de fora das janelas para alertar bombeiros de que este é um quarto de criança (esses adesivos podem ser encontrados nas estações de bombeiros e em catálogos de artigos de segurança).
- Não use beliches para crianças com menos de seis anos.
- Instale escadas de incêndio em quartos acima do primeiro piso.
- Instale portões nas áreas onde ela não deve circular.
- Considere a contratação de uma empresa especializada para tornar a sua casa segura para os seus filhos.

Quando um Plano do Sono Não Funciona: Análise de Problemas e Identificação de Distúrbios do Sono

Nós seguimos algumas das ideias apresentadas neste livro por dois meses, mas os problemas de sono de nosso filho continuam praticamente os mesmos. Será que estamos fazendo algo errado, ou nosso filhinho tem um distúrbio real do sono?

É possível melhorar o sono de uma criança mudando elementos da rotina, mas também é possível que algumas crianças tenham distúrbios reais do sono que exijam tratamento. O melhor ponto de partida é pensar no que aconteceu desde que você começou a trabalhar com os problemas de sono de seu filho. Uma vez que você e eu não podemos sentar com uma xícara de café ou chá para conversarmos sobre o seu pequenino (quem dera!), eu escrevi este capítulo para ajudá-lo a descobrir que partes de seu plano estão funcionando, que partes precisam ser alteradas e como descobrir se o que o afeta é realmente um distúrbio do sono. Comece usando as informações dos seus registros de sono (páginas 41-43) para completar a tabela de comparação, na próxima página. Preencha as informações dos registros e o nível de mudança que já ocorreu desde que você começou seu plano. Depois, tire alguns minutos para responder as questões a seguir. Isso o ajudará a analisar o que está acontecendo. Se puder, seria útil conversar sobre as informações com seu parceiro, a babá ou com outra pessoa de sua confiança. Talvez seja interessante procurar um grupo de pais ou criar um grupo de apoio – pessoalmente ou pela internet. O apoio de outros pais que passam pela mesma situação pode ser muito útil e esclarecedor.

Tabela de Comparação

	Primeiro registro	Atual	Nível de mudança
Número de cochilos			
Duração dos cochilos			
Hora de dormir: tempo de sono			
Manhã: hora de acordar			
Número de despertares			
Duração mais longa do sono			
Total de horas de sono			

Questões para Ajudá-lo a Analisar a Situação de Sono de seu Filho

Desde o começo, até que ponto você aderiu ao seu plano?

- ☐ Segui exatamente todas as partes de meu plano.
- ☐ Segui algumas partes de meu plano, mas não tudo.
- ☐ Comecei muito bem, mas voltei aos meus antigos hábitos.
- ☐ Plano?Que plano?(Ops, é melhor recomeçar e criar um plano!)

Você observou mudanças positivas em pelo menos uma área (por exemplo: um aumento de trinta minutos na duração do cochilo ou do sono noturno, um horário mais precoce para dormir, uma redução do número de despertares durante a noite?) ______________________________

Que áreas apresentaram mais alteração? ______________________

____

Por que você acha que isso aconteceu? (O que você fez para influenciar esse resultado? Que soluções geraram a mudança?) ______________________________

____

____

Que área(s) mostra(m) menos alterações? ______________________

____

Por que você acha que isso ocorre? (Você fez algo para influenciar este resultado? Que soluções você aplicou a esta situação?) __________________

____

O que você aprendeu sobre os hábitos de sono de seu filho? __________

____

____

Que partes de seu plano parecem apresentar a maior influência sobre o sono de seu filho? ____

____

Existem áreas que você não abordou com soluções específicas? Que seções do livro você acha que deveria incorporar ao seu plano? ______________

____

____

Será Que é um Distúrbio do Sono?

Você acha que o seu plano de sono foi claro, específico e foi dirigido para os problemas corretos? Você sente que manteve o seu compromisso e consistência ao seguir o plano que criou? Apesar disso tudo, seu filho continua apresentando problemas relacionados ao sono? Se este é o caso, talvez haja um distúrbio de sono subjacente ou outra razão médica para a má qualidade do sono. Cerca de 10% das crianças possuem um distúrbio de sono real, e seus problemas não podem ser resolvidos sem a sua identificação e tratamento.

Um distúrbio de sono é uma condição fisiológica que perturba o sono, e alguns estudos demonstram que quase 90% dos distúrbios de sono deixam de ser diagnosticados e tratados. Quando um distúrbio do sono recebe diagnóstico e tratamento corretos, contudo, a criança – e seus pais – consegue ter ótimas noites de sono.

Sinais de Que Seu Filho Pode Ter um Distúrbio de Sono

A seguir, apresento uma lista de sintomas associados com os distúrbios de sono mais comuns na infância. Esses sinais também podem indicar um problema de saúde, como asma, alergias ou refluxo (página 311); além disso, essas condições podem criar ou exacerbar problemas de sono. Uma revisão desses indicadores poderá ajudá-lo a decidir se deve buscar cuidados médicos para a saúde e o sono de sua família. Determine se quaisquer dos seguintes se aplicam ao seu filho:

- Ronca quase todas as noites.
- Ronca alto.
- Tem sono muito inquieto e ruidoso.
- Frequentemente respira pela boca durante o sono.
- Sufoca, funga, engasga-se, sibila ou prende o fôlego durante o sono.
- Tem tosse noturna persistente.
- Frequentemente tem problemas para adormecer, mesmo quando está cansado.
- Acorda a cada uma ou duas horas durante a noite e um plano de sono não trouxe qualquer melhora.
- Parece cansado ou letárgico mesmo depois de uma boa noite de sono.
- Transpira muito durante o sono.
- Tem terrores noturnos ou pesadelos intensos e frequentes.
- Dorme em posições estranhas ou contorcidas.
- Frequentemente desperta com dor de cabeça, azia ou ardência na garganta.
- Tem voz anasalada e respira regularmente pela boca.
- Usa o vaso sanitário com segurança durante o dia, mas tem mais de seis anos e molha a cama de forma crônica (urinar na cama após os seis anos geralmente deve-se a um controle imaturo da bexiga).
- É difícil despertá-lo, mesmo depois de uma noite inteira dormindo, ou permanece sonolento por muito tempo após acordar.
- Às vezes, sente fraqueza muscular quando sente emoções fortes (ao rir ou chorar muito).

- Com frequência mostra-se desatento, irritável, deprimido ou hiperativo durante o dia.
- Adormece com frequência na frente da televisão ou enquanto está no carro.

Soluções para Crianças com Problemas de Sono

Se você suspeita de que o seu filho possa ter um distúrbio de sono, é melhor não tentar diagnosticá-lo por conta própria. Além disso, nunca lhe dê remédios para dormir ou qualquer erva sem orientação médica, já que algumas substâncias podem ser perigosas para crianças.

É possível determinar a presença de um distúrbio de sono com vários tipos de profissionais e em vários locais. Esses profissionais também podem ajudá-lo a mapear um plano de tratamento. Dependendo dos problemas de seu filho, da visão que sua família tem sobre cuidados de saúde e dos resultados apresentados, pode ser preciso levar seu filho a mais de um profissional para descobrir a melhor resposta. Não desista. É muito importante resolver esse problema, para a saúde e o bem-estar de seu pequeno.

Clínico Geral

O pediatra ou clínico geral que examina seu filho regularmente pode ajudá-lo a determinar a existência de um distúrbio do sono, o tratamento ideal e a necessidade de consultar um especialista. Entretanto, nem todos os clínicos têm experiência com distúrbios do sono, de modo que se você não tiver confiança nas informações que receber, é melhor buscar uma segunda opinião.

Centro de Distúrbios do Sono

Centros especializados em sono contam com profissionais médicos com treinamento específico em medicina do sono. Neles, o diagnóstico é realizado com equipamentos e estudos do sono. Procure um centro especializado em distúrbios pediátricos do sono, se possível. Você pode obter informações sobre centros do sono em um hospital próximo, com seu clínico geral ou no Instituto do Sono (http://www.sono.org.br/).

Medicina Alternativa

A medicina alternativa engloba várias práticas não abordadas pela medicina convencional. Há várias maneiras de tratar com eficácia os problemas ligados ao sono. Se você prefere a medicina alternativa, aqui estão algumas opções:

- **Medicina holística e homeopatia** são formas de medicina totalmente naturais que tratam do indivíduo como um todo. Um homeopata considerará o temperamento, hábitos alimentares, doenças prévias, histórico de vacinações e histórico de saúde familiar de seu filho para passar uma prescrição e orientar sobre mudanças de vida que tendem a melhorar a situação de sono em sua casa. Os remédios homeopáticos são numerosos e em sua composição entram substâncias minerais, vegetais e animais.
- **Naturopatia** é a integração da medicina natural com a ciência de diagnósticos médicos. O atendimento naturopático à saúde é a prática executada por naturopatas para diagnóstico, prevenção e tratamento dos transtornos do corpo, incluindo problemas ligados ao sono. O tratamento inclui o uso de forças físicas como ar, luz, água, vibrações, calor ou eletricidade; hidroterapia, psicoterapia, dietas ou massagens; a administração de drogas botânicas e biológicas, alimentos naturais e ervas, além de alterações no estilo de vida.
- **A quiropraxia** concentra-se no tratamento das doenças e outros problemas de saúde por ajustes na estrutura óssea do esqueleto, particularmente a coluna vertebral. Os quiropráticos podem ser eficazes para o diagnóstico de distúrbios do sono e no tratamento para uma melhor qualidade do sono.
- **Acupuntura** é uma terapia natural usada para curar doenças e provocar efeito anestésico. Finíssimas agulhas são inseridas em pontos específicos do corpo, onde são estimuladas para ativar a resposta natural de cura do organismo. A acupuntura pode ser útil para o tratamento de alguns distúrbios do sono.
- **Terapia craniossacral (TCS), craniopatia ou osteopatia craniana** é uma terapia holística centrada no crânio, membranas e fluidos que envolvem o cérebro e a coluna vertebral. Ela envolve a massagem do crânio e da coluna da criança e é praticada por um fisioterapeuta, massoterapeuta ou quiroprático. Esta terapia supostamente reduz o estresse, melhora o funcionamento do corpo e a qualidade do sono. Pense nela

e converse com seu médico para localizar um profissional especializado no uso do método com crianças.

- **Psicólogos pediátricos e terapeutas familiares** geralmente ajudam no diagnóstico de problemas do sono e recomendam um tratamento.

Escolhendo a Resposta Certa

Cada família tem sua própria maneira de abordar as questões relacionadas à saúde. Qualquer que seja a sua escolha para lidar com os problemas de sono de seu filho, reserve um tempo para investigar a sua escolha com muita atenção. Ao selecionar um método, dê um tempo suficiente para que este faça efeito, antes de avaliar seus resultados. Os distúrbios do sono raramente são corrigidos em um dia, ou mesmo em um mês. É preciso tempo, atenção e paciência para resolvê-los, mas ao dedicar o tempo necessário para resolvê-los, você pode oferecer benefícios para o resto da vida de seu filho.

Índice Remissivo

A

B

C

D

E

F

G

H

I

K

L

N

O

P

Q

R

S

T

U

V